W0108130

Stein
ALT
Kern &
GESUND

100 Jahre erfüllt leben

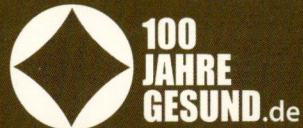

INHALT

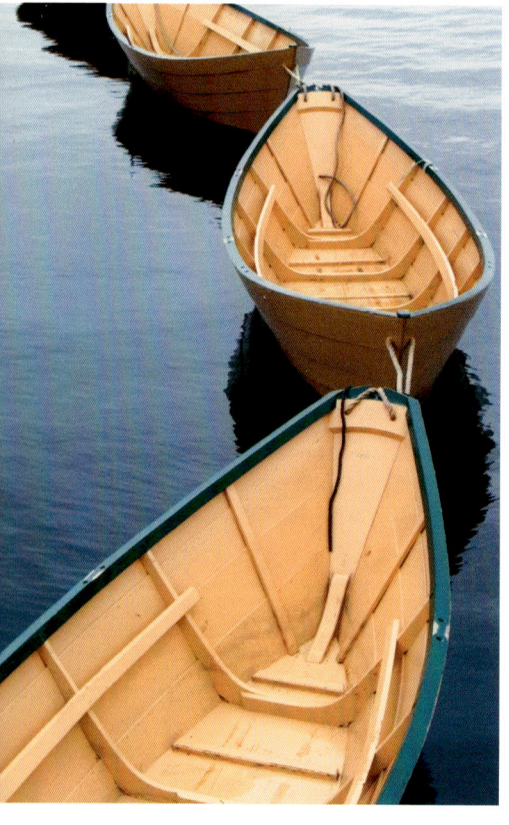

Ikaria
Auf der Insel der Kräuter die Zeit vergessen

Loma Linda
Herzgesundes Kleinstadt-Leben

Sardinien

Wo die «Old Superstars» zu Hause sind

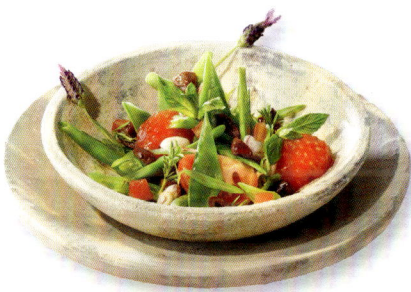

Okinawa

Hier wird Bittermelone mit einem Lächeln serviert

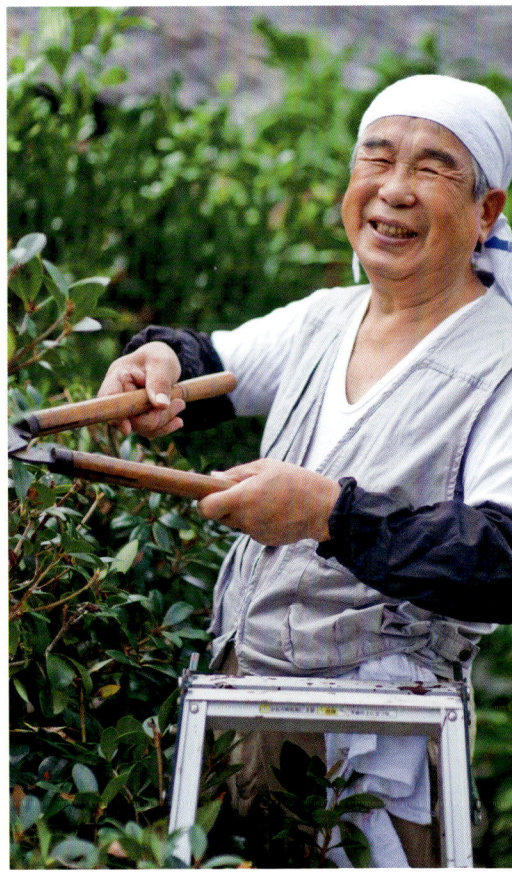

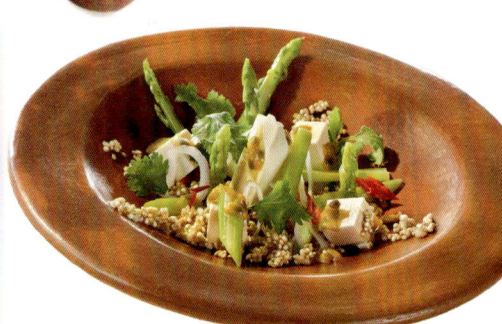

Die Gesundheits-Karte

Vier Stationen für mehr Lebensqualität

Ernährung

Bewegung

Psyche

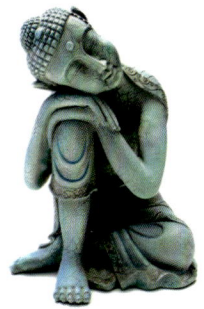

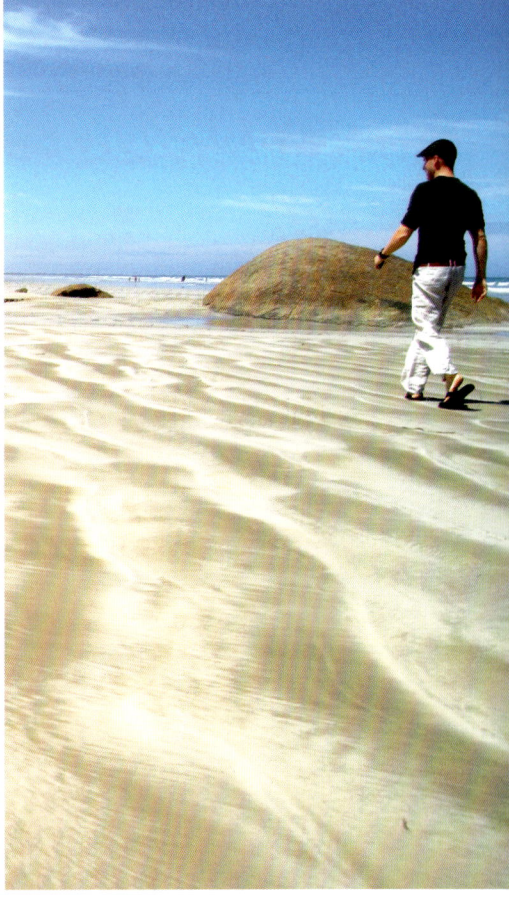

Umfeld

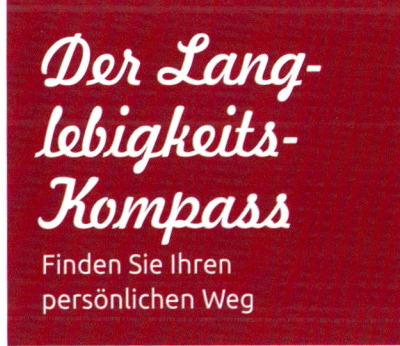

Der LanglebigkeitsKompass

Finden Sie Ihren persönlichen Weg

MEINE *Reise* UM DIE WELT UND ZU MIR SELBST

Oft braucht es einen kräftigen Stolperer oder einen handfesten Bruch im Lebenslauf, um sich einem gesünderen Lebensstil zuzuwenden. Genau so war es bei mir. Nach der Ausbildung zum Bankkaufmann begann ich mein Studium der Betriebswirtschaftslehre. Nebenher gründete ich zwei Unternehmen, einen Musikverlag und eine Musikproduktionsfirma, und arbeitete dafür Tag und Nacht. Als Jugendlicher war ich sportlich, aber jetzt ging ich durch negativen Stress, fehlende Bewegung und Fast-Food-Exzesse heftig in die Breite. Die beruflichen Erfolge waren die eine, der körperliche Tribut die andere Seite der Medaille. 27 Kilo nahm ich während dieser zwei Jahre zu, meine Gesundheit währenddessen ebenso viel ab. Irgendwann schaute ich in den Spiegel und sagte mir: So kann es nicht weitergehen! Es kam zur Krise und Selbstbesinnung mit 27 Jahren. Die Entscheidung: Alles muss anders werden. Aber wie?

Es folgte der unvermeidliche Diät-Marathon, aber ohne befriedigende Ergebnisse. Schließlich stieg ich weitgehend aus der Musikbranche aus und studierte Ernährungswissenschaften und Gesundheitsmanagement. Heute bin ich längst selbst als Hochschuldozent in Sachen Gesundheit tätig. Ich habe buchstäblich am eigenen Leib erfahren, wie schwierig es ist, umzukehren und einen gesünderen Weg einzuschlagen. Mit anderen Worten: Ich kenne sowohl die Praxis als auch die Theorie der Gesundheits- und Ernährungswunderwelt. Die 27 Kilo bin ich übrigens schon lange wieder los – geblieben sind meine Schlüsse, wie man die eigene Gesundheit ruinieren oder fördern kann.

Viermal länger leben

Meine Reise zu mir selbst war der Grund, warum ich zu einer Reise um die Welt aufgebrochen bin. Ich war zwei Jahre lang unterwegs, flog nach Okinawa, Sardinien, Ikaria und Loma Linda, um Land und Leute kennenzulernen. Warum? Weil die Menschen dort ein paar Jahre länger gesund bleiben und älter werden als im Rest der entwickelten Welt. Ich wollte wissen, wie die Bewohner dieser «Langlebig-

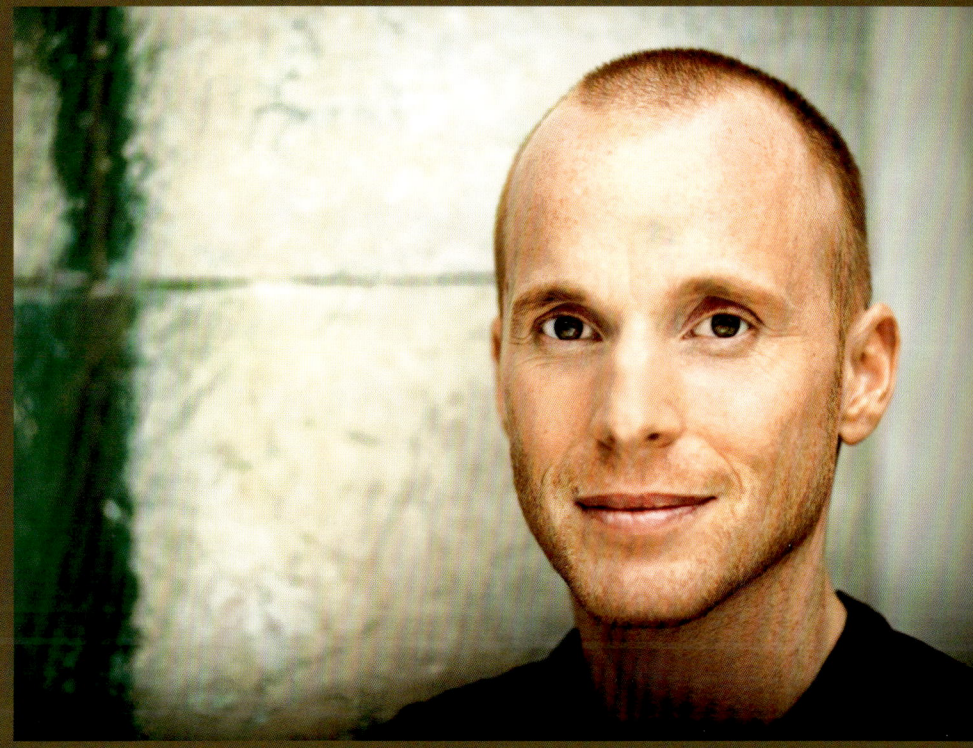

keitszonen» das schaffen und was man von ihnen lernen kann. Was ich erfahren habe, wie die Menschen leben, was sie anders und besser machen – davon möchte ich Ihnen berichten.

Im zweiten Teil dieses Buches geht es um die Frage: Wie können wir mit den Geheimnissen der 100-Jährigen selbst ein langes, erfülltes Leben führen? Dazu habe ich die besten Strategien und Tipps aus allen vier Langlebigkeitszonen zusammengetragen. Wählen Sie in aller Ruhe aus, was in Ihren Alltag passt. Mögen Sie etwas nicht, lassen Sie es einfach links liegen. Es ist Ihr Leben, und das gestalten Sie allein. Ich wünsche Ihnen viel Freude beim Ausprobieren und Genießen.

Auf ein langes und gesundes Leben!
Ihr

Marcus Lauk

www.marcus-lauk.de

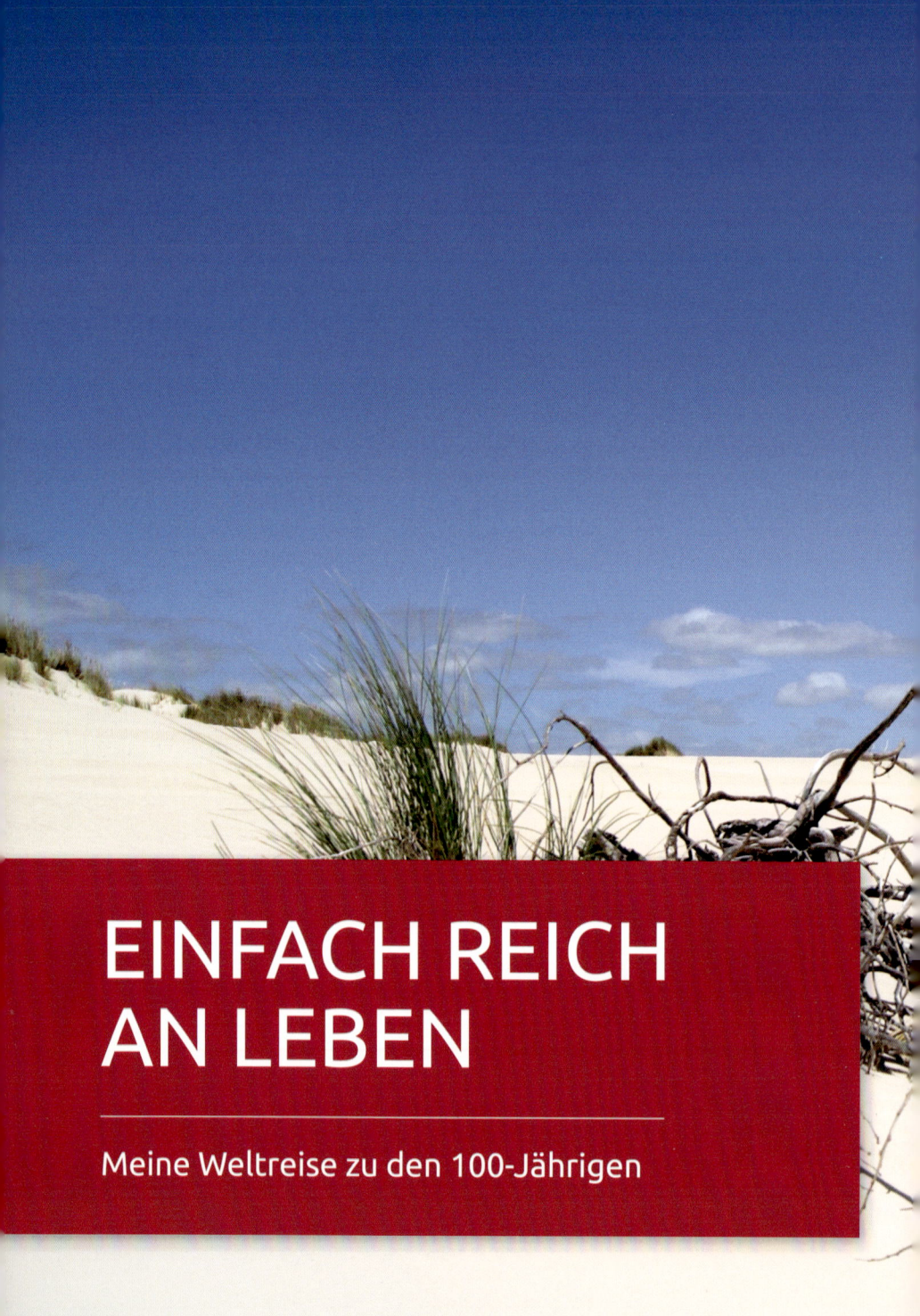

EINFACH REICH AN LEBEN

Meine Weltreise zu den 100-Jährigen

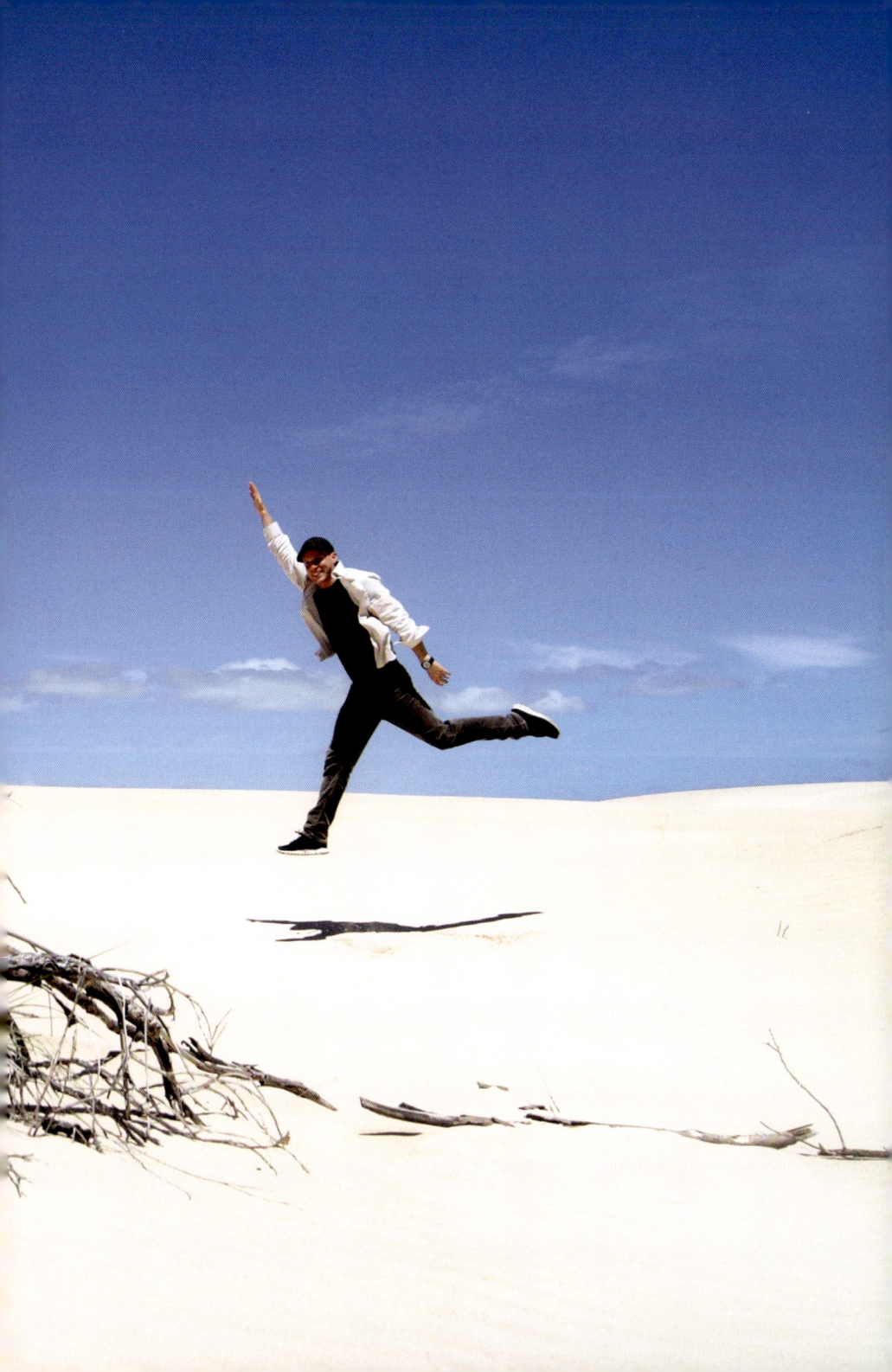

Weltmeister
DES LEBENS

Gibt es eine biologische Höchstgrenze, ein eingebautes Verfallsdatum, über das unser Körper nicht hinaus kann? Und wenn ja, bei wie vielen Jahren liegt es? Wie reizen wir es maximal aus? Wissenschaftler geben uns auf diese Fragen zum Teil sehr unterschiedliche Antworten. Von 120 oder gar 150 Jahren ist da die Rede. Halten wir uns lieber an die Praxis, und die spricht in diesem Falle Französisch: Jeanne Calment aus Arles in der Camargue stellte den bis heute gültigen Altersrekord auf. Sie wurde 1875 geboren und blieb bis 1997 – insgesamt 122 Jahre und 164 Tage.

1889, als die kleine Jeanne 14 Jahre alt war, arbeitete sie in einem Geschäft, in dem Kunstmalerfarbe verkauft wurde, und bediente unter anderem einen gewissen Vincent van Gogh, der allerdings ungepflegt, schlecht gekleidet und nicht gerade höflich gewesen sein soll. 1965, da war sie immerhin schon stolze 90, verkaufte sie die Wohnung, in der sie lebte, an einen damals 47-jährigen Rechtsanwalt – gegen lebenslängliches Wohnrecht und eine monatliche Leibrente von 2.500 Francs. Der Anwalt glaubte, ein gutes Geschäft zu machen, tatsächlich aber war es das schlechteste seines Lebens. Die rüstige Rentnerin von der Côte d'Azur überlebte den ‹jungen Mann› und erhielt unterm Strich ein Vielfaches des Wertes ihrer Wohnung.

Der Rekord von Madame Calment ist bisher einzigartig geblieben. Doch die Zahl der 100-Jährigen nimmt weltweit ständig zu. Oft führt man das auf «gute» Gene zurück. Wer alt wird, hat eben Glück gehabt, wer früh stirbt, Pech. Doch die Genetik spielt, wie viele Untersuchungen nahelegen, nur eine untergeordnete Rolle. Hauptverantwortlich für das erreichte Alter sind der Lebensstil, unser Verhalten und unsere Gewohnheiten. Die Gene lassen sich dabei mit einer Klaviatur vergleichen, der Lebensstil beschreibt die Fähigkeiten des Pianisten. Ein meisterlicher Pianist kann auf einer mittelprächtigen Klaviatur wunderschöne Stücke spielen – und einem schlechten Pianisten nützt die beste Klaviatur nichts. Laut Weltgesundheitsorganisation WHO ist «Lebensstil» die Todesursache Nummer eins. Im Jahr 2020 werden, so die Prognose, 70 Prozent aller Sterbefälle lebensstilbedingt sein. Wir haben es also weitgehend selbst in der Hand, wie weit der Weg geht. Die moderne Wissenschaft hat mittlerweile so viel Detailwissen zu Gesundheitsthemen angehäuft, dass das Ganze nur schwer zu überblicken ist. Es fehlen praxiserprobte, bewährte Gesamtkonzepte, die einfach funktionieren. Weil das so ist, habe ich mich auf die Suche begeben. Nach denen, die diese Gesamtrezepte immer schon hatten, und zwar in der Regel ohne es selbst zu wissen. Ich habe auf meinen Reisen keine Leistungssportler oder Top-Models der Gesundheit getroffen, sondern ganz normale Menschen in ihrem Alltag. Menschen, die auf natürliche Art gesund geblieben sind, ohne dass Genuss, Lebensfreude und Glück zu kurz gekommen wären. Ich habe «Weltmeister des Lebens» gefunden.

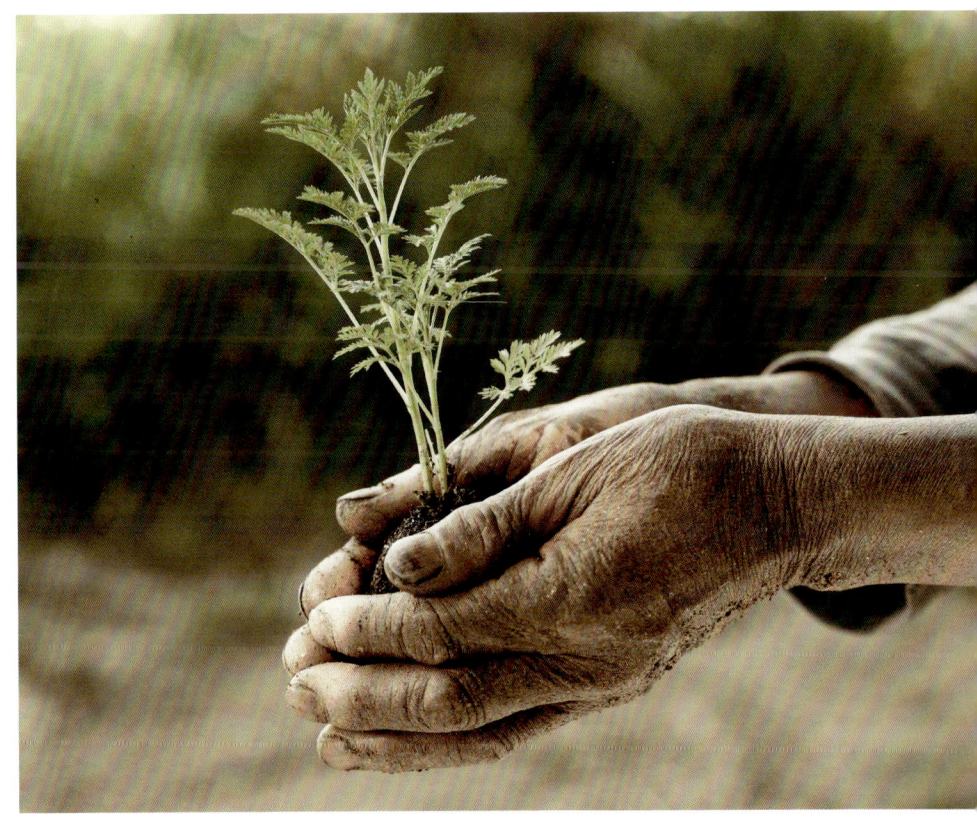

WO DIE MENSCHEN *länger leben*

LOMA LINDA
USA, Kalifornien

Ikaria, Okinawa, Sardinien und Loma Linda – drei echte Inseln im Wasser und eine religiöse Insel in den Vereinigten Staaten des Fast Foods. Ich lade Sie ein, gemeinsam mit mir diese Langlebigkeitsinseln zu besuchen!

LOMA LINDA

Die Kirche der Siebenten-Tags-Adventisten ist weltweit verbreitet, ihr Zentrum bildet jedoch eine Kleinstadt in Kalifornien: Loma Linda liegt östlich von Los Angeles, in der Nähe von San Bernardino, und zählt 20.000 Einwohner. Hier sind die Menschen mit der höchsten Lebenserwartung der USA zu Hause: Aus religiösen Gründen ernähren sich die Adventisten sehr gesund und fahren damit gut – sie werden deutlich älter als die Mehrheit der US-Amerikaner.

SARDINIEN

Faltig, aber quicklebendig. So präsentieren sich die Uralt-Sarden der Gebirgsdörfer. Sie leben fernab der touristisch erschlossenen Küsten, im Inneren der Insel. Hier gibt es Ziegenhirten, halb verfallene Hütten und herbe Landschaften vor dem Panorama von Kalksteinbergen. Eine weithin unberührte Natur – die besonders langes Leben schenkt.

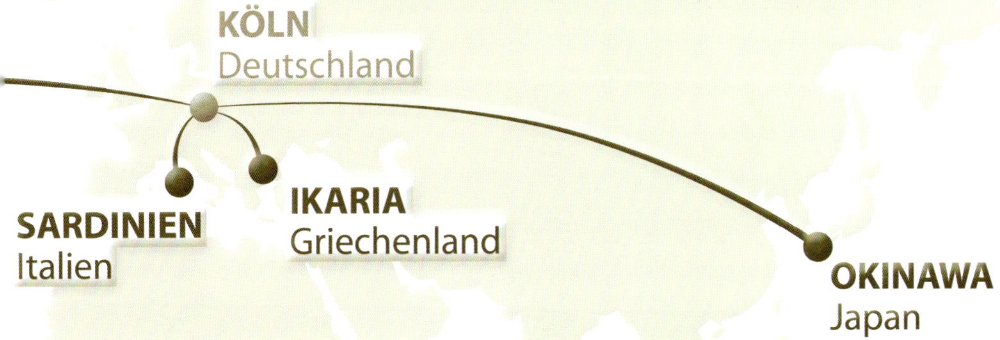

KÖLN
Deutschland

SARDINIEN
Italien

IKARIA
Griechenland

OKINAWA
Japan

OKINAWA

Südlich von Japan, auf halbem Wege nach Taiwan liegt sie im Meer: die Inselgruppe Okinawa mit der gleichnamigen Hauptinsel. Es herrscht subtropisches Klima. Überall, besonders in ländlichen Gegenden, sieht man den Stolz der Okinawaner: die nicht immer hübschen, dafür umso praktischeren Nutzgärten, in denen die alteingesessenen Bewohner noch eigenhändig ihre traditionellen «Überlebensmittel» anbauen. Alteingesessen – das ist das richtige Stichwort, denn viele Insulaner wohnen hier schon seit Anfang des 20. Jahrhunderts.

IKARIA

Eine kleine und nur schwer erreichbare griechische Insel vor der Küste der Türkei. Hier leben gerade einmal rund 8.000 Menschen. Ein Fleckchen Erde im Mittelmeer, auf dem es ungemein gemütlich zugeht. Die Uhren scheinen hier stehen geblieben zu sein. Und manche Einwohner, die man auf 60 oder 70 Jahre schätzen würde, entpuppen sich im Gespräch als steinalte, aber sehr lebensfrohe 100-Jährige.

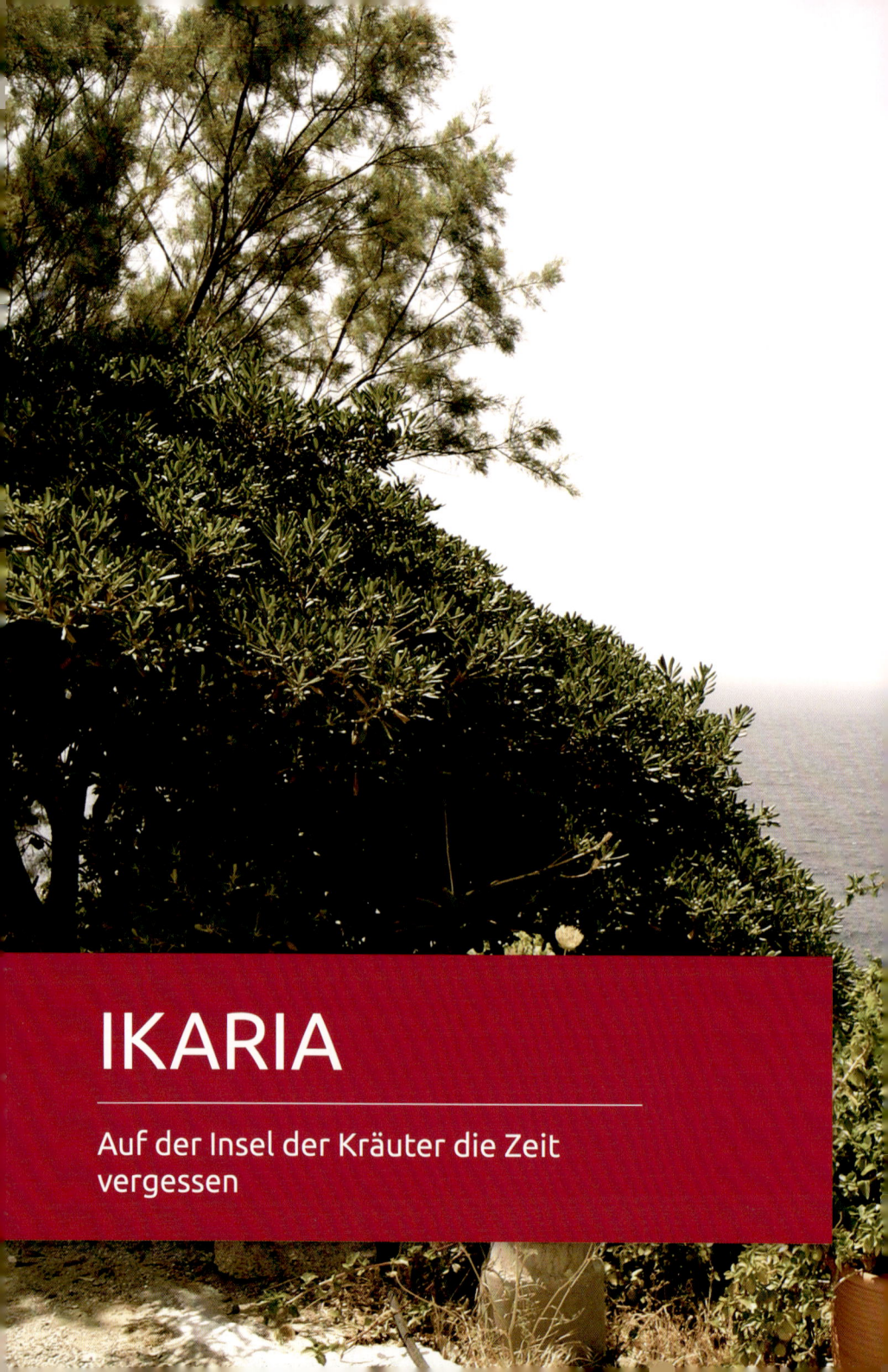

IKARIA

Auf der Insel der Kräuter die Zeit
vergessen

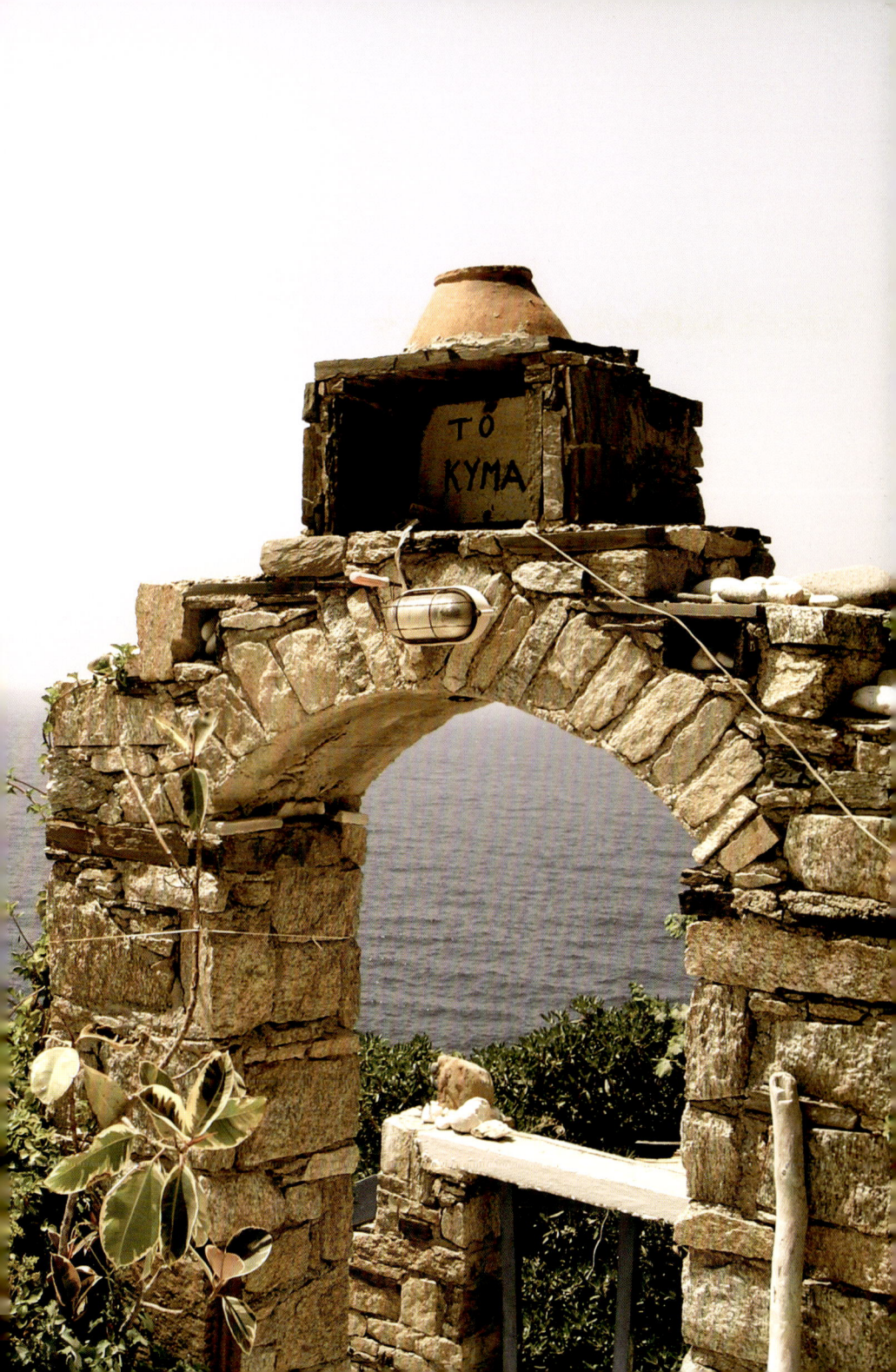

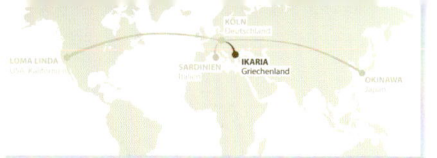

MEINE ARM- BANDUHR HAT *Urlaub*

Von Köln aus gibt es keinen Direktflug nach Ikaria, deshalb lege ich in Piräus einen Zwischenhalt ein. Von hier aus fliegen drei bis vier Maschinen pro Woche auf die kleine Insel vor der türkischen Küste, zum Flughafen Ikaria Island National Airport «Icarus» im Nordosten bei dem kleinen Ort Fanario. Das Ganze ist mir aber nicht ganz geheuer, denn immerhin ist die Nördliche Ägäis so etwas wie das Bermuda-Dreieck der Antike, also beschließe ich, die Fähre zu nehmen. Die ist statistisch gesehen zwar auch nicht sicherer, aber was soll's.

Ich ziehe durch die Straßen von Piräus, ohne Plan und Ziel, um ein paar Ecken der Stadt ungefiltert kennenzulernen. Es ist heiß, glücklicherweise nicht zu heiß, und es macht mir großen Spaß, das bunte Treiben im Hafen vor den Toren Athens zu beobachten. Bald bin ich mittendrin und schwer beeindruckt. Piräus ist nämlich der drittgrößte Passagierhafen der Welt und zugleich die Nummer eins in Europa. Ungefähr 20 Millionen Menschen fahren hier jedes Jahr ein und aus. Noch mehr werden nur im Epizentrum des weltweiten Kreuzfahrerbusiness, in Miami und Port Everglades in Florida, gezählt. Von Piräus aus gehen Fähren auf quasi alle griechischen Inseln. Meine schippert über Kythnos, Syros, Tinos und Mykonos nach Ikaria, von dort aus weiter nach Samos, das direkt vor der türkischen Küste liegt, und Patmos. Ich freue mich auf die Überfahrt, schließlich gibt es unterwegs viele griechische Inseln zu sehen. Und dazu hat man reichlich Zeit und Gelegenheit, denn während das Flugzeug nur kurz starten muss und gleich wieder landet, dauert meine Reise mit der Fähre inklusive eines Zwischenstopps geschlagene drei Tage.

Während es in Piräus drunter und drüber ging, hektisch wie auf einem indischen Basar, laut, großstädtisch und etwas schmuddelig, wird es an Bord sofort viel ruhiger. In Zeitlupe tuckert die Fähre durch die ägäische Badewanne, mitten durch die Kykladen. An Bord ist kaum jemand zu sehen. Viele verbringen die Überfahrt in ihren Kabinen, um der knallenden Sonne zu entgehen. Auf Mykonos übernachte ich ein Mal, die berühmte Urlaubsinsel ist kein Vergleich zu dem Hafenstadtmoloch, alles glänzt und blitzt voller Stolz, schließlich geben sich hier zahllose Touristen aus aller Welt die Klinke in die Hand.

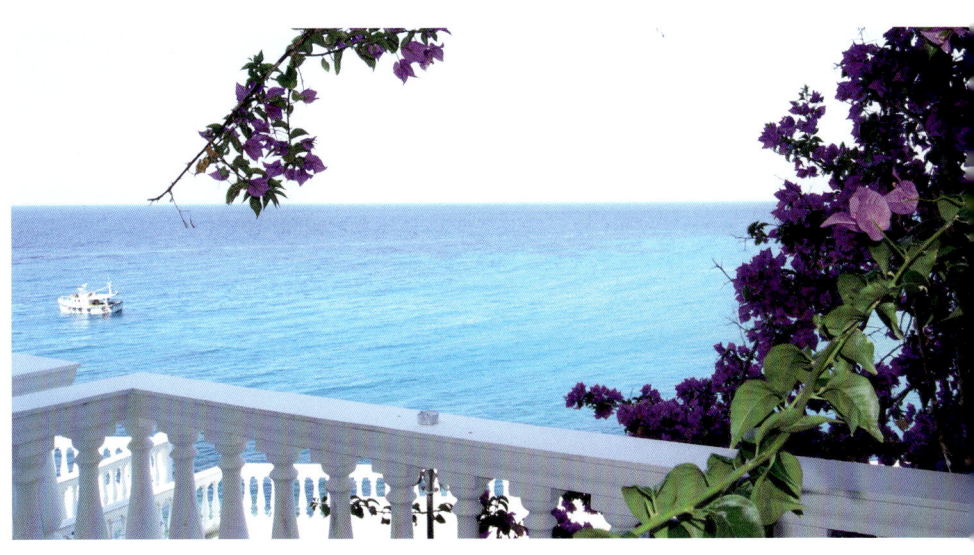

Noch im touristischen Dornröschen-schlaf schlummert dagegen Ikaria. Einst hieß die Insel Dolichi, wurde dann aber nach Ikarus benannt, der zu-sammen mit seinem Vater Dädalus vor König Minos von Kreta geflohen sein soll. Mit selbst gebastelten Flügeln aus Vogelfedern, zusammengehal-ten nur von Wachs. Aber Ikarus wur-de übermütig, kam der Sonne zu nah, das Wachs schmolz, die Federn lösten sich und er stürzte ins nasse Grab. Und zwar der Sage nach genau hier, wo ich gerade meine langsame, aber doch ziemlich sichere Fähre verlasse und festen Inselboden betrete.

Dass es mit der touristischen Er-schließung von Ikaria nicht weit her ist, merke ich schnell am eigenen Leib. Die

«IM TOURISTISCHEN DORNRÖSCHENSCHLAF SCHLUMMERT IKARIA – BENANNT NACH IKARUS, DER MIT SELBST GEBAU-TEN FLÜGELN AUS VOGELFEDERN VOR KÖNIG MINOS GEFLOHEN IST.»

Fähre legt um 5 Uhr morgens in Agios Kirykos an, und außer mir verlassen noch geschätzte 70 bis 80 Reisende den schwimmenden Blechkoloss. Im kleinen Hafen warten aber nur sieben oder acht Taxis, die zwar aufnehmen, was geht, aber doch bei Weitem nicht

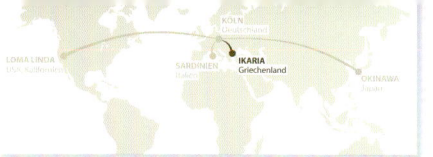

ausreichen. Die Passagiere blasen zum Angriff auf die freien Plätze, während ich darauf verzichte zu drängeln, zu schieben und zu drücken. Am Ende bleibt ungefähr die Hälfte der Neuankömmlinge in der Dämmerung auf dem Pier zurück, die angenehmere, freundlichere, zurückhaltendere Hälfte. Jetzt ist guter Rat wirklich teuer, und nach und nach schultern die orientierungslosen Reisenden ihre Siebensachen, gehen in Richtung des noch im Tiefschlaf daliegenden Orts und betreten größtenteils ein kleines Hafencafé, in dem schon – oder noch? – Licht brennt.

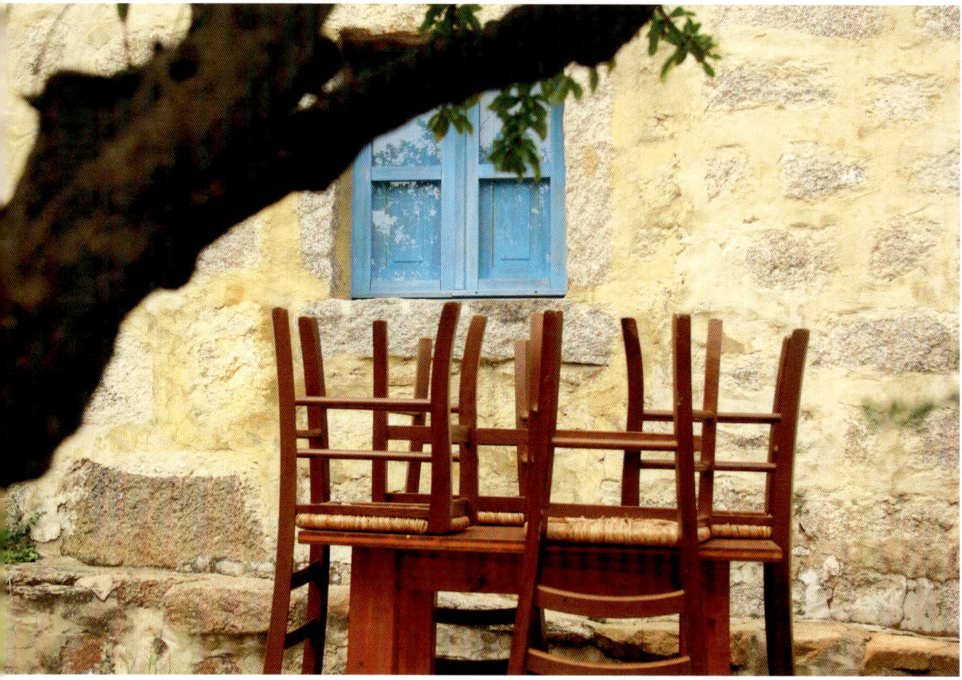

Der Wirt startet umgehend eine Massenproduktion von «Greek Coffee», den ich eigentlich unter dem Namen «Türkischer Kaffee» kenne. Es handelt sich dabei um «Schlammkaffee» im Kännchen, das heißt, das Kaffeepulver und das heiße Wasser werden bloß zusammengeschüttet, das Pulver sinkt zu Boden, wo sich eine Schlammschicht bildet.

Eine zeitraubende Prozedur, Kännchen um Kännchen dauert und dauert, und den einen oder anderen Mitteleuropäer und Metropolenbewohner nervt das augenscheinlich. Ich kapiere schnell, dass die Uhren hier anders ticken, und versuche, gelassen zu bleiben. Nach circa 27 Minuten bekomme auch ich einen ungefilterten Kaffee, gehe sorgsam damit um, um den Bodenschlamm nicht aufzuschrecken, nippe vorsichtig und bin erstaunt, wie gut er schmeckt. Starker, weder saurer noch bitterer Kaffee. Sehr zu empfehlen. Wenn Sie mal hierher kommen, lassen Sie das Taxi stehen und probieren Sie den Kaffee aus der Hafenpinte. Über dem Hafen liegt eine buchstäblich zeitlose Stimmung, die mir sehr gut gefällt. Schnell habe ich vergessen, was ich eigentlich wollte, und erwische mich dabei, wie ich völlig zeit- und selbstvergessen in ein paar leichte Nebelschwaden, die sich gerade auflösen, starre. Ich nehme meine Armbanduhr ab und verstaue sie im Rucksack. Ich denke, ich werde sie erst einmal nicht mehr brauchen.

Einer ganzen Reihe ungeduldiger Mitreisender brennen wichtige Fragen unter den Fingernägeln. Wann kommen wieder Taxis? Was ist mit Bussen? Die Antworten sind vielsagend: Heute Abend oder erst morgen, vielleicht aber auch gleich schon. Ich trinke aus und wandere ins langsam erwachende Dorf. Ich spreche auf Englisch und Deutsch an, wen ich treffe, allerdings ohne Erfolg. Da kaum jemand auf den Straßen unterwegs ist und ich wenig Hoffnung habe, begebe ich mich auf die Suche nach einem Zimmer. In dem ersten Haus, das ich für eine Pension

halte, treffe ich auf einen jungen Mann, der sogar ein paar Brocken Englisch kann. Ich schildere ihm meine Situation, und er zaubert seine Schwester Agapi aus dem Hut, die mich gerne fährt. Die wiederum kann sogar ein paar Wörter Deutsch, denn sie war vor Jahren, wie sie mir mit einem Gebräu aus Griechisch, Deutsch und Englisch sowie mit Händen und Füßen verständlich macht, in München auf dem Oktoberfest. «Oa Maß, a Brezn un a Haxn, aba ruckizucki ... Oans, zwoa, g'suffa ... Pfirti», präsentiert sie lachend ihre Bayrisch-Kenntnisse. Als die Morgensonne die letzten Reste der Nacht vollkommen verdrängt hat, treffen wir an der Nordküste in Nas, das auch Kato Raches genannt wird, ein. Das Erste, was ich sehe, ist wieder ein Café, in dem ein älterer Mann entspannt die Sonne und ein Kännchen Kaffee genießt – und ich beschließe, es ihm gleichzutun. Zeit ist schließlich noch genug ...

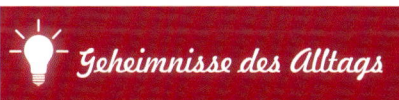

Geheimnisse des Alltags

DAS IST TYPISCH FÜR IKARIA:

- den Dingen ihre Zeit lassen und geduldig bleiben
- andere Menschen um Hilfe bitten
- auf Netzwerke aus Verwandten und Bekannten zurückgreifen

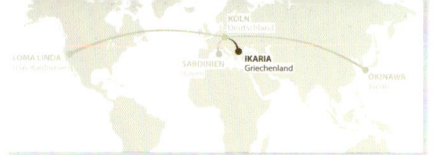

Schlemmer-salat UND FASTENTAG

Agapi macht, während ich mir die Sonne auf den Bauch scheinen lasse, sogar noch ein Zimmer für mich klar, nicht ganz uneigennützig, es bleibt in der Familie, in der sehr entfernten Verwandtschaft, aber immerhin. *Ich nutze den Tag, um anzukommen, was mir auch gelingt.* Zu mehr reicht es nicht, der Virus der Langsamkeit, Gemütlichkeit und Zeitlosigkeit hat mich längst gründlich infiziert.

Am nächsten Morgen wache ich spät auf, ziehe verschlafen den Vorhang zum Hof auf und sehe, wie dort emsig Tische aufgebaut und Vorbereitungen, wofür auch immer, getroffen werden. Ich nutze den Tag, um noch mehr anzukommen, was mir sehr gut gelingt. Am späten Nachmittag kehre ich in meine einfache, bescheidene und eben deswegen perfekte Unterkunft zurück. Im Hof hat das Fest bereits begonnen, eingeladen ist – gegen einen Unkostenbeitrag, kein Schnäppchen, aber auch nicht teuer – jeder. Ich lasse

mich nicht zweimal bitten, schließlich habe ich es ja nicht weit.

Der eine oder andere Besucher spricht, wie sich herausstellt, den einen oder anderen Brocken einer Sprache, in der auch ich stolpernd zurechtkomme. Ich erkundige mich nach dem Anlass des Festes und bekomme zur Antwort, es handele sich um eine Feier zu Ehren eines Heiligen, dessen Name meinem Gesprächspartner aber einfach nicht einfallen will. Kein Wunder, meint er, solche Feste zu Ehren eines Heiligen, Märtyrers, Propheten, Wunderwirkers et cetera seien hier an der Tagesordnung. Praktisch sei das, so habe man immer was zu feiern. Im Ort oder gerne auch außerhalb in den Bergen. Morgens gebe es erst einen Gottesdienst, dann Musik und Tanz den ganzen Tag über bis in die Nacht, so lange wie der Diesel für den Stromgenerator reiche, den ganz Gemütlichen mache es aber auch nichts aus, in der Dunkelheit weiter sitzen zu bleiben.

Über dem Spieß brät ein gerade erst geschlachtetes Zicklein, die Tische stehen voller riesiger Schüsseln mit Salaten, die mit dem, was man hierzulande «Griechischen Salat» nennt, nur bedingt etwas zu tun haben. Dazwischen stehen zahllose Karaffen und Flaschen mit hiesigem Wein. Es ist angerichtet …

Besonders die Salate haben es mir angetan. Sie sind superfrisch, ultrageschmackvoll und megalecker.

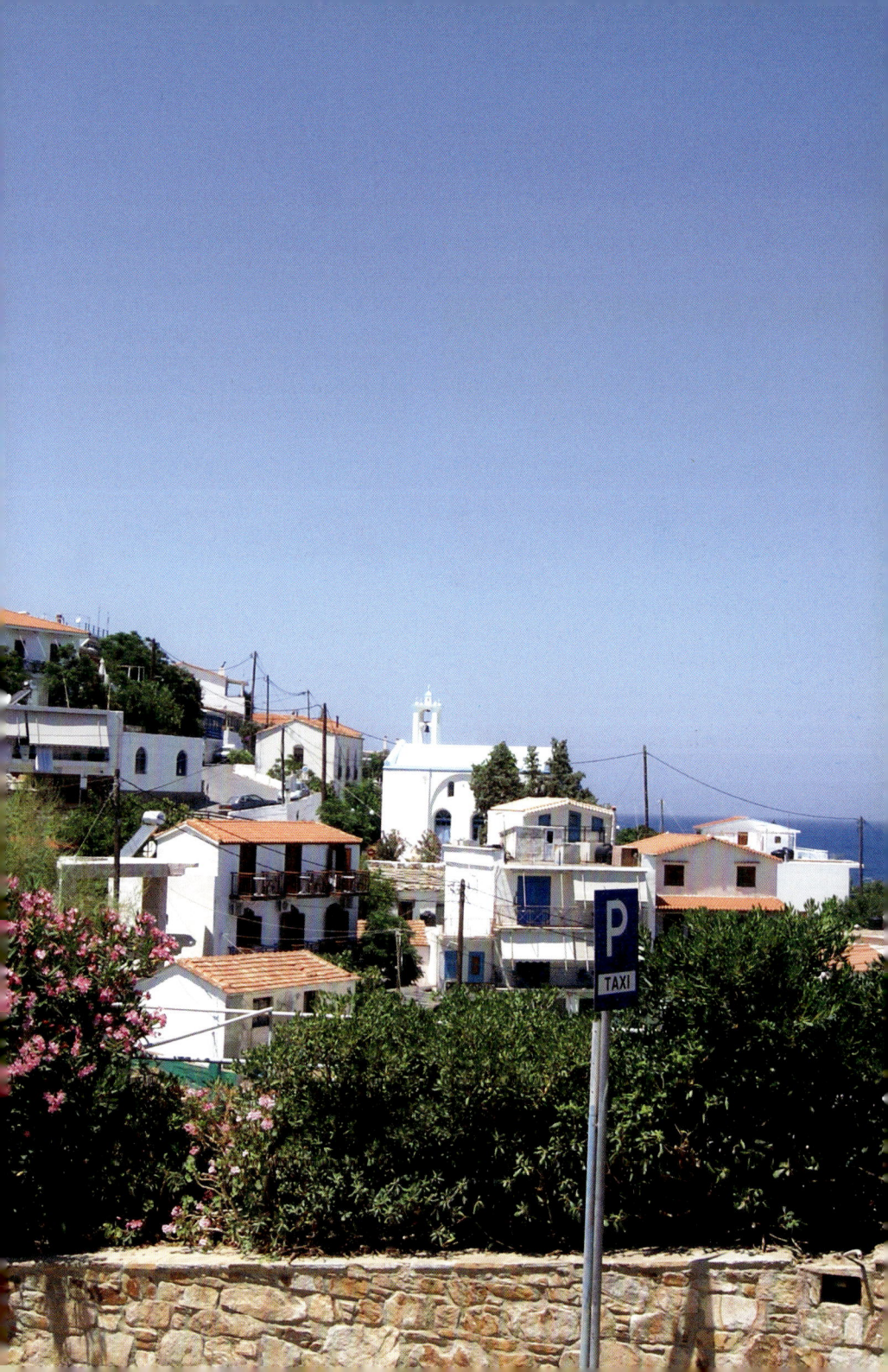

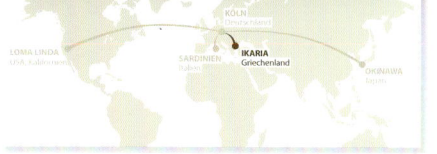

In den Schüsseln finden sich Bohnen, Bohnen und noch mal Bohnen, Zucchini, Auberginen, Tomaten, wilder Fenchel und andere wildwachsende Gemüse und Kräuter. Bombastisch ist der «Auberginensalat», der allerdings gar kein Salat, sondern eine Paste ist. Auberginen werden dafür im Ofen mit viel Knoblauch, Olivenöl und Kräutern gegart und dann püriert. Manche der «Wild Greens», die hier überall auf den Feldern wachsen, kann ich nicht einmal identifizieren – sie schmecken jedenfalls fantastisch. Anders als man es sonst häufig aus dem Mittelmeerraum kennt, werden die Gemüsegerichte und Salate nicht in Olivenöl ertränkt, sondern man geht vergleichsweise sparsam damit um – nicht zu viel, aber auch nicht zu wenig. Das liegt nicht zuletzt daran, dass das Öl hier ungemein würzig ist und deswegen als Geschmacksgeber eingesetzt wird.

Ein typischer Fall von «mediterraner Küche», die seit Längerem auch bei uns hip und in ist. Nicht nur, weil sie einfach großartig schmeckt, sondern auch wegen der gesundheitsfördernden Wirkungen, die ihr nachgesagt werden. Besonders gerne wird kolportiert, das Kochen mit Olivenöl halte den Herzinfarkt und andere Herz-Kreislauf-Erkrankungen fern. Die frohe Botschaft von der mediterran-gesunden, olivenölbasierten Ernährungsweise hat dazu geführt, dass

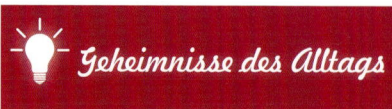

Geheimnisse des Alltags

DARUM IS(S)T MITTELMEER GESUND:

- die Feste feiern, wie sie fallen
- abwechslungsreiche Salate mit frischen regionalen Zutaten genießen
- öfter mal einen Fastentag einlegen

hierzulande so mancher glaubt, wenn er nur genug vom gesunden Öl über irgendetwas schütte, wäre er fein raus in Sachen gesunder Lebensführung. Tatsächlich ist der Herztod am Mittelmeer eindeutig seltener, aber über der Liebe zum Olivenöl werden zahlreiche Faktoren vergessen, die auch zu diesen Statistiken beitragen. Dazu zählen vor allem religiöse Ernährungsvorschriften. Sie spielen im Mittelmeerraum traditionell eine sehr starke Rolle. Und in der griechisch-orthodoxen Kirche finden sie sich besonders streng ausgeprägt. Da gibt es viele Fastentage und zahlreiche Nahrungsmittelverbote. Mittwochs und freitags sind Olivenöl, Fleisch, Fisch, Eier und Käse tabu, außer in den Wochen nach Weihnachten, Ostern und Pfingsten; an den 40 Tagen vor Weihnachten sind Fleisch, Milchprodukte, Eier verboten, Fisch und Olivenöl dürfen verzehrt werden, jedoch nicht mittwochs und freitags; während der 48 Tage vor Ostern ist Fisch nur an zwei Tagen erlaubt, Fleisch, Milchprodukte und Eier gar nicht, Olivenöl nur am Wochenende; an 15 Tagen im August gelten die gleichen Regeln, Fisch ist nur an einem dieser Tage zugelassen. Macht summa summarum 180 bis 200 Fastentage im Jahr, also mehr Fasten- als Masttage, salopp gesagt. Ähnliche, nicht immer ganz so strikte Ernährungsvorschriften hat es früher an allen Mittelmeerküsten gegeben. In Spanien, Italien, Nordafrika, nicht nur in den christlichen Einzugsgebieten, sondern auch in der islamischen Mittelmeerwelt. Obwohl religiöse Motive im mediterranen Raum auch heute noch eine vergleichsweise große Rolle bei der Lebensführung spielen, sind solche extremen religiösen Ernährungsgebote bei den jüngeren Generationen weitgehend auf dem Rückzug. Besonders Griechen, Spanier und Süditaliener essen immer mehr wie wir Mitteleuropäer. Die mediterrane Ernährungsweise «verwestlicht» – mit dem Ergebnis, dass der Gesundheitsvorsprung der Bewohner seit Jahren dahinschmilzt und stattdessen Herz-Kreislauf-Erkrankungen, Diabetes, Krebs auf dem Vormarsch sind.

«EINE EINFACHE, OFT VERGESSENE WEISHEIT: FÜR UNSERE GESUNDHEIT ZÄHLT NICHT NUR DAS, WAS WIR ESSEN, SONDERN GENAUSO AUCH DAS, WAS WIR NICHT ESSEN.»

Was lehrt uns das? Dass wir schnellstmöglich das nächste griechisch-orthodoxe Kloster aufsuchen sollten? Ich möchte bestimmt niemanden davon abhalten, aber darum geht es mir nicht. Sondern um die einfache, aber fast immer vergessene Weisheit, dass zu unserer Ernährung nicht nur das gehört, was wir essen, sondern auch das, was wir nicht zu uns nehmen. An der traditionellen mediterranen Ernährungsweise ist nicht nur gut, was gegessen wird, sondern auch, dass nicht immer gespachtelt wird, bis nichts mehr reingeht. Fasten heißt nicht nur, dass bestimmte Nahrungsmittel tabu sind, sondern auch, dass zeitweise die Kalorienzufuhr sehr niedrig oder null ist. Ein wesentlicher Bestandteil der mittelmeerischen Gesundheitsküche ist die sogenannte Kalorienrestriktion, die Drosselung der Kalorienzufuhr.

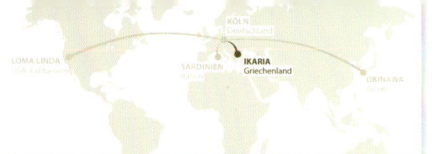

GRIECHISCHE
Gelassenheit

Ikaria ist eine kleine Insel, aber doch nicht klein genug, um sie mal eben so zu Fuß zu erkunden. Also beschließe ich, mir einen Mietwagen zu besorgen, was gar nicht so einfach ist. Schließlich gelingt es mir, ein halbwegs fahrtaugliches Gefährt aufzuspüren. Todesmutig lasse ich mir den Fahrtwind um die Ohren wehen. Auch aus dem Auto heraus wirkt Ikaria sehr gemütlich. Kaum einmal trifft man auf andere Blechkutschen, dafür gibt es Natur satt, wohin das Auge sieht. Auf dem Rückweg meiner Erkundungstour fahre ich über endlos geschwungene kleine Straßen durch hügeliges, weitgehend menschenleeres Terrain. Ich komme um die circa dreihundertsiebenundachtzigste Kurve, als ich plötzlich erstarre und die Bremse bis zum Anschlag trete.

Am Straßenrand steht ein ziemlich alter Mann, sehr schlank, ein kleines Päckchen über der Schulter, mit seinem Daumen weist er sich als Anhalter aus. Ich lasse mich nicht zweimal bitten und winke ihn heran. Da er nur Griechisch spricht, zeigt er mir mit Gesten, wo es langgehen soll. Während der Fahrt saugt George, wie er sich nennt, die Umgebung mit Blicken förmlich auf, als würde er all das zum ersten Mal sehen. Sein Ziel ist auch mein Ziel, nämlich Nas, wo ich ihn vor einer Taverne absetze und mich verabschiede. So schnell komme ich ihm allerdings nicht davon. Er besteht darauf, mich auf ein Getränk einzuladen, Gegenwehr zwecklos.

Giorgios, wie George eigentlich heißt, kommt von hier und hat nie woanders gewohnt. Knapp 90 Jahre kennt er die Landschaft, und trotzdem betrachtete er sie vom Beifahrersitz wie jemand, der noch nie hier war. Im Lokal treffen wir Anna, seine Tochter. Sie spricht Englisch und vermittelt zwischen uns. Giorgios arbeitet in seinem hohen Alter immer noch als Imker in den Bergen. Er sieht deutlich jünger aus, nicht nach 90, sondern sagen wir wie 70, hat einen klaren Blick und ist geistig absolut frisch. Der Arzt rät Giorgios immer, doch mal «etwas ruhiger zu machen», aber er lehnt genauso oft dankend ab. Ich frage ihn, was er gemacht hätte, wenn ich ihn nicht aufgegabelt hätte, und er antwortet lapidar, dann wäre er eben gegangen, wie sonst auch, wie jeden Tag. Und lacht dabei, als sei das eine furchtbar dumme Frage gewesen. Wir sprechen hier über ein paar sehr hügelige, unwegige Kilometer, die Giorgios jeden Tag ohne alle technischen Hilfsmittel absolviert, um zu seinen Bienen und wieder zurück zu kommen.

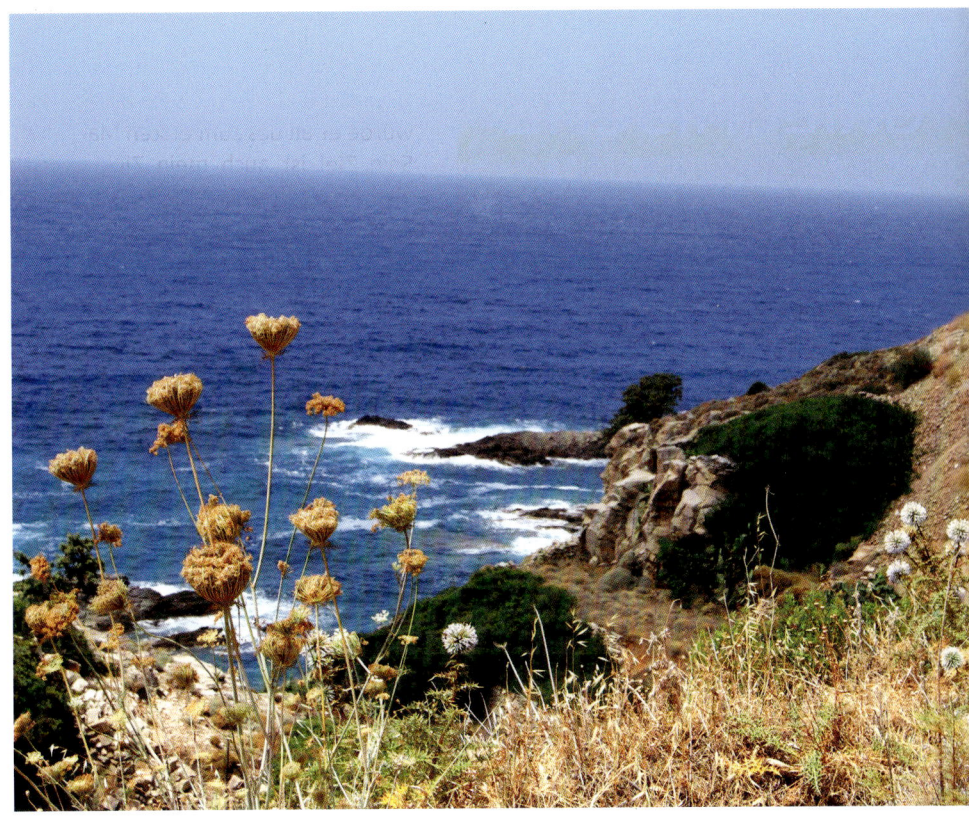

Er kennt das nicht anders. Schon als Kind brach er täglich in aller Herrgottsfrühe zu Fuß auf, um zur weit entfernten Schule zu gelangen. Seine Mutter drückte ihm als Proviant ein Stück Brot und ein Stück Ziegenkäse in die Hand, und los ging's. Oder er nahm mit, was die Ikarier von heute ironisch «Ikaria Red Bull» nennen, mit Rotwein und Olivenöl beträufeltes Brot plus Kräuter, das hier auch für Kinder als Start in den Tag durchaus üblich war. Nach der Schule, zum Abendbrot, stand meistens saisonales Gemüse aus dem heimischen Garten mit wenig Öl auf dem Speiseplan. Durch diese armutsbedingte Ernährung hat sich sein Stoffwechsel von klein auf an wenig Essen gewöhnt. Giorgios ist so schlank und fit, weil er sein Leben lang immer ein klein biss-

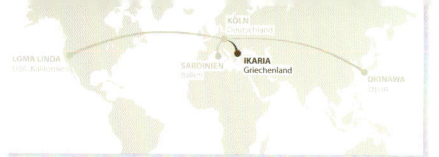

chen zu wenig Kalorien zu sich genommen hat. Keine Mangelernährung, kein unfreiwilliges Hungern, keine Auszehrung, sondern knapp darüber.

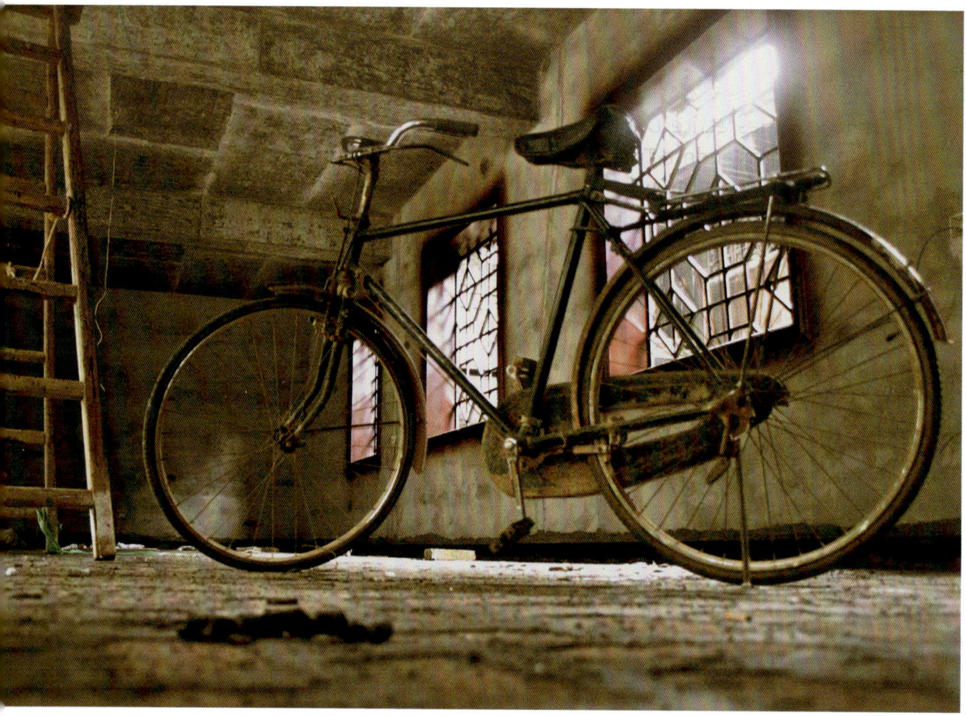

Mit anderen Worten: Giorgios ist schon sein Leben lang leicht kaloriengedrosselt, dabei aber sehr gut gefahren. Völlerei, Esslust und Fresssucht sind ihm fremd. Auch er besucht bis heute gerne das eine oder andere Fest, womit seine Frau allerdings nicht ganz einverstanden ist, denn sie fürchtet, dass er zu viel trinkt und sich mit den jungen Dingern verlustiert, die ihm schöne Augen ma-

chen. Eine völlig unbegründete Sorge, denn Giorgios schäkert bloß nach dem Motto «Nur gucken, nicht anfassen» und weist alle Avancen, wenn es hart auf hart kommt, ab. Seine Frau betreibt seit ein paar Jahren (Start-up mit 78 Jahren!) ein gutes Restaurant, ihr Gatte könnte sich mit üppigem Essen und reichlich Alkoholika also eine ordentliche Fettleber und einen kugelrunden Bauch zulegen, aber auch diesen Avancen widersteht Giorgios und bleibt bei seinen kleinen Portionen. Ihm fehlt nichts … Er ist einfach nur glücklich und zufrieden.

Nicht überall auf der Welt pflegt man ein so entspanntes Verhältnis zum Essen wie auf Ikaria. Zwei Extreme fallen mir hierzu ein, beides echte Dramen – das eine Komödie, das andere Tragödie. Die Komödie: Abnehmwillige aus aller Herren Länder der Ersten Welt machen eine Zeit lang Diät und verringern ihre Kalorienzufuhr unter großen Entbehrungen. Nicht selten machen sie die Erfahrung, dass der Zeiger der Waage erneut nach oben schnellt, sobald sie wieder auf «normale» Ernährung umstellen. Der sogenannte Jo-Jo-Effekt: Der Stoffwechsel pegelt sich runter, läuft langsamer, stellt sich auf weniger Nahrung und Kalorien ein – das «Notprogramm» läuft; wird dann die Kaloriendrosselung gelockert oder gar wie vorher gegessen, setzen die Fettpölsterchen umso schneller wieder an. Giorgios dagegen bleibt immer auf seinem Sparprogramm. Bei ihm ist die Kalorienrestriktion dauerhaft – und deswegen funktioniert sie so formidabel.

Die Tragödie: Wäre «Unterernährung» generell eine gute Sache, dann wären im Umkehrschluss Hungersnöte in Dritte-Welt-Ländern Langlebigkeitsgarantien, in Wahrheit sind sie aber das Gegenteil. Zum einen leiden die Menschen dort an Unterernährung: Es gibt nicht genug zu essen, um den Bedarf an Kalorien zu stillen. Hinzu kommt eine Mangelernährung: Die vorhandenen Lebensmittel enthalten zu wenig Nährstoffe. Diese beiden Faktoren sorgen

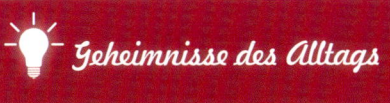

SO HÄLT SICH GIORGIOS FIT:

- viel Bewegung an der frischen Luft, bergauf, bergab, ganz ohne Stress

- die bekannte Umgebung immer wieder neu entdecken und achtsam sein

- regelmäßig weniger essen, als man könnte

zusammen für die traurige Tatsache, dass die afrikanische Lebenserwartung in 35 Ländern und bei vielen Millionen Menschen unter 60 Jahren liegt.

Bei Giorgios kann von Mangelernährung zum Glück keine Rede sein. In dem, was bei ihm auf den Tisch kommt, steckt alles drin, was der Mensch braucht. Seine Nahrung stammt zum größten Teil direkt aus der umliegenden Natur: Da ist der Honig aus seinen Bienenkörben. Dazu Gemüse aus dem großen Garten rund um den Ort. Wilde Kräuter und Pflanzen, die hier überall wie Unkraut aus dem Boden sprießen. Milch, Käse und Fleisch von den allgegenwärtigen Ziegen, die sich wiederum selbst von eben jenem wildwachsenden Grünzeug ernähren und deswegen hochklassige Produkte liefern. Natur pur!

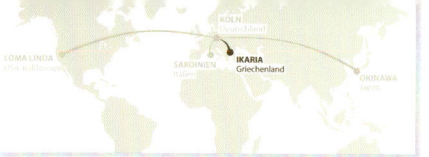

Rostschutz FÜR DIE ZELLEN

Dass Giorgios fast ausschließlich «Überlebensmittel» zu sich nimmt, ist allein schon ein großer Schluck aus der Langlebigkeitspulle. Seine Ernährung hat aber noch einen kaum zu überschätzenden Vorteil: Sie führt dazu, dass er vergleichsweise äußerst geringem oxidativem Stress ausgesetzt ist. Was bedeutet das? Schauen wir uns dafür den menschlichen Körper einmal genauer an: Überall, wo viel Energie umgesetzt wird, befinden sich in den Zellen winzige Wärme- und Energiekraftwerke: die Mitochondrien. Wie kleine Öfen «verbrennen» sie mit Hilfe von Sauerstoff die aus dem Essen gewonnenen komplexen Nährstoffe. Dabei entsteht Energie, die dem Körper in Form von Wärme und für den Aufbau körpereigener Stoffe zur Verfügung steht. Dieser Vorgang wird «Oxidation» genannt.

Allerdings läuft die Verbrennung in den Zellkraftwerken nicht immer fehlerfrei

ab. In rund zwei Prozent der Fälle verwandelt sich der Brennstoff in «freie Radikale» (Prooxidantien). Das sind Moleküle, denen ein Elektron fehlt. Wie langjährige Singles mit Torschlusspanik sind die freien Radikale nun darauf aus, auf Gedeih und Verderb Anschluss zu finden. Sie reagieren völlig willkürlich und unkontrolliert mit anderen, dafür nicht vorgesehenen Molekülen, um ihnen das ersehnte Elektron abspenstig zu machen. Dumm nur, dass bei dieser Art von «Partnerklau» wieder ein anderes Molekül allein zurückbleibt und daraufhin seinerseits als freies Radikal nach Bindung suchend umherirrt. In kleinen Mengen wird der Körper ohne Weiteres mit diesen elektronenhungrigen Partnerhäschern fertig. Teilweise erfüllen sie sogar wichtige Funktionen, indem sie das Immunsystem beim Kampf gegen Krankheitserreger unterstützen. Nimmt die Zahl der freien Radikale jedoch überhand, kommt es zum erwähnten oxidativen Stress: Der Körper muss vermehrt Energie aufbringen, um die liebestollen Annäherungsversuche der freien Radikale abzuwehren. Fällt deren Partnerwahl nämlich auf Elektronen, die zu Zellmembranen, Proteinen oder unserer DNA gehören, ist Schluss mit lustig. Das Funktionieren der Zellen gerät ernsthaft in Gefahr, wenn ihre Leistungsträger angeknabbert und demoliert werden. Sie fangen an zu «rosten», werden löchrig und abgenutzt.

Gegen oxidativen Stress kann man sich nicht völlig schützen. Er entsteht sogar, wenn wir einfach nur atmen. Und man kann nun wirklich nicht ernsthaft empfehlen, damit aufzuhören. Ebenso wenig wie mit dem Essen und Trinken. Aber klar ist, dass wer weniger isst, auch weniger oxidativen Stress produziert. Denn wenn der Stoffwechsel weniger zu tun hat, entstehen weniger freie Radikale als «Abfallprodukte». Und wer das Richtige isst, schützt seinen Körper nachhaltig vor zu viel Stress und verlängert das eigene Leben. Wir sind dem wilden Treiben der freien Radikale also nicht hilflos ausgeliefert.

Giorgios leistet seinem Organismus da instinktiv beste Unterstützung: Er isst nicht (zu) viel, aber viel Gemüse und Obst – davon kann man schließlich nicht genug zu sich nehmen. Auberginen und Oliven, Salate und wilde Kräuter, Tomaten und Paprika, Birnen und Feigen, Orangen, Melonen und viele andere Früchte der Natur bilden die Grundlage der Ernährung auf Ikaria. In ihnen stecken unzählige Enzyme, die völlig unaussprechliche Namen tragen, außerdem die Vitamine A, C und E sowie eine Reihe weiterer Stoffe. Alle haben sie eines gemeinsam: Sie wirken als natürliche Antioxidantien. Dabei handelt es sich um Moleküle, die ein Elektron abgeben können, ohne selbst zum freien Radikal zu werden. Dadurch können sie freie Radikale

«WER DAS RICHTIGE ISST, SCHÜTZT SEINEN KÖRPER NACHHALTIG VOR ZU VIEL STRESS UND VERLÄNGERT SEIN LEBEN.»

binden. Quasi eine Art Partnervermittler mit ganz vielen Hauptgewinnen in der Kartei. Die freien Radikale nehmen diese Offerte begeistert an – nichts lieber als das – und schwups! springt ihr Beziehungsstatus auf «gebunden». Die verzweifelte Suche nach dem passenden Gegenstück hat ein Happy End, und die oxidative Stressreaktion bleibt aus. Unsere Zellbestandteile können wieder in Ruhe ihrer Arbeit nachgehen, ohne weitere Übergriffe mit Elektronendiebstahl zu fürchten. Antioxidantien sind also wahre Wohltäter – und ein wirksames Rostschutzmittel für die Zellen.

In den Überlebensmitteln, die Giorgios' täglich Brot sind, finden sich jede Menge Radikalfänger und Antioxidantien. Er isst sie allerdings nicht nur, sondern trinkt sie auch wie viele andere Bewohner Ikarias in beträchtlichen Mengen, denn hier wird gerne und häufig Kräutertee getrunken, gewonnen aus wildwachsenden Pflanzen. Im wilden Gemüse und sonstigen Grünzeug, das typisch für die hiesige Ernährung ist, stecken neben den Antioxidantien zahllose sekundäre Pflanzenstoffe, von denen bis heute rund 200.000 verschie-

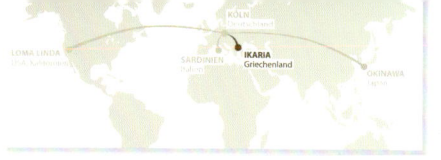

dene entdeckt sind – die Dunkelziffer dürfte aber noch weit höher liegen. Nur mit den sekundären Pflanzenstoffen im Gepäck haben Vitamine und Antioxidantien die heilsame, wohltuende Wirkung, die ihnen oft vorschnell nachgesagt wird. Sie als Pülverchen oder Tabletten zu sich zu nehmen, führt daher ziemlich wahrscheinlich nicht zum Ziel. Isoliert können sie sogar schädlich wirken. Das ist ein wichtiger Punkt: Komplette Lebensmittel, mit allen Inhaltsstoffen, können gesund sein. Extrahierte Bestandteile haben oft keinen oder sogar einen negativen Effekt.

Man braucht eigentlich überhaupt keine gesteigerte, künstliche Zufuhr von Antioxidantien. Schließlich hat der Körper ein eigenes antioxidatives System, das allerdings in Schwung gehalten werden will. Körperliche Aktivität auf einem moderaten Level, nicht übertrieben, sondern regelmäßig, am besten täglich, sorgt dafür, dass die Schutzschirme bestens funktionieren. Die freien Radikale werden so auch ohne spezielle Ernährung oder Zusatzstoffe unschädlich gemacht. Die Ikarier, die ich kennengelernt habe, sind auf der ganzen hügeligen Insel ziemlich viel zu Fuß unterwegs. Ihre Abwehr ist eine doppelte: über die Bewegung und die Ernährung.

Neben Gemüse, Obst und Kräuter-Allerlei gehören auch Nüsse zu den natürlichen Antioxidantien-Spitzenreiter. Sie enthalten sehr viel Vitamin E, das stärkste Antioxidans aus der fettlöslichen Ecke – und sie liefern die Fette, die man zur Verwertung braucht, gleich frei Haus mit. Nüsse und Nussähnliches kommen in der ikarischen Ernährung durchaus vor – beispielsweise Pinienkerne –, spielen aber nur eine Nebenrolle. Die mittlere tägliche Grünzeugdosis ist auf der Insel allerdings so hoch, dass das nicht ins Gewicht fällt.

Ikaria und oxidativer Stress – das sind zwei Planeten. Die freiwillige Kalorienbeschränkung senkt das Stresslevel, der hohe Anteil von Antioxidantien und sekundären Pflanzenstoffen bindet die freien Radikale, die Per-pedes-Mobilität erledigt den Rest. Und dass die Gleichung wenig oxidativer Stress = längeres Leben aufgeht, zeigt sich nicht zuletzt an Giorgios und seinen Altersgenossen und -genossinnen.

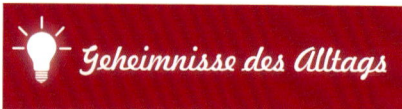

Geheimnisse des Alltags

DAMIT ZELLEN ROSTFREI BLEIBEN:

- Antioxidantien in natürlicher Form über die Nahrung aufnehmen (Gemüse, Obst, Kräuter, Kaffee)

- Vorsicht bei Nahrungsergänzungsmitteln und Produkten, die künstlich mit Antioxidantien angereichert sind

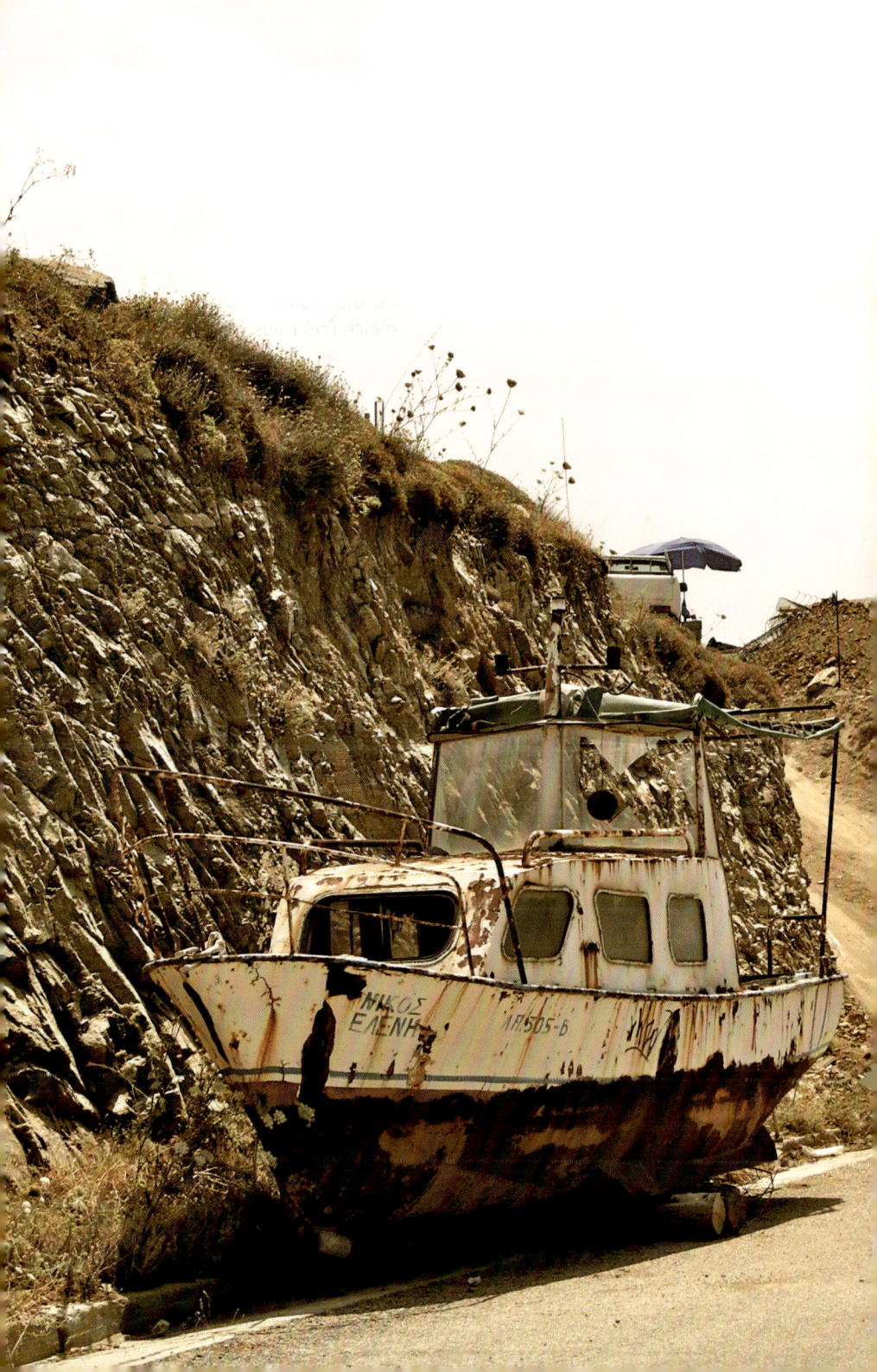

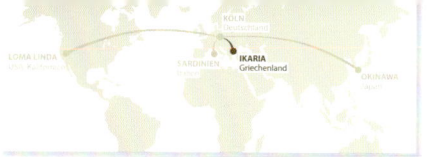

WER *richtig* SCHLÄFT, HAT *mehr* VOM LEBEN

Wildromantisch, optisch von Pinien- und Kiefernwäldern sowie aus dem Boden ragenden riesigen Felsen geprägt, ist die Umgebung des Ortes Christos Raches im westlichen Landesinneren. Der kleine Ort in hügeligem Terrain, 500 Meter über dem Meeresspiegel ist eine Reise allemal wert – allerdings sollte man sich genau überlegen, wann man dort aufschlägt. Denn Raches, wie der Ort meistens einfach genannt wird, ist irgendwie … anders … Anders, das heißt in diesem Fall: Hier ticken die Uhren anders, und zwar komplett anders als überall sonst. Tagsüber ist der Ort verschlafen, um nicht zu sagen beinahe komplett ausgestorben. Erst abends um 21 Uhr erwacht Raches zum Leben, viele Geschäfte öffnen um Mitternacht, um drei oder vier Uhr morgens wird es dann wieder ruhig.

Raches ist extrem und irgendwie skurril, aber in abgeschwächter Form ist der Rhythmus des Lebens auf der ganzen Insel so. «Guten Morgen» sagt man auf Ikaria von 10 bis 15 Uhr, «Guten Tag» von 15 bis 20 Uhr, «Guten Abend» von 20 bis 1 Uhr und «Gute Nacht» von 1 bis 10 Uhr. Wer die Insel betritt, schaltet schnell mindestens drei Gänge zurück. Ein Ikarier meinte zu mir: «Am dritten Tag legen die Leute die Uhr ab.» Spätestens, denn ich hatte mein Handgelenk ja schon nach wenigen Minuten von der überflüssigen Last befreit.

Um Missverständnissen vorzubeugen: Auf Ikaria wird viel und hart gearbeitet. Die Insel ist kein Schlaraffenland für Faulpelze. Aber irgendwann ist Feierabend. Auch wenn die Arbeit heute nicht fertig geworden ist. «Deshalb hat Gott uns morgen gegeben», hörte ich einen Ikarier sagen. Bei der Arbeit wie im Leben folgen die Ikarier keinem strengen Stundenplan, sondern ihrem eigenen Rhythmus. Sie machen nachmittags gerne mal eine mehrstündige Pause, legen dafür dann eine Nachtschicht ein. «Die Zeit ist dein Freund und nicht dein Feind», sagt ein anderer Insulaner. Den «freien» Nachmittag nutzt man auf Ikaria besonders gerne für ein kurzes Schläfchen zwischendurch, feste Siesta-Zeiten gibt es jedoch nicht. So mancher Ältere, der sich am Nachmittag oder am frühen Abend ein Glas Wein genehmigt, legt sich danach hin, um spätabends wieder putzmunter auf der Matte zu stehen.

Gibt es einen Zusammenhang zwischen unseren Schlafgewohnheiten und dem Körpergewicht sowie der Lebensdauer? Forscher sagen: ja. Sie konnten eine deutliche Verbindung zwischen Schlafmangel und Übergewicht nachweisen. Während wir sanft schlummern, verändert sich die Hormonproduktion im Körper. Somatropin, ein Wachstumshormon, bekannt unter der Abkürzung HGH («Human Growth Hormone»), wird vorwiegend im Schlaf ausgeschüttet. Es hält die «Muskel-Öfen» des Körpers auf Trab, kurbelt die Körperfettverbrennung an. Weil es muskelbildend

und fettabbauend wirkt, gilt das HGH in Teilen der Anti-Aging-Szene als Wunderdroge und findet reißend Absatz. Man muss aber gar nicht zu Pillen und Pülverchen greifen, sondern kann sich auch einfach mal schlafen legen – es wird dann garantiert auf natürlichem Wege ausgeschüttet.

Mit der vermehrten Freisetzung von HGH im Schlaf sinkt gleichzeitig der Cortisolspiegel. Cortisol ist wie Adrenalin ein Stresshormon. Während das Adrenalin jedoch plötzlich, bei außergewöhnlichen Ereignissen und in Gefahrensituationen, einschießt, steigt der Cortisolspiegel bei ganz gewöhnlichem, alltäglichem und dauerhaftem

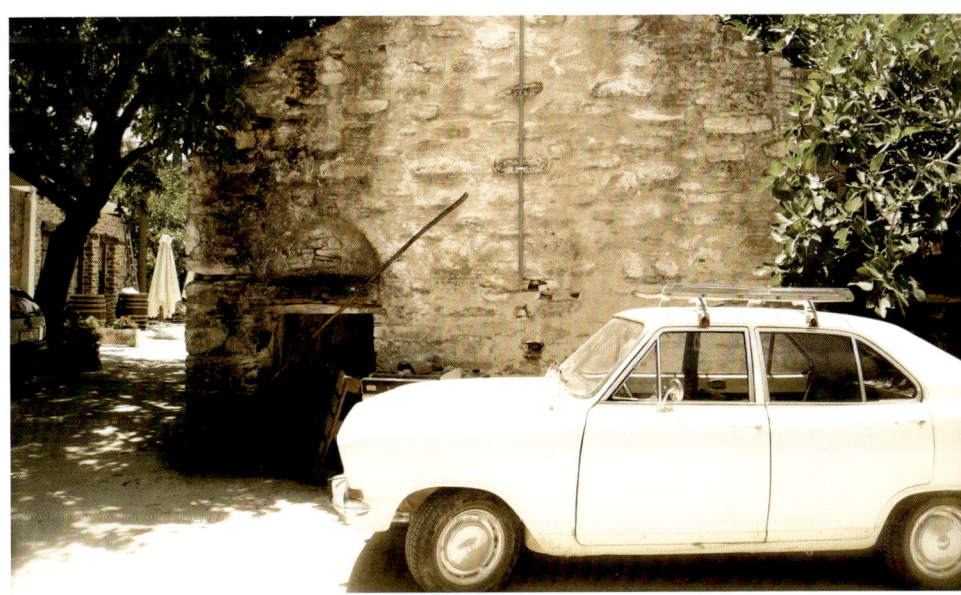

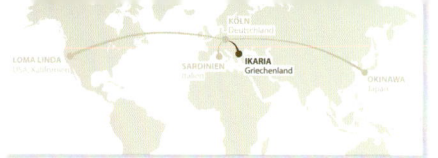

Stress. Dafür reicht beispielsweise schon das Anschauen schnell geschnittener Filme. Warum ist zu viel Cortisol gefährlich? Es sucht und findet leider genau die Rezeptoren, an die auch Insulin andocken will. Infolgedessen steigert der Körper seine Insulinproduktion, um das Cortisol von den Rezeptoren wegzuspülen. Geschieht das dauerhaft, überfordert der erhöhte Insulinspiegel die Bauchspeicheldrüse und es kommt zum Diabetes.

Das Tolle an einem Schläfchen zwischendurch: Obwohl so ein «Power-Nap» nur kurz ist, bringt er großen Segen. Gerade in der Anfangsphase des Schlafes geht der HGH-Wert in die Höhe, zugleich sinkt der Cortisolspiegel stark ab. Ein guter Grund, es sich nachmittags mal kurz bequem zu machen!

Detlef Pape setzt mit seinem Bestseller «Schlank im Schlaf» und seiner Insulin-Trennkost genau bei dieser Verbindung von Schlaf und Insulin an. Man isst morgens reichhaltig und viele Kohlenhydrate, mittags dann Mischkost und abends komplett kohlenhydratfrei. Während der Nacht zapft der Körper – anstelle der fehlenden Kohlenhydrate – die eigenen Fettzellen an. Papes Versprechen: Man wacht morgens schlanker auf. Tatsächlich spielt die Tageszeit jedoch überhaupt keine Rolle. Sie können die Kohlenhydrate ebenso gut beim Frühstück weglassen und werden genauso abnehmen. Allein aufs Insulin-Timing zu schielen,

bringt also nichts. Es ist ja auch egal, ob Sie am Anfang oder am Ende des Monats einen bestimmten Betrag sparen. Hauptsache, Sie tun es. Ich glaube, dass die Natur uns vernünftige Gesamtkonzepte ans Herz legt und wir uns nicht auf diesen oder jenen Einzelaspekt versteifen sollten.

Machen Sie es einfach wie Giorgios, der Kohlenhydrate in Form von unverarbeiteten traditionellen Lebensmitteln zu sich nimmt und sich neben dem Nachtschlaf auch noch mittags oder nachmittags ein Mützchen Schlaf gönnt. Wer sich sein Leben so einteilen kann, wird das Wort Diabetes im Lexikon nachschlagen müssen.

Giorgios macht noch etwas sehr Kluges. Obwohl er auch tagsüber einmal die Äuglein schließt, hält sich sein Gesamt-Schlafpensum in Grenzen. Tagsüber schläft er – grob und ungefähr – anderthalb Stunden, nachts vielleicht sechseinhalb Stunden. Macht insgesamt rund acht Stunden Schlaf am Tag. Das ist ideal! Weniger als sieben und mehr als acht Stunden täglich führen nachweislich zu einem erhöhten Sterblichkeitsrisiko, wobei die Langschläfer deutlich schlechter wegkommen. Das Risiko von Herz-Kreislauf-Erkrankungen ist bei Kurzschläfern moderat erhöht, während sich das Krebsrisiko sogar minimal verringert; bei Langschläfern erhöhen sich beide Risiken beträchtlich. Wer «zu viel» schläft, verpasst nicht nur das halbe Leben, sondern stirbt auch früher.

FLUGS ZURÜCK AUFS *Festland*

hier noch nie irgendetwas passiert. Ich vertraue der Statistik der Flugsicherheit und schieße alle mythologischen Bedenken in den Wind. Ikarus war hoffentlich nur ein Einzelfall. «Fasten Your Seatbelts!», fordert die Stewardess die wenigen Passagiere etwas gelangweilt auf, und ebenso unspektakulär, wie er begonnen hat, endet der kurze Inlandsflug. Zeus sei Dank, das griechische Festland hat mich wieder!

Nach all der Ruhe und Gemächlichkeit auf Ikaria sehne ich mich nach den Lichtern der Großstadt und dem Tempo der modernen Welt zurück. Und zwar nicht erst in drei Tagen, sondern jetzt! Also lasse ich die Fähre fahren und mache mich auf nach Fanario, zum Flughafen von Ikaria. Schließlich ist

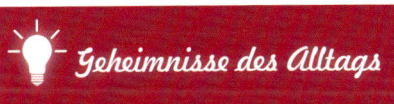

Geheimnisse des Alltags

LÄNGER LEBEN DURCH SCHLAF:

- ein Nickerchen am Nachmittag einschieben, um Stress zu reduzieren und die Fettverbrennung anzukurbeln

- insgesamt zwischen sieben und acht Stunden täglich schlafen für ein reduziertes Krebs- und Herzinfarkt-Risiko

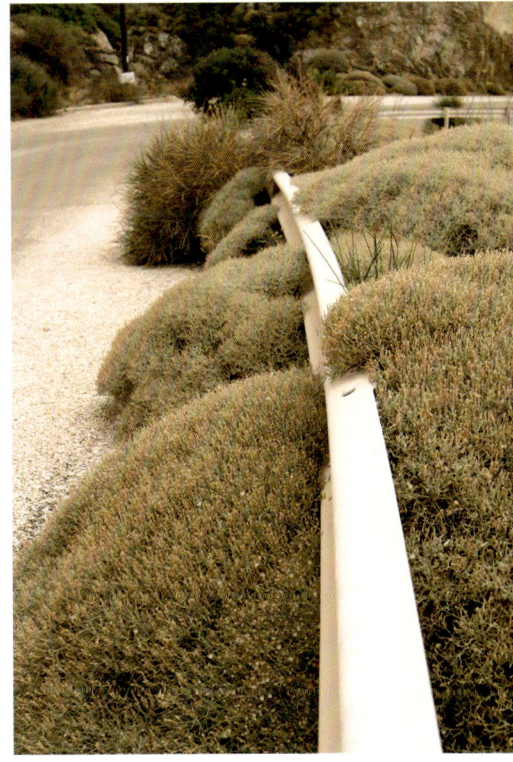

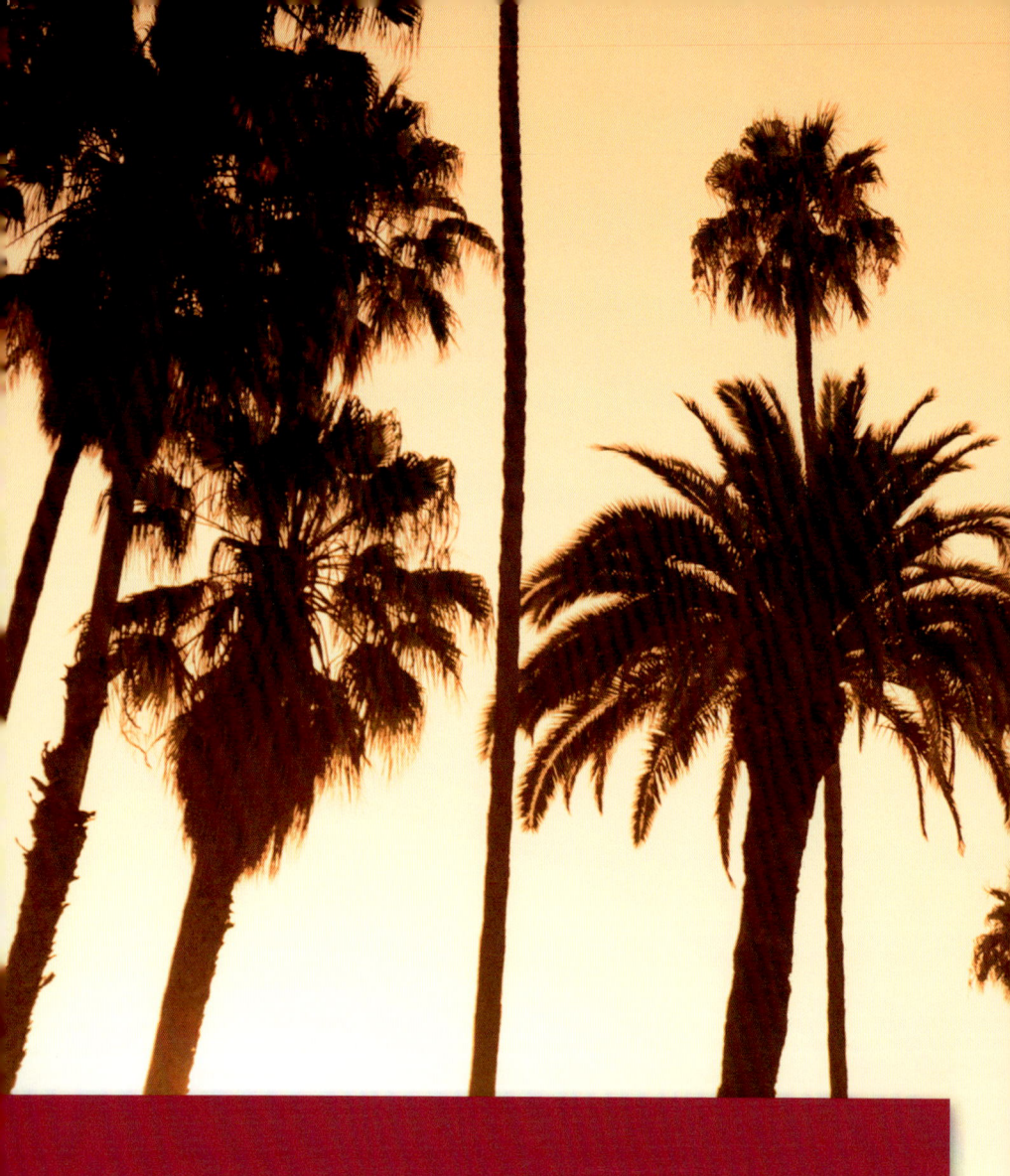

LOMA LINDA

Herzgesundes Kleinstadt-Leben

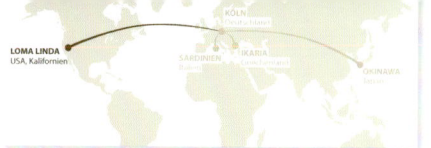

IM *Mekka* DES BODYBUILDINGS

Das Städtchen Loma Linda liegt südöstlich von Los Angeles und zählt rund 20.000 Einwohner – nach amerikanischen Maßstäben ein Dorf. Immerhin ist es aber das Zentrum der Siebenten-Tags-Adventisten, einer protestantischen Freikirche, die seit dem 19. Jahrhundert besteht. Bevor ich mich ins beschauliche Loma Linda begebe, statte ich aber zunächst dem hektischen Riesenmoloch L. A. einen Besuch ab. Dort begrüßen mich Leuchtreklamen, gigantisch dimensionierte Highways, Wolkenkratzer, Palmenboulevards und Smogschwaden, so weit das Auge reicht.

Ich fahre nach Venice Beach, an den berühmten Strand von Los Angeles. Hier wird Fitness- und Krafttraining «open air» betrieben, Straßenschilder warnen die Verkehrsteilnehmer – kein Witz! – vor «kreuzenden Bodybuildern». Es gibt überall Sportgeräte, die jedem kostenlos zur Verfügung stehen, atemberaubende Skatinganlagen, Basketballcourts, Rollerskateflächen mit Disco-Musik, dazu halboffene Bereiche, wo plötzlich eine Band spielt und ein paar Meter weiter werden Gewichte gestemmt. Körperlichkeit gehört in Venice zum Alltag. Hier tragen fast alle Sportshorts und stellen ihre Oberkörper- und Armmuskulatur textilfrei aus.

Das Wetter könnte besser nicht sein. Es ist Winter, und das heißt in Südkalifornien, es herrschen angenehme 20 bis 25 Grad Celsius und immer weht eine erfrischende Brise vom Meer her. Ich lasse mich ein paar Tage ziellos treiben, dann habe ich einen Termin mit Charles Glass. Er war früher ein erfolgreicher Bodybuilder, stand mit «Arnie» Schwarzenegger auf der Bühne und ist, als ich ihn treffe, knapp 60 Jahre alt. Wir trainieren im legendären «Gold's Gym», das 1965 hier in Venice eröffnet wurde. Der Laden ist schon wegen seiner einmaligen Atmosphäre Kult. Leute aus der ganzen Welt kommen hierher und nächtigen auf dem Parkplatz, um einmal im «Mekka des Bodybuildings» an den Geräten zu schrauben.

Charles Glass coacht reichlich Hollywood-Prominenz, Footballer und Basketballer, dazu diverse Profi-Bodybuilder. Ich habe ihn als Personal-Trainer gebucht, für eine horrende Summe die Stunde, die allerdings erdrutschartig sinkt, als wir uns besser und besser kennenlernen. Glass ist ein sehr netter Typ. Trotz seines großen Erfolgs hat er nie die Bodenhaftung verloren, nimmt selbst die Putzfrau herzlich in die Arme. Und er ist ein absoluter Fachmann. Offenbar hatte er sich vorgenommen, mich an und über meine Grenzen hinaus zu führen. Er trieb mich dazu, immer größere Gewichte aufzulegen. Noch eine schwere Scheibe … und noch eine. Ich wog damals 60 Kilogramm und hatte irgendwann fast das Vierfache an Metall zu stemmen: 220 Kilogramm – und es funktionierte. Ich kriegte das unbarmherzige «Schwermetall» tatsächlich in die Höhe. Zwölf Mal, um genau zu sein! Ein totaler Endorphin-Kick, das Stemmen jenseits der Grenzen macht euphorisch und high. Allerdings nur bis zum anschließenden Muskelversagen, denn bei der nächsten Übung war nach der Hälfte ziemlich schnell finito. Und nach weiteren 20 Minuten Beintraining rebellierte plötzlich mein Magen, stellvertretend für den Rest meines arg überstrapazierten Körpers. Trotzdem zog ich todesmutig die 60 Minuten durch, in jeder einzelnen Sekunde erfüllt von der Vorfreude auf das Ende der großartigen Tortur.

In Los Angeles geht es beim Bodybuilding vor allem um das «Maximum», die übermenschliche Leistung des Körpers. Eine echte Grenzerfahrung, die wenig bis gar nichts mit Gesundheit zu tun hat. Liebe Leser, machen Sie das bloß nicht zu Hause nach, sondern gehen Sie pfleglich und schonend mit Ihrem Muskelapparat um!

Nach dem Training befiel mich am nächsten Tag ein zunächst leichter, dann immer heftigerer und schließlich beinahe lähmender Muskelkater. Bald konnte ich nicht mehr Fahrrad fahren, dann selbst Bremse, Schaltung und Gaspedal im Auto nicht mehr sachgemäß bedienen, und schließlich kam ich keine Treppe mehr hoch oder runter. Ich blieb zweieinhalb Tage im Bett und hatte einen Aktionsradius von wenigen Metern. Noch am vierten Tag quälten mich entsetzliche Schmerzen und ich überlegte ernsthaft, ob ich die Treppen nicht dadurch vermeiden konnte, indem ich die Abkürzung nehme und mich kurzerhand aus dem Fenster schmeiße. Ich ließ es dann aber doch und erfreute mich daran, dass die Schmerzen irgendwann begannen nachzulassen.

«KÖRPERLICHKEIT GEHÖRT ZUM ALLTAG: HIER TRAGEN FAST ALLE SPORTSHORTS UND STELLEN IHRE OBERKÖRPER- UND ARMMUSKULATUR TEXTILFREI AUS.»

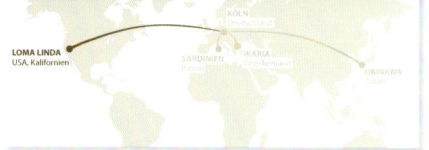

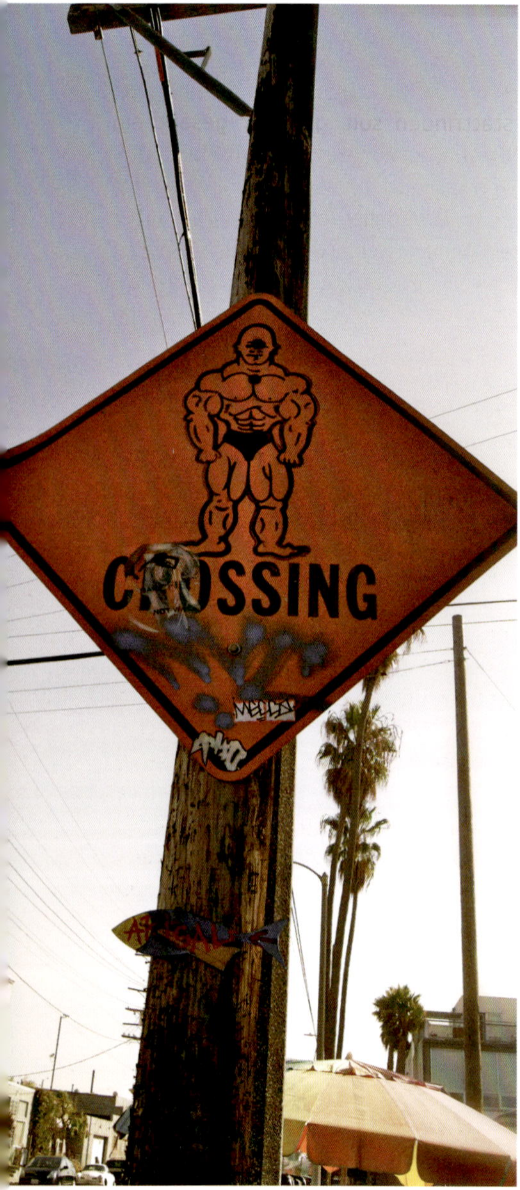

VON DER STADT DER ENGEL ZU DEN *Adventisten*

Als einige meiner Muskelgruppen bereits wieder auf Entspannung schalten und die Schmerzen eindeutig auf dem Rückzug sind, feiere ich einen großen Erfolg: Ich kann das Telefon ohne größere Probleme an mein Ohr führen – und nutze diese neugewonnene Bewegungsfreiheit sofort aus. Ich rufe die vermeintlich beschauliche Loma Linda University (LLU) an, um Näheres über die *Adventist Health Study*, eine Langzeit-Gesundheitsstudie der Adventisten, in Erfahrung zu bringen. Allerdings lande ich überall, nur nicht da, wo ich eigentlich hinwollte. Ich spreche mit der Psychiatrie, die mir freilich nicht weiterhelfen kann, werde 16, 17, 18 Mal hierhin und dorthin verbunden, zugleich immer erstaunter über die LLU, die ich fälschlicherweise für eine Miniatur-Universität gehalten hatte.

Schließlich habe ich doch Erfolg und werde mit dem Vorzimmer von Prof. Dr. Gary Fraser, dem Leiter der Gesundheitsstudie, verbunden, bekomme tatsächlich einen Termin und kann mein Glück kaum fassen. Zwar leidet jetzt auch meine Telefonrechnung unter argen Schmerzen, aber egal. Immer noch von den Ausläufern meines Muskelkaters geplagt, breche ich auf und fahre nach Südosten, ins San Bernardino Valley.

Was für ein Kontrast! Plötzlich ist man auf einem anderen Planeten, obwohl einiges doch an Los Angeles erinnert. Auch hier prallen die Welten unvermittelt aufeinander. Auch hier existieren Fast-Food-Ketten und Gesund-&-Frisch-Läden friedlich nebeneinander. Rein äußerlich unterscheidet sich L. L. (Loma Linda) aber erheblich von L. A. – es geht bedeutend stiller und gemütlicher zu, das vibrierende, pulsierende Tempo von Los Angeles ist hier nicht zu spüren. Es gibt zahlreiche Kirchen, viele lauschige Plätze mit Bänken, die zum Verweilen einladen, viel Grün und viel Ruhe. Genau mein Umfeld, denn Hektik ist nicht gerade mein Lieblingszustand. Insbesondere auf Reisen.

Überall in der Stadt weisen Hinweisschilder den Weg zum *Center For Health Promotion,* dem örtlichen Zentrum für Gesundheitsförderung, wo Dr. Fraser sein Büro hat. Bis zu meinem Termin dauert es allerdings noch eine Weile. Ich schlendere etwas herum und werde durch Plakate auf eine «Langlebigkeits-Konferenz» aufmerksam, die kurz nach meiner Ankunft stattfinden soll, genauer gesagt ein Erfahrungsaustausch zwischen Universität und interessierter Öffentlichkeit. Das möchte ich mir natürlich nicht entgehen lassen und bin zur besagten Zeit vor Ort. Zu meinem Leidwesen findet allerdings keine Konferenz statt. Sie fällt aus, Gründe unbekannt.

Stattdessen gerate ich nebenan in der Universitätskirche in einen Multimedia-Gottesdienst der Adventisten, den es so wohl auch nur in den US von A geben kann. Ich bin zunächst ziemlich irritiert wegen der leicht überdimensionierten Lautsprecher und der noch größeren Übertragungsleinwände, freue mich dann aber, wie gut die Kirchgänger drauf sind. Ein echtes Public Viewing und ein Riesenevent, kaum mit unserer Vorstellung vom Kirchgang unter einen Hut zu bekommen. Hier kann man keine Stecknadel zu Boden fallen hören, hier wird mitnichten trocken das Wort des Herrn verkündet, sondern es handelt sich um ein buntes «Come Together», bei dem die soziale Komponente ganz oben steht. Ohne vorauszugreifen zu wollen: Die ausgeprägte soziale Gemeinschaft ist ein Element, das praktisch in keiner Langlebigkeitszone fehlt und meiner Meinung nach eminent wichtig ist für ein langes, gesundes Leben.

Meine Enttäuschung über den ausgefallenen Kongress legt sich schnell. Ich erkunde Loma Linda weiter und stoße immer wieder auf Leitsprüche, die auf Gebäuden, Plakaten und anderswo angebracht sind. «We don´t treat diseases, we treat people» – «Wir behandeln keine Krankheiten, sondern Menschen» gefällt mir gut. Krankheiten werden hier nicht isoliert betrachtet und kuriert, sondern es ist ein menschliches, gesamtheitliches Bild spür- und fühlbar. Reklametafeln sind in Loma Linda eher selten, stattdessen begegnet man auf Schritt und Tritt Formeln wie «Drink water» – «Trinke Wasser» (und zwar ein paar Gläser, ergänze ich) oder «Lose weight, heal the planet» – «Nimm ab und rette den Planeten». Loma Linda hat übrigens eine eigene Wasserversorgung, bei der extrem auf Qualität geachtet wird. Und in Loma Linda verknüpft sich das Bewusstsein über die eigene Gesundheit mit einer ökologischen Sicht. So wird beispielsweise übermäßiger Fleischkonsum nicht nur mit Übergewicht, sondern auch mit den kostbaren Ressourcen unseres Planeten in Zusammenhang gebracht.

Die US-Amerikaner sind Weltmeister im Bereich der «Supplements», der Nahrungsergänzungsmittel. Überall in den Staaten gibt es riesige Supermärkte, um nicht zu sagen ganze Kaufhäuser, in denen nichts anderes angeboten wird. In diesen Vitamin-Shop-Ketten kann man «Hoffnung in Dosen» käuflich erwerben, in verschiedenen Abteilungen, die «Herzgesundheit», «Prostata» oder «Diätprodukte» heißen. Zielgruppen sind Männer, Frauen, Kinder, Senioren, Sportler, Tiere und Vegetarier. Irgendwie also alle. Ich habe mir die Gelegenheit nicht entgehen lassen, in L. A. einen solchen Shop aufzusuchen. Schließlich bin ich Mann, Sportler und manchmal auch Vegetarier, also gleich mehrfach Zielgruppe.

Ich wende mich an eine Verkäuferin und gebe vor, meine Muskulatur mit Pillen oder Pulvern aufbauen zu wollen. Ich werde freundlich, aber oberflächlich beraten. Im Prinzip betet sie nach, was auf dem Beipackzettel oder der Verpackung sowieso schon steht, käut wider, was das Marketing erdichtet hat. Als ich durch den Laden schlendere, bekomme ich mit, wie eine offensichtlich betuchte, jedenfalls nicht am Hungertuch nagende Kundin ihr Leid klagt: «Ach, ich schlaf so schlecht!», seufzt sie und wird in die Abteilung «Schlaf» geschickt, wo sie eine Großpackung Melatonin zum horrenden Preis erwirbt. Nahrungsergänzungsmittel für alle Zwecke, zur Not auch ohne jeden Grund …

Auch in den Supermärkten von Loma Linda gibt es eine Supplement-Ecke, wo man beispielsweise Omega-3-Präparate kaufen kann. Aber der Normalkalifornier und der Loma Lindaner unterscheiden sich auch in dieser Hinsicht sehr stark. Der Markt für Nahrungsergänzungsmittel ist in den Rest-USA riesig groß, in Loma Linda dagegen vergleichsweise überschaubar.

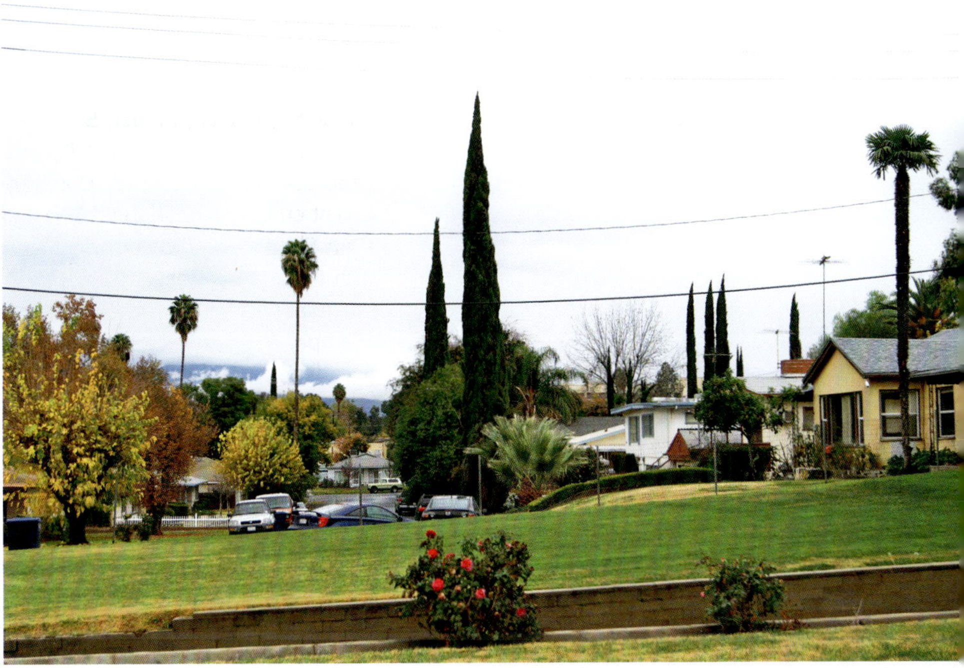

Riesig sind in Loma Linda, wie überall in den Vereinigten Staaten, die Supermärkte. Und, was besonders auffällig ist: Es gibt hier 30 bis 40 Riesenpötte aus Plexiglas, gefüllt mit Nüssen, Rosinen und Ähnlichem ... größtenteils lokaler Herkunft, aus Kalifornien, unbehandelt, ungeschwefelt, in großen Mengen, zu günstigen Preisen. Selbstbedienung und Verzicht auf Verpackung sind Usus. Ein wahrer Jungbrunnen für alle, denen ihre Gesundheit am Herzen liegt!

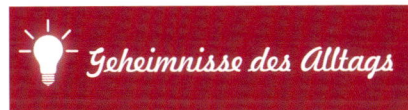

Geheimnisse des Alltags

DAS IST TYPISCH FÜR LOMA LINDA:

- grüne «Inseln» inmitten der Stadt für Atempausen nutzen

- durch gesunde, maßvolle Ernährung die eigene Gesundheit bewahren und zugleich die Ressourcen des Planeten schonen

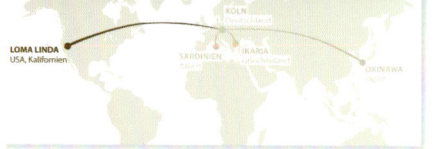

GE*Nuss*
MADE IN
CALIFORNIA

Wer regelmäßig mindestens fünf Mal pro Woche eine Handvoll Nüsse isst, senkt sein Risiko für Herz-Kreislauf-Erkrankungen wie Herzinfarkt deutlich. Zu diesem Ergebnis kommen Dr. Fraser und seine Kollegen von der Universität Loma Linda mit ihrer *Adventist Health Study*. Mehr als zehn Jahre lang wurden Testpersonen zu ihren Lebensgewohnheiten befragt und medizinischen Untersuchungen unterzogen. Nun wissen wir: Ein paar Nüsse jeden Tag halten den Doktor fern.

Aber was heißt hier eigentlich «Nüsse»? Nur Haselnuss, Walnuss, Edelkastanie und Macadamia sind botanisch gesehen echte Nüsse. Die Erdnuss ist halb Nuss, halb Hülsenfrucht, biologisch also ein Zwitter. Mandel, Pistazie, Pekan- und Kokosnuss sind Steinfrüchte, die Paranuss ist eine Kapselfrucht und die Cashewnuss der Kern des Kaschuapfels.

Wie dem auch sei, echte und unechte Nussfrüchte weisen viele Gemeinsamkeiten auf: Neben erheblichen Mengen Eiweiß bestehen sie größtenteils aus Fett. Damit sind Nüsse nicht gerade kalorienarm, aber man verzehrt sie ja auch nicht in riesigen Mengen. Der Körper sagt ziemlich bald: «Danke, genug, ich kann nicht mehr!». Nüsse sind also nicht nur hochkalorisch, sondern auch hochsättigend. 100 Gramm haben knapp 600 Kalorien. Allerdings werden circa 17 Prozent des Bruttofettanteils bei der Verdauung nicht aufgeschlüsselt und gehen somit netto nicht auf das Kalorienkonto. Eine gute Laune der Natur, die nur bei ganzen, nicht verarbeiteten Nüssen zum Tragen kommt. Andere fettreiche Lebensmittel gehen dagegen annähernd zu 100 Prozent in den realen Umsatz ein. Das Gleiche gilt für Öle: Sie werden vom Körper komplett verwertet.

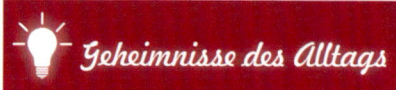

Geheimnisse des Alltags

NÜSSE – KERNIGE HERZFITMACHER:

- fünfmal pro Woche eine Handvoll Nüsse oder Nussfrüchte essen und das Risiko für Herz-Kreislauf-Erkrankungen um 37% senken

- mit Eiweiß, Fett und Ballaststoffen aus den knackigen Kernen die Fettverbrennung des Körpers ankurbeln und sich dabei supersatt fühlen

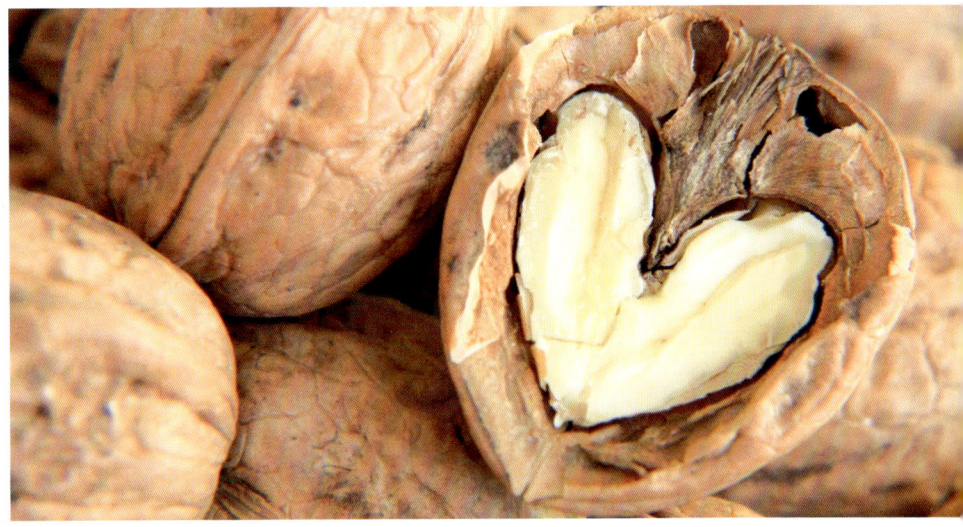

Zwei weitere Aspekte sprechen für die kalorienreiche Nuss. Erstens enthalten Nüsse ungefähr 5 Prozent Ballaststoffe, die ebenfalls sättigen, aber nicht aufgeschlossen werden. Und zweitens schrauben sie die Wärmeproduktion des Körpers hoch, so dass Energie verbrannt und nicht als Fett eingelagert wird. Der Körper gibt also den einen oder anderen Scheit in den Ofen und verbraucht überschüssige Energien sofort, anstatt sie wie bei süßen Zuckerbomben zu speichern.

Die meisten Fette, die in Nüssen stecken, sind einfach oder mehrfach ungesättigt und lassen sowohl das gefährliche LDL-Cholesterin (das «böse» Cholesterin, auch «Lass das lieber!» genannt) als auch das Gesamtcholesterin schrumpfen. Und sie steigern den Anteil des HDL-Cholesterins (das «gute» Cholesterin, auch «Hab dich lieb!» genannt). Außerdem enthalten Nüsse hohe Dosen Vitamin E, das für die Zellerneuerung essentiell ist, entzündliche Prozesse hemmt und freie Radikale fängt. Sie senken den Blutdruck und die Konzentration von Homocystein, einer Aminosäure, die Gefäße schädigen kann und Herz-Kreislauf-Erkrankungen sowie Schlaganfälle begünstigt. Und zu guter Letzt vermindern Nüsse das Risiko für Parkinson und Diabetes.

Trotz all dieser Segnungen der Schalenfrüchte sind die Deutschen, anders als die Kalifornier, bislang eher Nussmuffel. Statt der empfohlenen Handvoll täglich (40 Gramm) bringen wir es im Schnitt auf drei bis vier Gramm Nüsse pro Tag ...

Vorsicht *Fett?*

UNGESÄTTIGTE **FETT**SÄUREN

Ungesättigte Fettsäuren sind der Liebling vieler Ernährungswissenschaftler. Es gibt sie als einfach und mehrfach ungesättigte Fettsäuren. Die einfachen kann der Körper selbst herstellen, die mehrfachen nicht, deshalb nennt man sie auch «essentielle Fettsäuren».

Die **einfach ungesättigten Fettsäuren** fördern das gute HDL- und verringern das gefährliche LDL-Cholesterin, verhindern Gefäßverengung und Arterienverkalkung. Am meisten davon enthalten: Oliven(öl) (82%), Avocados (80%), Erdnüsse (76%), Haselnüsse (76%), Cashewkerne (65%), Mandeln (65%) und Rapsöl (63%).

Bei den **mehrfach ungesättigten Fettsäuren** muss das Verhältnis stimmen. Nämlich das zwischen Omega-3-Fetten (vor allem Alpha-Linolensäure) und Omega-6-Fetten (vor allem Linolsäure). Omega-6-Säuren wirken entzündungsfördernd, Omega-3-Säuren entzündungshemmend – ein Verhältnis von 1:1 gilt als ideal. Noch akzeptabel ist die vier- oder fünffache Menge von Omega-6. Unsere industrialisierte Ernährung weist ein starkes Übermaß an Omega-6 und einen deutlichen Mangel an Omega-3 aus.

Das bringt uns ins Gleichgewicht: öfter «Fettfische» essen, zum Beispiel Lachs, Thunfisch, Hering. Auch Walnuss-, Raps-, Soja- und Leinöl (aus Leinsamen) sind besonders reich an Omega-3. Wer seinen Organismus gut mit Omega-3-Fetten versorgt, schützt sich wirksam vor Störungen des Fettstoffwechsels, Diabetes und Übergewicht. Omega-3 beugt außerdem Allergien, Autoimmunerkrankungen und verschiedenen Krebsarten vor.

GESÄTTIGTE **FETT**SÄUREN

TRANS**FETT**-SÄUREN

Gesättigte Fettsäuren stecken in großen Mengen in Milch- und Fleischerzeugnissen wie Käse, Wurst, Butter und Sahne. Auch in Pflanzenölen kommen sie vor: Kokosfett besteht zu 91(!) Prozent aus gesättigten Fettsäuren. Butter dagegen «nur» zu 65 Prozent. Die gesättigten Fettsäuren werden oft verdächtigt, den Cholesterinspiegel zu erhöhen und Herz-Kreislauf-Erkrankungen zu begünstigen. Allerdings fehlt dafür bis heute der wissenschaftliche Nachweis.

Transfettsäuren sind in ihrer chemischen Struktur veränderte Fette, die sich an Gefäßwänden ablagern, die Gefäße verschließen und schlimmstenfalls zum Herzinfarkt führen. Sie entstehen insbesondere in der Fritteuse und bei allen Gelegenheiten, wenn Fette (zu) stark erhitzt werden. Transfettsäuren werden auf Verpackungen zumeist als «gehärtete Fette» bezeichnet. Man findet sie in Margarine, Billig-Schokolade und vielen Fertigprodukten.

Und *was* nun?

Der jahrelang gepredigte Verzicht auf tierisches Fett hat dazu geführt, dass Kohlenhydrate eine viel zu große Rolle in unserer Ernährung eingenommen haben, ebenso wie die ungesunden Transfette, die in Form von Margarine die «gute» Butter verdrängt haben. Statt Fett generell vom Speiseplan zu streichen, sollten wir klug damit umgehen. Möglichst unverarbeitete Lebensmittel, wie sie in der Natur vorkommen und aus ihr hervorgehen, sind das Beste, was wir zu uns nehmen können. Das trifft neben einfach und mehrfach ungesättigten Fetten auch auf die gesättigten Fette zu – sie sind in bestimmten Grenzen kein Problem, sondern wesentlicher Bestandteil des menschlichen Lebens. Einzig die künstlichen Transfettsäuren sollte man tatsächlich meiden wie den Teufel.

Ich persönlich nehme Kalorien seit längerer Zeit vermehrt über Fette auf. Genauer gesagt, ich nehme den überwiegenden Teil meiner Kalorien über die angeblich so bösen Fette zu mir. Mein Arzt lobte bei der letzten Routineerhebung meine Blutfettwerte und andere Marker, ich würde mich löblicherweise wohl weitgehend fettabstinent ernähren. Wenn er wüsste …

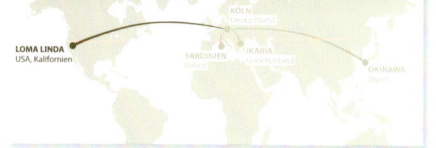

Adventisten
LEBEN
LÄNGER ...

Was die Loma Lindaner außer fleißig Nüsse knabbern sonst noch für ein langes, gesundes Leben tun, verrät ein genauerer Blick auf die *Adventist Health Studies (AHS)*. Die Langzeitstudie der Universität Loma Linda hat sich mittlerweile zu einem wahren Untersuchungsmarathon ausgewach-

sen. 1960 begann die Sterblichkeitsuntersuchung *(Adventist Mortality Study)*, die auf exakte Zahlen brachte, was man vorher ungefähr auch schon wusste: Männliche Adventisten leben durchschnittlich 6,2 Jahre länger als andere US-Amerikaner, weibliche immerhin 3,7 Jahre. Sowohl ihr Krebs- als auch ihr Herzerkrankungsrisiko liegt drastisch niedriger als das der Nicht-Adventisten.

Auf der Suche nach einer Erklärung, warum das so ist, startete man die *Adventist Health Study 1 (AHS-1)*, in der circa 34.000 kalifornische Adventisten über einen langen Zeitraum (von 1974 bis 1988) befragt und beobachtet wurden. Als Hauptgründe für die adventistische Langlebigkeit konnten nachgewiesen werden: Nichtrauchen, Alkoholabs-

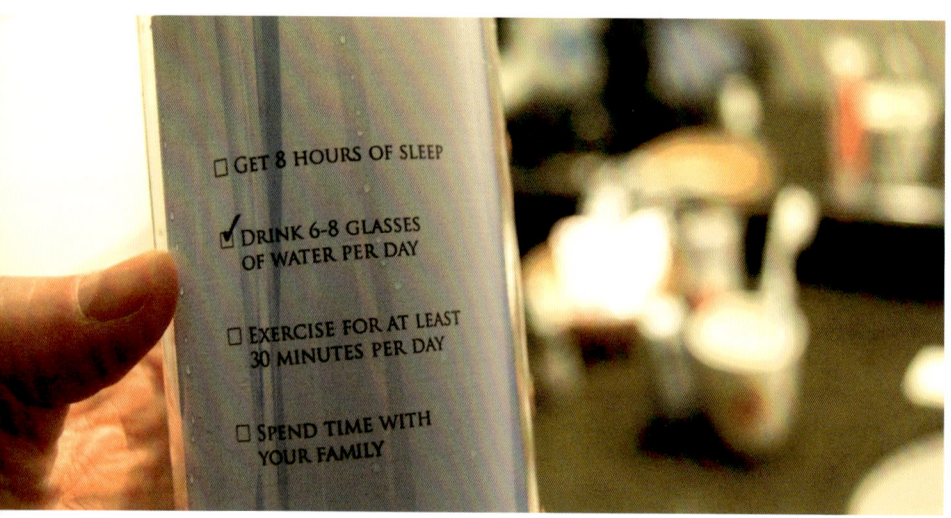

tinenz, geringer Fleischkonsum, regelmäßiger Verzehr von Nüssen, viel Bewegung und kein Übergewicht. Im Detail ergaben sich einige weitere Ernährungsempfehlungen: Hülsenfrüchte, Vollkornprodukte (statt Auszugsmehle), Tomaten und Sojamilch (statt Kuhmilch) sowie viel Wasser.

2002 ging man in die nächste Runde: Die *Adventist Health Study 2 (AHS-2)* lief an, mit deutlich mehr Teilnehmern als die Vorgängerstudie. Knapp 100.000 Probanden sind bereits ausgewertet, aber es sollen noch einmal 25.000 mehr werden. Die veröffentlichten Zwischenergebnisse lauten: Nicht-vegetarisch lebende Adventisten haben einen durchschnittlichen BMI (Body Mass Index) von 27 und damit leichtes Übergewicht (Übergewicht definiert als ein BMI ab 25 aufwärts), während Vegetarier-Adventisten einen durchschnittlichen BMI von 23 haben und damit gesünder und länger leben. Als Vegetarier gilt in den Untersuchungen übrigens jeder, der weniger als ein Mal pro Woche Fleisch verzehrt. Das Risiko für Bluthochdruck, veränderte Blutfettwerte und Diabetes ist bei veganer, vegetarischer und fast fleischloser Ernährung deutlich geringer.

Die *AHS-2* hat einen entscheidenden Vorteil gegenüber den meisten ähnlich gelagerten Studien: Der Kreis der Untersuchten ist – wegen der religiösen Regeln und anderen spezifischen Umständen – in vielerlei Hinsicht sehr

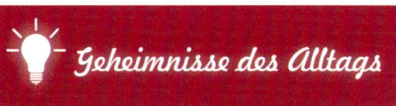

LOMA LINDAS LIEBLINGSKOST:

- neben Nüssen häufig Hülsenfrüchte, Vollkornprodukte (statt Auszugsmehle) und Tomaten auf den Tisch bringen

- Sojamilch (statt Kuhmilch) verwenden sowie viel Wasser trinken

homogen. Fast alle Adventisten rauchen nicht, trinken keinen Alkohol, sind in ein starkes soziales Netz eingebettet und bewegen sich regelmäßig. Da hier viele Faktoren gleich oder zumindest ähnlich sind, ergibt sich bezüglich der Unterschiede, vor allem in der Ernährung, ein klares Bild. Viele Unschärfen und Ungenauigkeiten bei der Messung, die sonst an der Tagesordnung sind, fallen in diesem Kontext weg. Und deshalb sind die Schlussfolgerungen und Empfehlungen der *Adventist Health Studies* nicht aus der Hüfte und in die Lamäng geschossen, sondern haben Hand und Fuß.

«DER GRUND FÜR DIE GUTE GESUNDHEIT DER ADVENTISTEN IST IHRE SPEZIELLE LEBENSWEISE.»

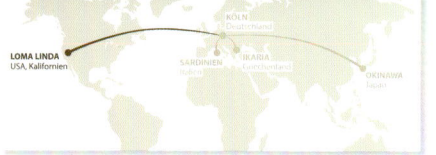

ERNÄHRUNG ALS *Berufung*

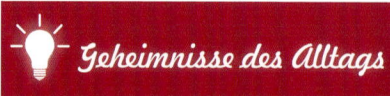

GLÜCKLICH WIE GARY FRASER:

- authentisch sein und Äußerlichkeiten nicht überbewerten

- sich Zeit nehmen für Gespräche, gern und viel lachen

- Ernährung entspannt sehen: sich kleine «Sünden» erlauben, insgesamt mehr Schritte in die richtige Richtung machen als in die falsche

Schon seit Tagen freue ich mich auf meinen Termin bei Gary Fraser, und jetzt bin ich auf dem Weg zu seinem Büro und Labor an der Universität von Loma Linda. Eine halbe Stunde will er sich für mich Zeit nehmen, was ich schon fantastisch finde, am Ende wird ein geschlagener halber Tag daraus. Aber der Reihe nach. Ich melde mich im Vorzimmer an und mache es mir bequem. Kaum sitze ich, kommt mir Gary Fraser auch schon entgegen. Er begrüßt mich freundlich und lädt mich in seine Räumlichkeiten ein.

Fraser ist ein Typ, den man, wenn man ihn auf der Straße träfe, vielleicht gar nicht bemerken würde. Ein Mann in den besten Jahren, der einen weißen Laborkittel trägt, an den ein Ausweis in einer Plastikhülle geclipt ist. In der Brusttasche prangt der unvermeidliche Kugelschreiber, sein Seitenscheitel ist akkurat gekämmt, sein Hemd blauweiß gestreift. Mehr als nur ein bisschen ulkig ist seine Krawatte mit zahllosen aufgedruckten blauen Elefanten.

Fraser geht es nicht darum, Eindruck zu machen, aber er ist absolut beeindruckend. Das Gespräch mit ihm ist großartig. Er ist sehr humorvoll, und wir funken, das wird schnell klar, auf der gleichen Wellenlänge. Aus den Minuten werden Stunden, Fraser argumentiert sehr differenziert, klammert auch die Probleme der Forschung nicht aus, benennt Standpunkte sauber und verbindlich, sagt klar und deutlich, was er in Gesundheitssachen für «Hype» ohne Substanz hält – und ist bei alledem vor allem eins: unglaublich nett und zuvorkommend. Sein absolutes Lieblingsthema ist Ernährung, und man merkt gleich, dass sich bei ihm Beruf und Berufung decken.

Frasers Berufung ist das Leben, sein Beruf als Epidemiologe hat zunächst einmal viel mit dem Tod zu tun. Epidemiologie besteht nämlich, wie Fraser es selbst ausdrückt, im «Warten auf den Tod». Im Warten auf genug Tote einer Untersuchungsreihe, um aus ihrem Sterben Rückschlüsse auf die Sterblichkeit von Populationen und die Gründe dafür ziehen zu können. Fraser verzichtet bezüglich der Ernährung auf Einseitigkeiten. Er malt kein Bild in Schwarz und Weiß, sondern spricht von Tendenzen – von eher guten und eher schlechten Nahrungsmitteln, von «Überlebensmitteln» und «Ablebensmitteln». Gute Lebensmittel bringen uns ein Stück weiter hin zum Leben, schlechte ein bisschen weiter in Richtung Tod. Eine hart klingende, tatsächlich aber entspannte und entspannende Sicht der Dinge. Eine «Sünde» ist in dieser Weltsicht kein Problem, wichtig ist, dass man insgesamt mehr Schritte in die richtige Richtung macht als in die falsche.

Während Fraser und ich von Thema zu Thema springen und kein Ende finden, wächst vor mir ein Berg von Texten, die er entweder doppelt hat oder für mich kopieren lässt. Ich verlasse Gary Fraser schließlich mit einer prall gefüllten Tasche und – viel wichtiger – mit noch mehr Anregungen, Ideen und Ratschlägen. Und mir wird klar: Guter Rat muss nicht teuer sein.

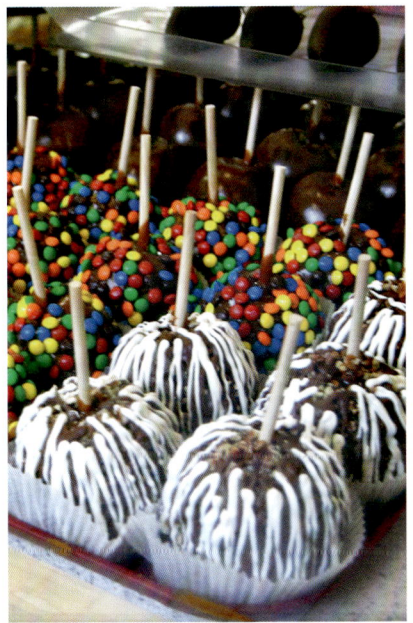

Worauf man sich verlassen kann

Wer in Loma Linda die Augen offen hält, bekommt viel zu lesen: «Encourage one another and build each other up» – «Unterstützt euch gegenseitig und baut einander auf», «I am a part of something greater than me» – «Ich bin ein Teil von etwas, das größer ist als ich», «It takes a team to fight disease» – «Nur im Team kann man Krankheiten und Leiden bekämpfen», «Compassion is having a deep understanding of someone else's situation and having empathy for them», «Mitgefühl heißt, ein tiefes Verständnis für die Lage anderer zu haben und sich in sie hineinzuversetzen».

So lauten einige der Botschaften, der *Messages,* denen man hier auf Schritt und Tritt begegnet. Es handelt sich nicht um überdimensionale Plakate, die eine Meinung diktieren wollen, wie man sie aus sozialistischen Diktaturen, Sekten-Enklaven oder aus George Orwells «1984» kennt, sondern um kleine, dezente Aufdrucke, in Stein, auf Fenstern oder Fassaden, die nichts vorschreiben, sondern als Anregung dienen. Man könnte auch sagen: Sie unterstützen, bauen auf, sind Teil von etwas Größerem und regen zu mehr Mitgefühl an. Das Füreinander-da-Sein und die engmaschigen sozialen Netze bilden den Grundstock von Loma Linda. Eine Kleinstadt, die zwar wie eine große angelegt ist, im Herzen aber ein Dorf ist und bleibt.

Der Äskulapstab, das christliche Kreuz und die brennende Fackel, wie man sie von der New Yorker Freiheitsstatue kennt, bilden das Wappen der Universität von Loma Linda. Gesundheit, Glaube und Freiheit also stehen hier im Vordergrund. Und von der Religion her weben sich in Loma Linda die sozialen Netze. Dr. Gary Fraser wird in der Gemeinde als größter Organist gerühmt. Allwöchentlich greift er in der Kirche in die Tasten und begleitet den Gottesdienst, der nicht wie bei uns am Sonntag, sondern einen Tag vorher, am Samstag, stattfindet. Ansonsten ruht bei ihm am Wochenende konsequent die Arbeit. Auch wenn

Freitagnachmittag der Durchbruch bei einem zentralen Problem kurz bevorstünde, er müsste sich doch bis Montagmorgen gedulden. Das Wochenende gehört der Familie, den Freunden, Bekannten und Mitadventisten. Das, was man etwas technisch als «soziales Netz» bezeichnen kann, hat einen extrem hohen Stellenwert in Loma Linda. Während die Woche der harten Arbeit gehört, ruht der Hammer am Wochenende ganz und gar. Sabbat und Sonntag dienen dem Stressabbau, der Ruhe und Entspannung im familiären, kirchlichen oder freundschaftlichen Kreis. Sabbat ist die ursprüngliche Bezeichnung für den Samstag und, anders als bei uns, für die Adventisten wichtiger als der Sonntag.

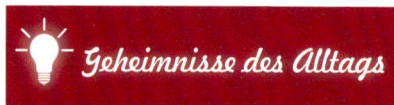

«NETWORKING» GANZ KLASSISCH:

- füreinander da sein, sich voll Mitgefühl begegnen

- eigene Stärken und Talente in die Gemeinschaft einbringen

- das Wochenende frei von Arbeit genießen – mit Familie, Freunden und Bekannten

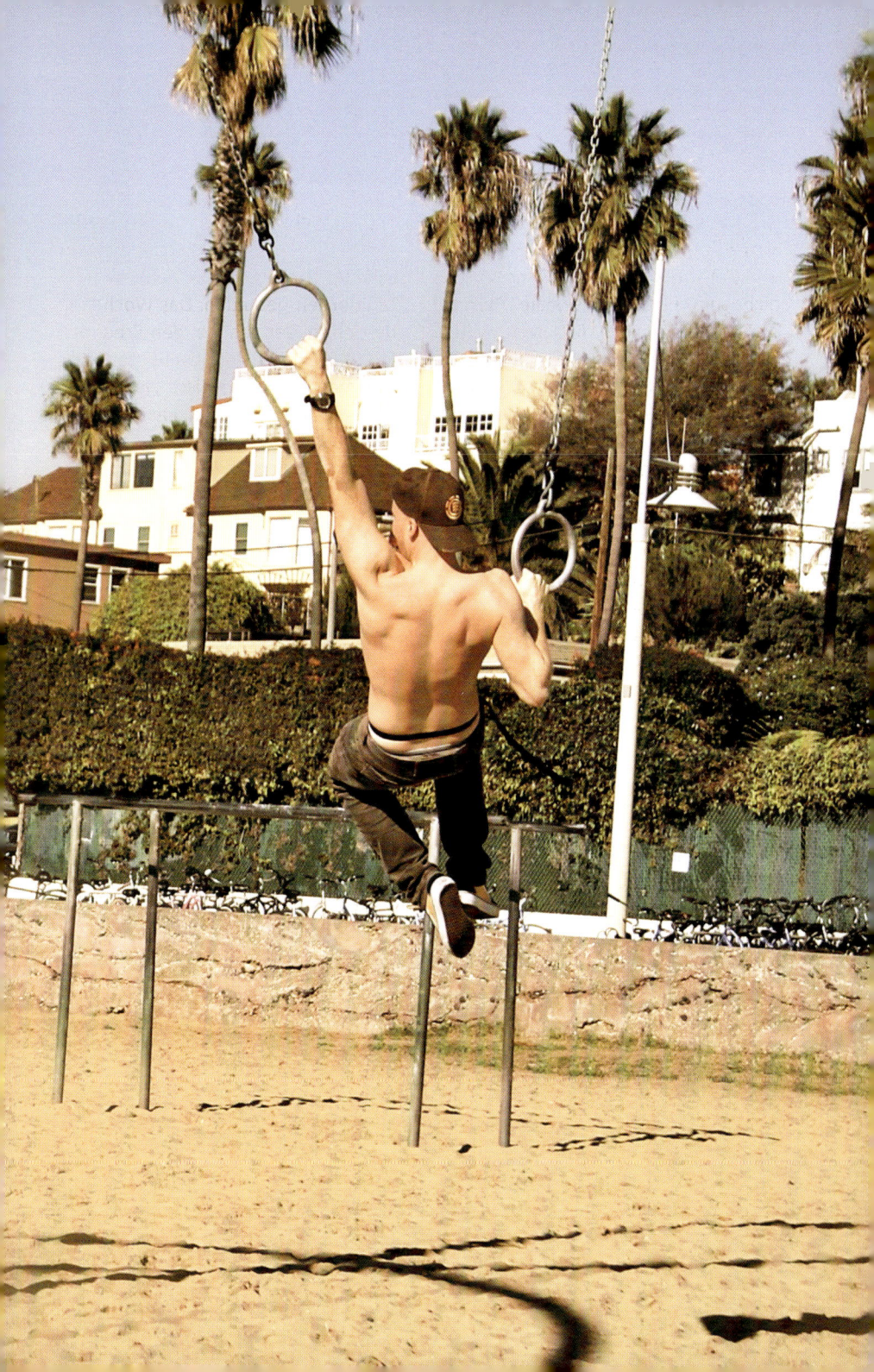

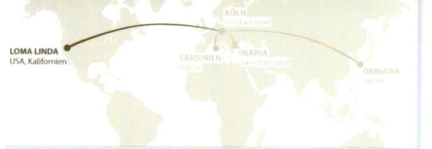

DIE UNTER-SCHÄTZTE SUPER-*Saat*

Nach meinem Treffen mit Gary Fraser tauche ich tiefer in die Verästelungen der *Adventist Health Study* ein. Immer wieder stoße ich dabei auf ein Nahrungsmittel, das hierzulande meist «bloß» als Ballaststoff gilt. Es ist damit völlig unterbewertet, denn es kann viel mehr: der Leinsamen.

Ballaststoffe sind verkürzt gesagt nichts anderes als Nahrungselemente, die subjektiv zur Sättigung beitragen, in der Energiebilanz aber neutral bleiben. Man nimmt sie zu sich, sie durchwandern den Verdauungsapparat, ohne aufgeschlüsselt zu werden, und treten wieder aus. Ballaststoffe findet man in Vollkornprodukten, Hülsenfrüchten, Nüssen, in Obst und Gemüse. Unter den in Mitteleuropa verbreiteten Lebensmitteln ist Leinsamen ein absoluter Superstar der Ballaststoffkonzentration. Spitzenreiter ist die Weizenkleie mit circa 48 bis 50 Prozent Ballaststoffanteil, aber dann folgt schon der Lein-

samen mit stolzen 37 bis 39 Prozent. Wer Fettpölsterchen loswerden will, ist mit ihm also hervorragend beraten.

Leinsamen kann aber noch mehr, denn er hat zusätzlich ein sehr gutes Fettprofil. Vier Omega-3-Anteile stehen einem Anteil Omega-6 gegenüber. In unserer Omega-6-dominierten Ernährung bildet der Leinsamen, wie Fettfisch auch, einen guten Gegenpol. Die Einwohner von Loma Linda essen nicht mehr Fisch als andere US-Amerikaner. Leinsamen dagegen verzehren sie überdurchschnittlich viel. Ihre Gesundheit profitiert davon, denn die Ballast- bzw. Faserstoffe des Leinsamens senken den Cholesterinspiegel. Wie funktioniert das? Um die Fette aus der Nahrung zu verdauen, braucht unser Körper Gallensäure. Diese bildet er aus Cholesterin. Und weil die Ballaststoffe aus dem Leinsamen Gallensäure binden, wird entsprechend mehr Cholesterin zu Gallensäure umgewandelt. Der Cholesterinspiegel sinkt.

Und noch etwas zeichnet den Leinsamen aus: In ihm und in dem aus ihm gewonnenen Leinöl sind große Mengen Alpha-Linolensäure enthalten. Leinöl besteht bis zu 55 Prozent daraus. Zum Vergleich: Distelöl kann mit gut 11 Prozent aufwarten, Walnussöl mit etwa 13 Prozent. Leinsamen ist also auch in dieser Hinsicht einsame Spitze. Was macht nun die Alpha-Linolensäure so wertvoll? Sie wird im Körper zu den langkettigen Fettsäuren EPA (Eicosapentaen-

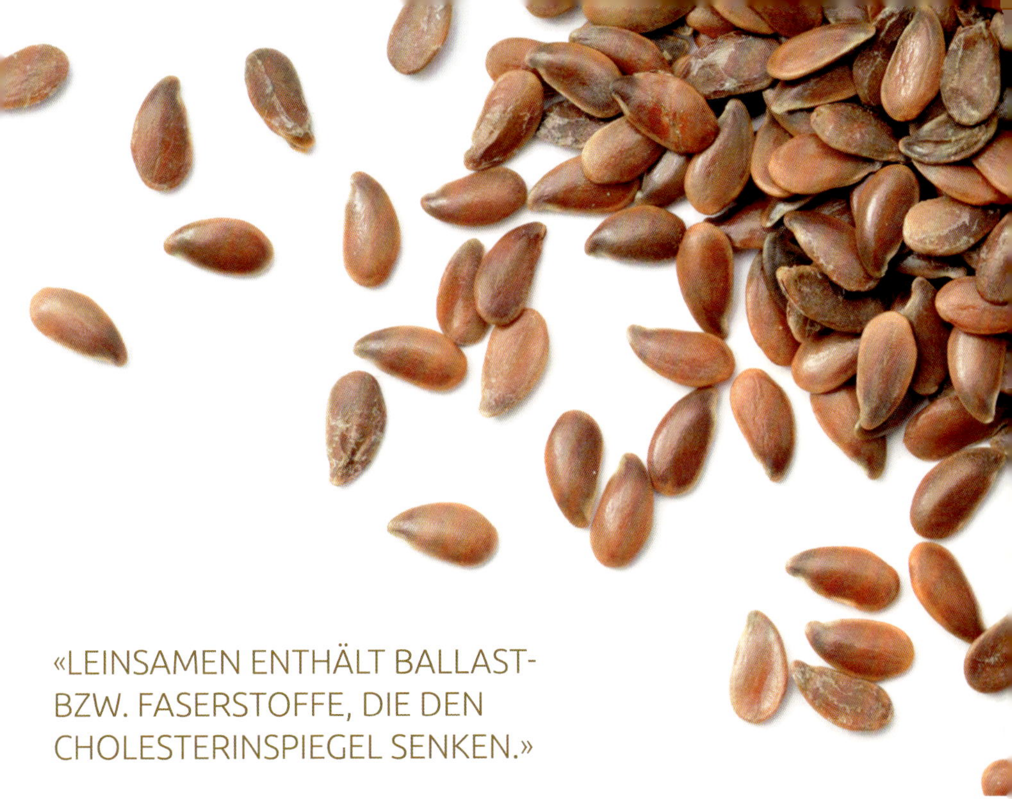

> **«LEINSAMEN ENTHÄLT BALLAST-
> BZW. FASERSTOFFE, DIE DEN
> CHOLESTERINSPIEGEL SENKEN.»**

säure) und DHA (Docosahexaensäure) umgewandelt. EPA wirkt sich sehr positiv auf das Herz-Kreislauf-System aus, DHA hält das Hirn auf Trab und steht im Ruf, Alzheimer zu verhindern.

Allerdings ist die Umwandlung von Alpha-Linolensäure in EPA und DHA im Körper ineffizient. Leinsamen und Nüsse (bzw. die daraus gewonnenen Öle) reichen daher allein nicht aus. Die zusätzliche Zufuhr durch Fettfische (z. B. Lachs, Hering) ist absolut notwendig. Und auch Eier, Käse und andere tierische Produkte sind richtig gute Quellen für EPA und DHA. Aber nur, wenn die Tiere natürlich aufwachsen. In der industriellen Mast bilden sich wertvolle Inhaltsstoffe bloß in sehr geringen Konzentrationen. Am besten kennt man die Kühe oder Hühner persönlich oder kauft zumindest die bestmögliche Qualität, die es im Biomarkt gibt.

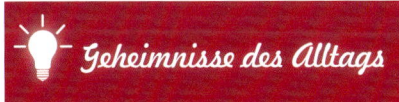

Geheimnisse des Alltags

ALLESKÖNNER BALLASTSTOFFE:

- senken den Cholesterinspiegel, machen satt und bringen die Verdauung in Schwung, ohne das «Kalorienkonto» zu belasten

- schützen unser Herz-Kreislauf-System, beugen Alzheimer vor

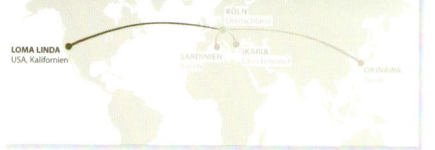

DER TEMPEL DES *Heiligen* GEISTES

Bei den Einwohnern von Loma Linda kommt vergleichsweise sehr, sehr wenig Fleisch auf den Tisch. In der Bibel (1. Korinther 6) wird der menschliche Körper als «Tempel des Heiligen Geistes» beschrieben und zur Sorge und zum pfleglichen Umgang mit ihm aufgerufen: «Darum geht mit eurem Körper so um, dass es Gott Ehre macht!»

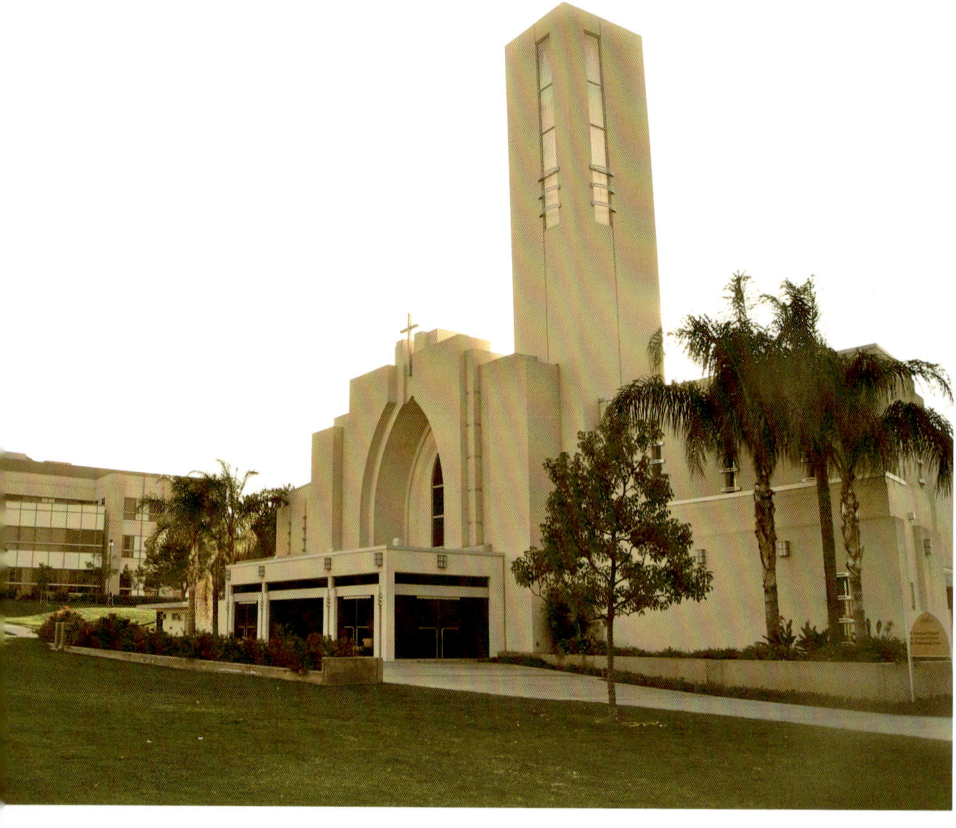

Die Siebenten-Tags-Adventisten haben sich die Erhaltung ihres Körpers auf die Fahnen geschrieben und ihre Lebensführung konsequent darauf ausgerichtet. Sie vermeiden einige Nahrungsmittel und befolgen die biblischen Speisegebote. Schwein, Kaninchen und Schalentiere werden nicht gegessen, viele Adventisten verzichten aus Respekt vor der Schöpfung und Sorge um den Körper gleich ganz auf Fleisch. Die Statistiken sagen, dass unter den Adventisten von Loma Linda circa 50 Prozent vegetarisch leben. Da sich die Adventisten ansonsten in ihren Verhaltensweisen und ihrem Lebensstil sehr ähneln, bietet sich natürlich der Vergleich an. Und tatsächlich: Die Lebenserwartung ist bei den Vegetariern unter den Adventisten noch einmal signifikant höher. Eine Studie, bei der wiederum Gary Fraser federführend war, ergab, dass vegetarische oder beinahe vegetarische Ernährung zu 3,6 Jahren mehr Lebenserwartung führt. Das Fazit dieser Studie lautet: Fleischkonsum ist erlaubt, er sollte aber ziemlich mäßig und recht selten sein.

«VIELE ADVENTISTEN VERZICHTEN AUS RESPEKT VOR DER SCHÖPFUNG UND SORGE UM DEN KÖRPER GLEICH GANZ AUF FLEISCH.»

Regelmäßiger und starker Fleischverzehr kostet dagegen eindeutig ein paar Jahre.

Der moderate Fleischkonsum lässt sich übrigens in allen vier Langlebigkeitszonen, die ich besucht habe, beobachten. In Okinawa wird viel Fisch gegessen, dazu wenig Schweinefleisch, die Ernährung ist primär aber eindeutig pflanzlich. Wenn man dort von Meeresfrüchten spräche, würden die Einwohner womöglich an Algen denken ... Auf Ikaria und Sardinien leben die Menschen relativ abgeschnitten vom Rest der Welt. Beide Inseln sind recht karg, und die Menschen gehen nicht leichtfertig mit den in vielerlei Hinsicht wertvollen Tieren um, die sie haben. Supermarktfleischtheken beginnen auch dort Einzug zu halten, aber in der traditionellen bäuerlichen Welt des sardischen Hochlands und auf der abgelegenen Insel des Ikarus war und ist die Frage «Dead or Alive» schnell beantwortet: Lebend nützen die Tiere ihren Besitzern im Zweifelsfall mehr als gemetzgert.

Abgesehen davon ist das Fleisch, das in Langlebigkeitszonen wie Ikaria oder Sardinien auf den Tisch kommt, nicht mit jenem zu vergleichen, das in unseren Schlachthöfen industriell geschlachtet und zerkleinert wird. Nicht nur dem sardischen Berghirten tut es gut, Tag für Tag per pedes über Stock und Stein zu laufen. Freilaufende Tiere, die natürliches Grünfutter aufnehmen, bilden daraus unter anderem die langkettigen Omega-3-Fettsäuren EPA und DHA – Sie erinnern sich: Das waren die beiden smarten Samariter für Herz, Kreislauf und Gehirn. Bei industrieller Massentierhaltung ist dagegen ein deutlicher Omega-6-Überschuss zu registrieren.

Wir sind die Nachfahren von Jägern (und Sammlern), die Tiere schon vor Tausenden Jahren gejagt, getötet und verzehrt haben. Aber in der grauen Vorzeit war die Welt eine des Mangels – die Männer des Stamms zogen aus, kehrten mit Wild zurück, das dann in der Regel recht schnell verzehrt werden musste, weil es sonst verdorben wäre. Massentierhaltung, Schlachthöfe, durchgängige Kühlketten, Metzgereien oder gar Discounterfleischabteilungen und Kühlschränke in jeder Wohnung und jedem Haus sind dagegen Voraussetzungen einer ganz anderen Esskultur – und eines ganz anders gelagerten Fleischkonsums. Nicht mehr die Not und der Mangel, sondern die Bequemlichkeit und der Überfluss schwingen den Taktstock.

Wahrscheinlich ist es keine gute Idee, es sich in dieser Bequemlichkeitszone gemütlich zu machen, und besser, den Fleischverzehr bescheiden zu gestalten. Andererseits sehe ich keinen Grund, ihn an sich zu verteufeln. Es kommt auf Qualität und Quantität an – und auf zahllose Faktoren, die mit Fleisch nichts, aber auch gar nichts zu

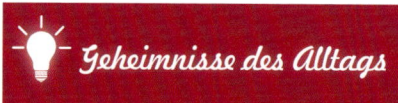

Geheimnisse des Alltags

WAS ADVENTISTEN ANDERS MACHEN:

- pfleglich und sorgsam mit dem eigenen Körper umgehen, ihn als «Tempel des Heiligen Geistes» wertschätzen

- aus religiösen Gründen auf den Verzehr von Schwein, Kaninchen und Schalentieren verzichten

- Fleischkonsum sehr stark reduzieren oder sich komplett vegetarisch ernähren

tun haben. Denn Vegetarier schneiden in den Statistiken nicht nur so gut ab, weil sie sich fleischlos ernähren, sondern weil sie ohnehin eine deutlich größere Sensibilität in Ernährungsdingen und eine bewusstere Lebensführung an den Tag legen.

Länger leben à la Loma Linda

Das Leben, die Kultur und die Wirklichkeit von Loma Linda zu erleben, ist das eine, Statistiken das andere. Aber Statistiken sind gerade hier, im Zentrum der Adventisten, zu Hause. Die *Adventist Health Studies* haben sie in großer Zahl hervorgebracht. Und sie sprechen eine eindeutige

Sprache: Ein Mann, der sich vegetarisch ernährt, schenkt sich damit selbst 1,53 zusätzliche Lebensjahre. Nicht-Raucher leben 1,25 Jahre länger, die tägliche Handvoll Nüsse bringt 2,74 Jahre, regelmäßige Bewegung 2,73 Jahre, das optimale Gewicht 1,41 Jahre. Wer alles richtig macht, kommt so auf 9,66 Jahre «Bonus». Eine vegetarische Frau erntet 1,51 Jahre, striktes Nichtrauchen zählt 1,8 Jahre, für täglichen Nusskonsum darf frau 1,87 Jahre addieren, für Bewegung 1,88 Jahre und für optimales Gewicht 2,25 Jahre. Macht zusammen 9,31 Jahre. Natürlich alles ohne Gewähr, aber mit statistisch verbürgter Wahrscheinlichkeit ...

Neun bis zehn Jahre mehr oder weniger – das ist eine ganze Menge. Und es handelt sich bei allen gemessenen Faktoren um Entscheidungen, die wir selbst in der Hand haben. Eine Einsicht übrigens, die sich auf meiner Reise in jeder anderen Langlebigkeitszone bestätigt: Unsere Gene können wir nicht ändern, quasi alles andere schon. Gary Fraser hat einen seiner Aufsätze «Zehn Jahre länger leben. Haben wir es selbst in der Hand?» genannt. Die Antwort heißt eindeutig: ja! Und vielleicht sind ja sogar mehr als neun, zehn Jahre möglich, wenn man nicht nur die Lehren aus Loma Linda, sondern aus allen vier Langlebigkeitszonen zieht – wer weiß.

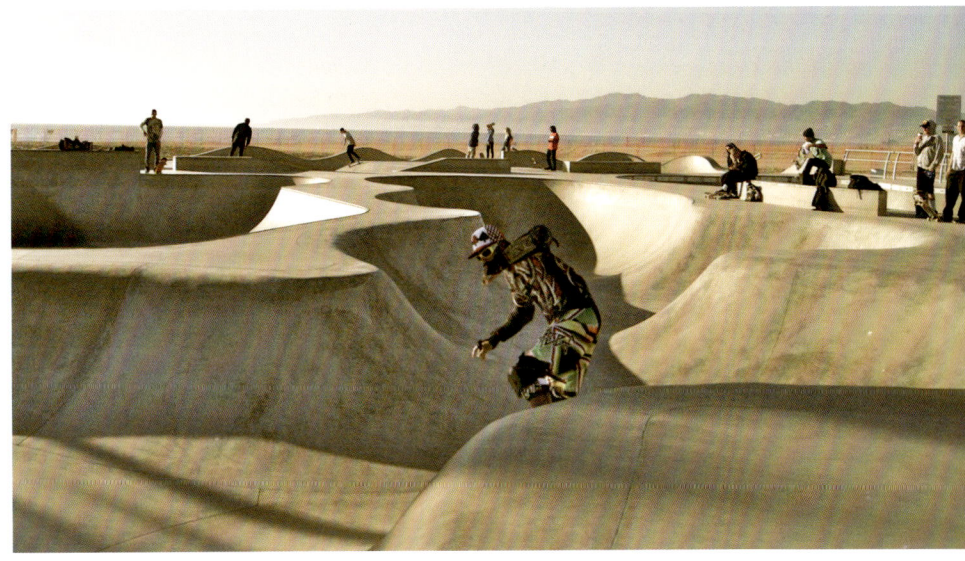

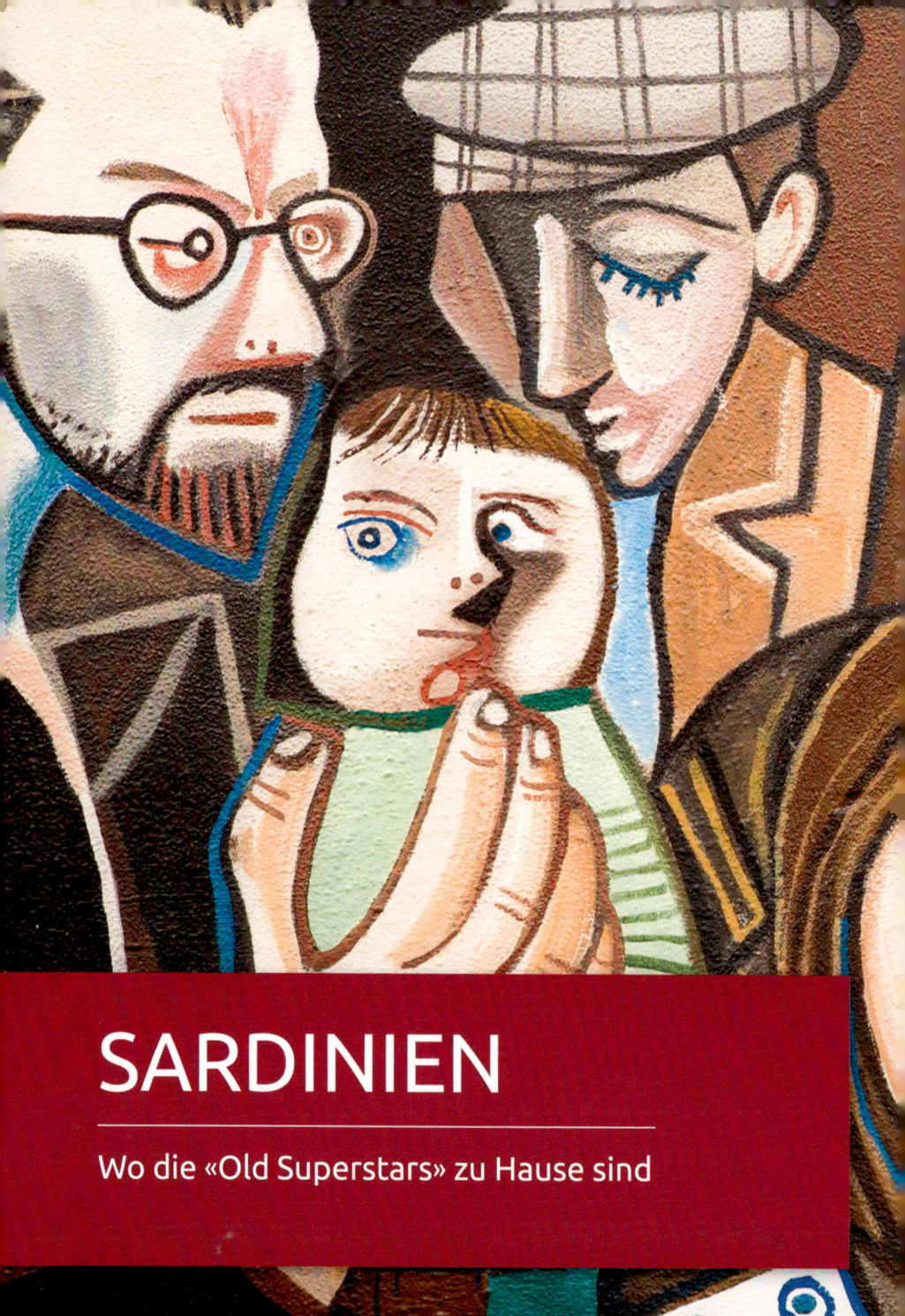

SARDINIEN

Wo die «Old Superstars» zu Hause sind

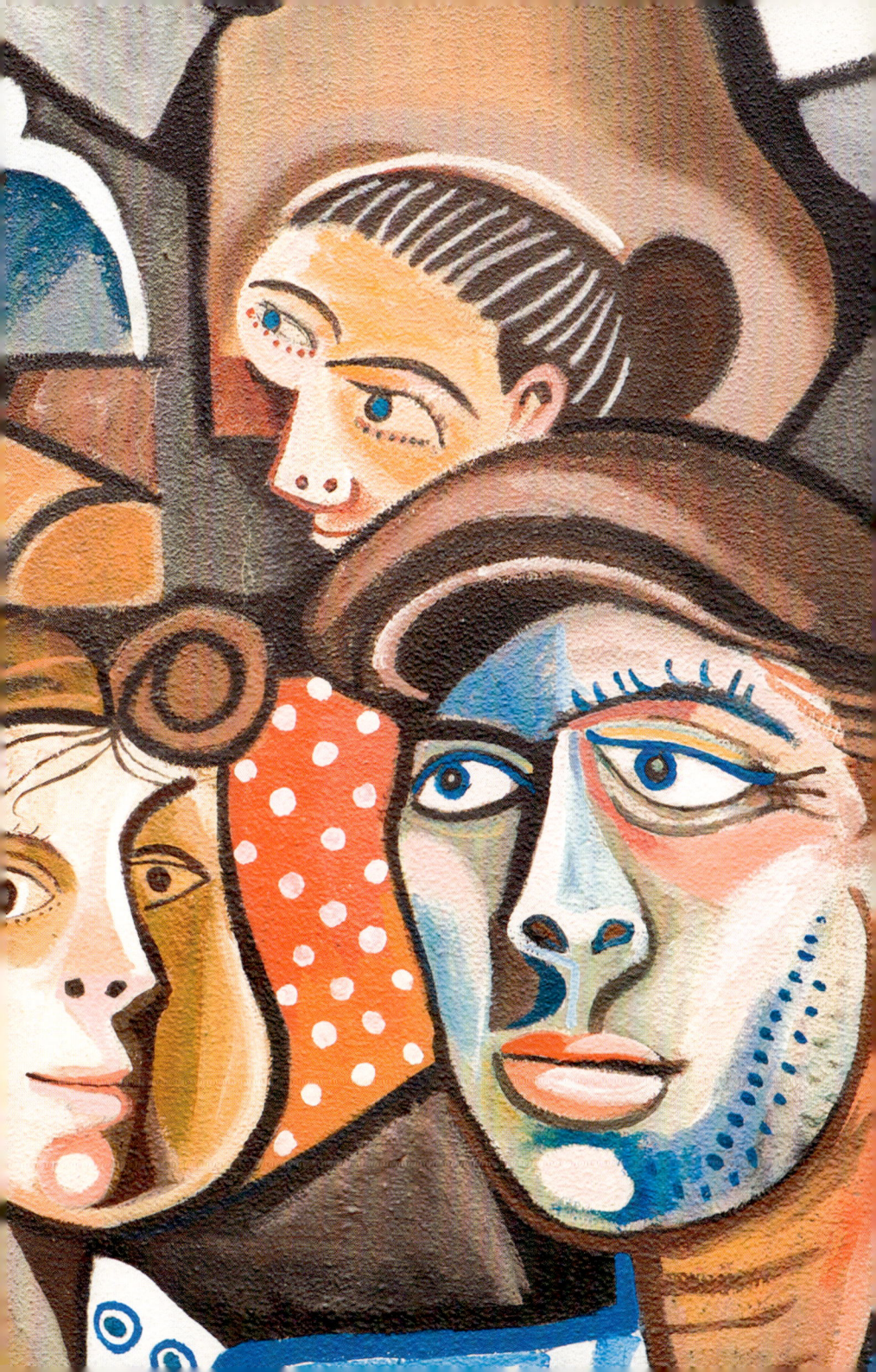

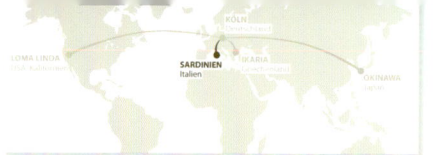

Asterix AUF KORSIKA

Osolemirnix aus Korsika ist in Gefangenschaft geraten. Ausgerechnet nach Gallien verschleppen ihn die Römer, haben die Rechnung aber ohne Asterix und Obelix gemacht, die den Widerstandskämpfer befreien und zurück auf die Mittelmeerinsel begleiten. «Häuptling» Osolemirnix ist äußerst drahtig und stammt aus den Bergen Korsikas. Auf der Rückfahrt kramt er heimischen Käse aus seiner Tasche, der allerdings schon länger chambriert hat, ziemlich grün ist und reichlich Aroma in die Luft abgibt. «Dieser Duft … das ist Korsika!», schwärmt allein er von seinem Käselaib, während alle anderen ihre Nasen in Sicherheit bringen. Schließlich reißt der buchstäblich explodierende Käse das ganze Schiff mit sich in die Tiefen des Meeres.

Die gallischen Helden und der Korse Osolemirnix kommen aber natürlich wohlbehalten in dessen Heimatdorf an. Am Ortseingang steht eine Bank, auf der vier sehr, sehr alte Männer sitzen. Allesamt haben sie weiße Bärte und Kopfbehaarungen. Ihre Haltung ist gebeugt und sie stützen sich auf Geh-

stöcke. Diese vier «Jungs» werden im Asterix-Band XX, «Asterix auf Korsika», immer mal wieder als Running Gag in die Handlung eingebaut. Sie sitzen auf ihrer Bank und kommentieren, was passiert, mit trockenen Sprüchen.

Die vier Uralt-Korsen sind echte Gemütlichkeitsfanatiker, durch nichts aus der Ruhe zu bringen. Sie sitzen auf ihrer Bank, schauen, was der Tag so bringt – das war's. Als ein paar römische Legionäre in allerhöchstem Tempo vor den korsischen Bergbewohnern ausbüxen, kommentiert Oldie Nummer vier: «Und dann wundern die sich, wenn sie nicht alt werden!»

Mancher Leser dieses Buches wird sich gerade fragen «Alles Korsika? Ich denke, Sardinien?», und damit den Nagel auf den Kopf treffen. René Goscinny und Albert Uderzo, die Schöpfer von Asterix, sind Franzosen. Also schickten sie ihre Helden nach Korsika – und nicht nach Sardinien. Allerdings ist die Frage «Italien oder Frankreich?» im Hinblick auf Korsika nicht so einfach zu beantworten. Viele Jahrhunderte lang stand die Insel unter Genueser Herrschaft. Der Stadtstaat beziehungsweise die Republik Genua presste Korsika wirtschaftlich aus, immer wieder kam es zu Autonomiebestrebungen, und immer wieder kam es auch zu anderen Konstellationen, in denen Frankreich eine gewichtige Rolle spielte. 1768 ging Korsika dann endgültig an die Grande Nation.

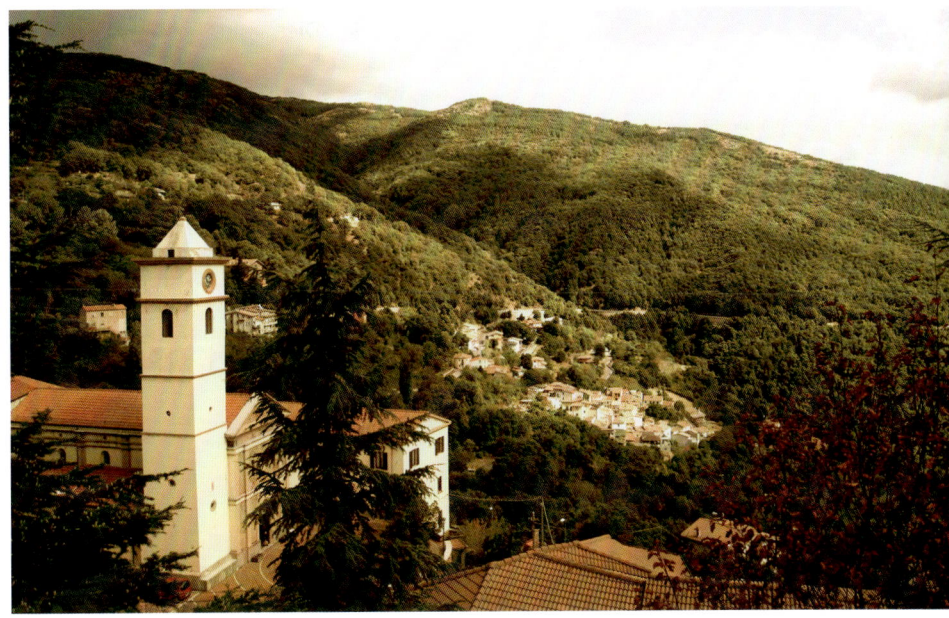

Sowohl Korsika als auch Sardinien gehörten zeitweise zum Königreich Aragon, welches das heutige Nordostspanien (Katalonien) und Süditalien sowie diverse Mittelmeerinseln umfasste. Auf Sardinien trieben sich irgendwann alle Völker mal herum, die man so aus dem Geschichtsunterricht kennt: Punier, Phönizier, Vandalen, Römer, Byzantiner, Goten, Langobarden, Araber, Staufer, Katalanen, Habsburger, Savoyer, Piemonteser und, und, und ...

Geographisch und in Sachen Tourismus sind sich die beiden benachbarten Mittelmeerinseln recht ähnlich. Beide können mit exquisiten Stränden aufwarten, sind berühmt für ihr mediterranes Flair, im Inneren jeweils bergig, um nicht zu sagen gebirgig. Die Punta La Marmora ist mit 1834 Metern der höchste Gipfel Sardiniens, der Monte Cinto auf Korsika ragt gar 2706 Meter über den Meeresspiegel. Die Macher von Asterix schickten in den 1970er Jahren ihre Helden auf eine Reise nach Korsika und setzten vier Oldies but Goldies auf eine rustikal-gemütliche Bank, heute findet man jene eher eine Insel weiter südlich, auf Sardinien. Hier leben zahlreiche «Old Superstars», die noch mit 80, 90, 100 Jahren rüstig über die zerklüfteten Felsmassive kraxeln.

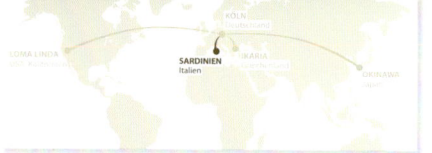

Ich AUF SARDINIEN

Mein Flugzeug gleitet über den Golf von Olbia und landet bei schlechterem Wetter, als ich erhofft hatte. Und zwar in der Morgendämmerung, um exakt 5 Uhr und dreiunddreißig Minuten. Ich gebe zu, ich habe ein Faible für seltsame Flugzeiten, aber dass ich mir das eingebrockt habe, verstehe ich selbst nicht mehr. Ich irre durch die klimatisierten Hallen, auf der Suche nach einer Autovermietung, die geöffnet hat. Nichts zu machen. Also setze ich mich und warte. Derweilen, ich habe ja viel Zeit, fällt mir auf, dass ich keine Kreditkarte bei mir habe. Herzlichen Glückwunsch! Was man nicht im Kopf hat, muss man eben auf dem Konto haben. Ich plündere es so leer als möglich, um die horrende Kaution zu hinterlegen.

«Das fängt ja gut an», murmele ich, gebe Gas und lasse die Kupplung kommen … Natürlich wäre es verführerisch, erst einmal ein paar Tage am Strand zu verbringen, aber mich zieht es sofort in die Berge. Sardinien gibt es sozusagen zwei Mal. Am Flughafen, in den Strandregionen und Tourismuszentren kann man sich irgendwie verständlich machen. Ich spreche Englisch, ein wenig Französisch, weniger Spanisch und ganz wenig Italienisch. Was mir im Hochland aber nicht wirklich hilft, denn der Bergsarde, der etwas auf sich hält, spricht nur Sardisch. Zwischen Strand-Sardinien und Berg-Sardinien gibt es irgendwo eine ziemlich hohe Sprachbarriere. Irgendwo auf den 30 Kilometern, die ich bergan fahre und für die ich geschlagene vier Stunden brauche, weil der Begriff Straße nur im weitesten Sinne für den Untergrund zu gebrauchen ist, auf dem man hier mitunter fährt. Ich scheitere – am Telefon – in zwei Pensionen und an einer Hotelrezeption an der sardischen Sprache, wende mich an die örtliche Touristeninformation … und siehe, nicht einmal hier kann jemand Englisch.

Schließlich bekomme ich in Orgosolo wenig Zimmer für viel Geld und starre in die regengrau verhangene Gegend. Während das Wetter in Strand-Sardinien mediterraner nicht sein könnte, ist es in Berg-Sardinien mitunter sehr rau. Dauerregen und Extremhitze geben sich die Klinke in die Hand und machen das Leben nicht gerade einfach. Schnell wird mir klar, dass die klimatisch und geographisch recht unwirtlichen Bedingungen die bergsardische Bevölkerung von jeher stark prägen – und zusammenschweißen.

In Kontakt mit den «Ureinwohnern» zu kommen, ist deswegen nicht so einfach. Ein bergsardisches Sprichwort lautet: «Was von unten kommt, ist böse.» Und ich komme ja schließlich auch von dort, freilich ohne böse Absichten. Dass die Hochlandsarden Fremden gegenüber einigermaßen reserviert sind, ist kein Wunder, denn Jahrhunderte und Aberjahrhunderte unter fremder Herrschaft, von den Phöniziern über die Römer bis hin zu den Habsburgern, haben ihre Spuren hinterlassen. Immer wieder wurde das Land ausgebeutet, und sogar die Festlanditaliener und Strandsarden gelten hier oben als feindliche Eindringlinge. Später auf meiner Reise lerne ich Rosaria kennen. Sie wohnt in der Nähe von Arzana, einem kleinen Ort an den östlich zum Meer gewandten Abhängen des Gennargentu, des zentral gelegenen Gebirgsmassivs der Insel. Von ihrem Haus aus hat sie an klaren Tagen freie Sicht bis zum Meer. Eine Stunde, vielleicht etwas mehr brauchte sie hinunter zum Strand. Aber Rosaria ist «die Frau, die nie da war» – nämlich unten am Meer.

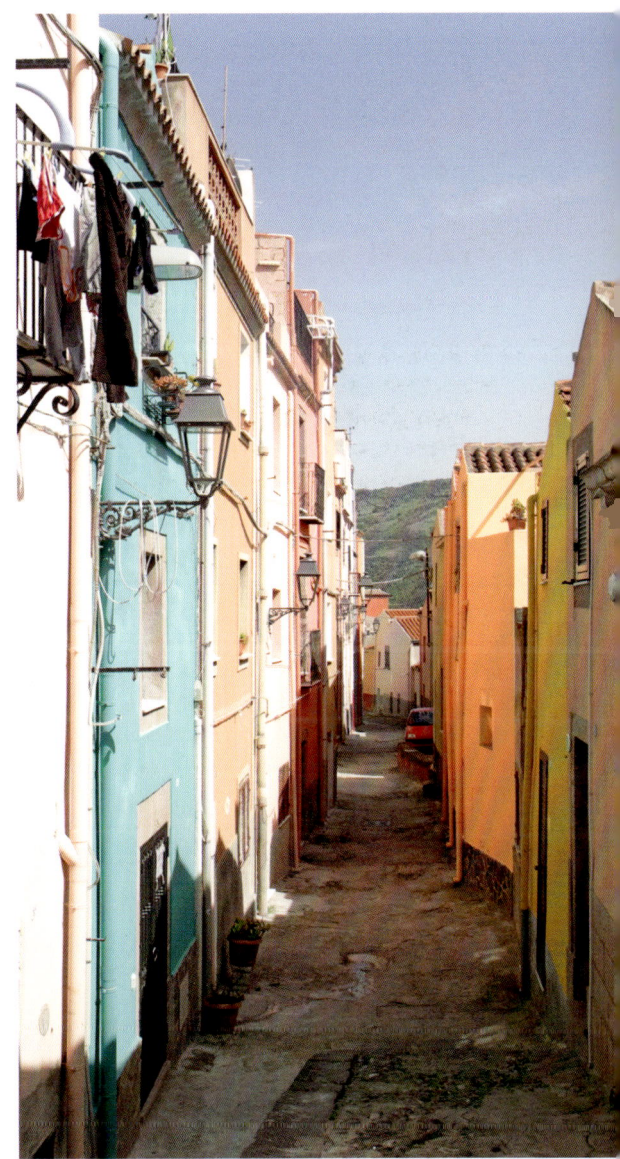

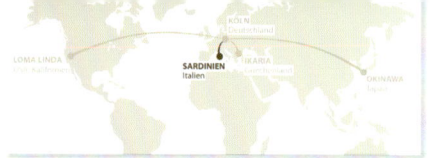

MAUER-SCHAU UND
stolzes Alter

Ich beginne meine Erkundung von Berg-Sardinien im Örtchen Orgosolo, das zur Region Barbagia in der Provinz Nuoro gehört. Anders als in anderen Bergdörfern und -städtchen der Gegend gibt es hier einen erklecklichen Tourismus. Und zwar wegen der sogenannten *Murals* oder *Murales*. Es handelt sich dabei um ganz und gar moderne Wandmalereien, die oft eine kritische Botschaft haben. Zuerst gab es sie in Mexiko: Nach 1920, mit dem Ende der mexikanischen Revolution, entdeckten die «Muralisten» den öffentlichen Raum als Leinwand für ihre Gemälde. In Orgosolo stammt das älteste der Murales aus dem Jahre 1968. Bei der Bevölkerung kamen die öffentlichen Gemälde unerwartet gut an, und so ist inzwischen halb Orgosolo malerisch bunt erblüht. Irgendwo zwischen Sozialistischem Realismus, Picasso, dem Kubismus und naiver Malerei schmücken unzählige Murales das

ehemalige (und irgendwie auch heutige) Widerstandsnest. Eine geplante NATO-Basis haben die wackeren Bergbewohner – Asterix wäre stolz auf sie – durch ihr politisches Engagement verhindert, mit ihren Malereien kommentieren sie alles, was sie bewegt.

Aber es ist nicht alles Politik, was auf Orgosolos Fassaden farbenfroh glänzt. In der Via Nuoro treffe ich auf das Gemälde eines alten Manns, dem man die vielen Jahre ansieht, dessen Körper aber immer noch äußerst kraftvoll zu sein scheint. In der Linken hat er einen hölzernen Gehstock, der mir irgendwie bekannt vorkommt – ich kenne ihn aus einem ziemlich berühmten Comic. Es ist offensichtlich die gleiche Sorte, die man auch auf Korsika herstellt. In der Via Allende dann noch einmal ein Porträt des Alters. Diesmal sind es zwei sehr alte Bartträger, die gemütlich auf den Stufen einer Treppe nebeneinander sitzen und einen wirklich ausgeschlafenen Eindruck machen. «Und dann wundern die sich, wenn sie nicht alt werden!», raunt mir der eine augenzwinkernd zu, aber vielleicht war das auch nur Einbildung. Ich bin den altsardischen Banksitzern auf der Spur und jetzt sicher, dass ich schon bald auf sie treffen werde. Um jede Straßenecke sehe ich in freudiger Erwartung, werde aber vorerst enttäuscht …

Am nächsten Tag werde ich fündig. Aber nicht in Orgosolo, sondern in

Fonni, ein paar Kilometer entfernt. Im höchstgelegenen Bergdorf Sardiniens kehre ich in ein Café oder eine Bar ein (so klar ist das hier nicht zu unterscheiden), um mich zu erfrischen und etwas zu trinken – und stoße unverhofft auf eine heiße Spur. Das Publikum besteht fast ausschließlich aus älteren Männern, die nicht viel machen, außer herumzusitzen. Streng genommen machen sie gar nichts anderes, sie unterhalten sich sogar nur sehr sparsam und äußerst gedämpft. Nachdem ich mich

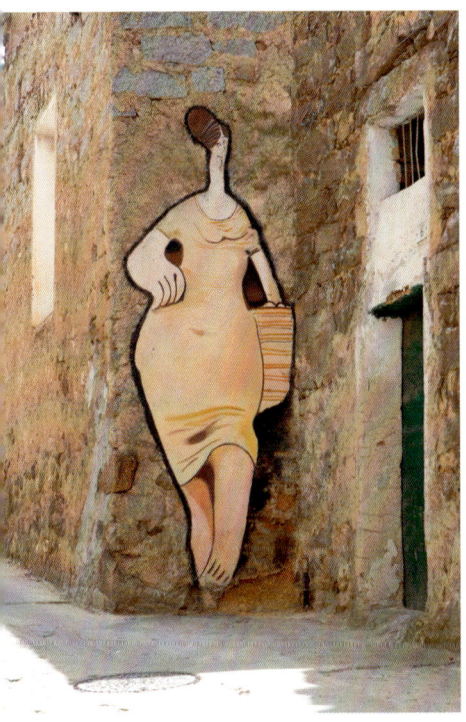

schüchtern niedergelassen habe und an meinem Glas nippe, bemerke ich die eigentliche Attraktion: Die Wände des Raums sind geschmückt mit Fotoporträtserien von «Old Superheroes», von besonders alten Männern.

Ich spreche den Besitzer des Etablissements auf seinen Wandschmuck an. Stolz erzählt er mir von einem sardischen Bergdorf mit circa 2.300 Einwohnern, in dem sagenhafte 93 Frauen und Männer der Altersklasse Ü-100 leben bzw. gelebt haben. Außerdem erzählt Fabio, der auskunftsfreudige Kneipier, dass es in der Gegend nicht wenige Dörfer gibt, in denen die Porträts greiser Fotomodels die eine oder andere Wand schmücken. Und noch einmal später entdecke ich, dass man sogar einen Kalender namens «Old Superstars» kaufen kann, auf dem von Januar bis Dezember Sarden biblischen Alters abgebildet sind. Hier werden Hundertjährige als *Centerfolds* gefeiert, und es ist offensichtlich, dass die Bergsarden sich ihrer Langlebigkeit bewusst sind und damit ziemlich kokettieren. In der kleinen Bar in Fonni hängen Fotoserien mit zehn Porträts von einem Mann, in verschiedenen Posen, sehr professionell gemacht. Und von diesen Serien wiederum eine ganze Reihe, nachgezählt habe ich nicht. Eine mindestens seltsame, um nicht zu sagen absurde Szene. Während «da unten», in der uns bekannten Zivilisation nämlich, der Jugendwahn tobt, wird hier, mit einem

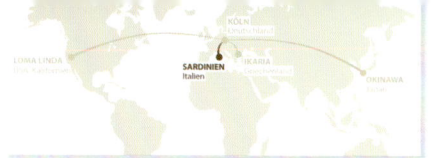

spitzbübischen Lächeln auf den Lippen, der Spieß umgedreht und das Alter gefeiert. Ich trinke aus, bezahle und setze meine Suche fort.

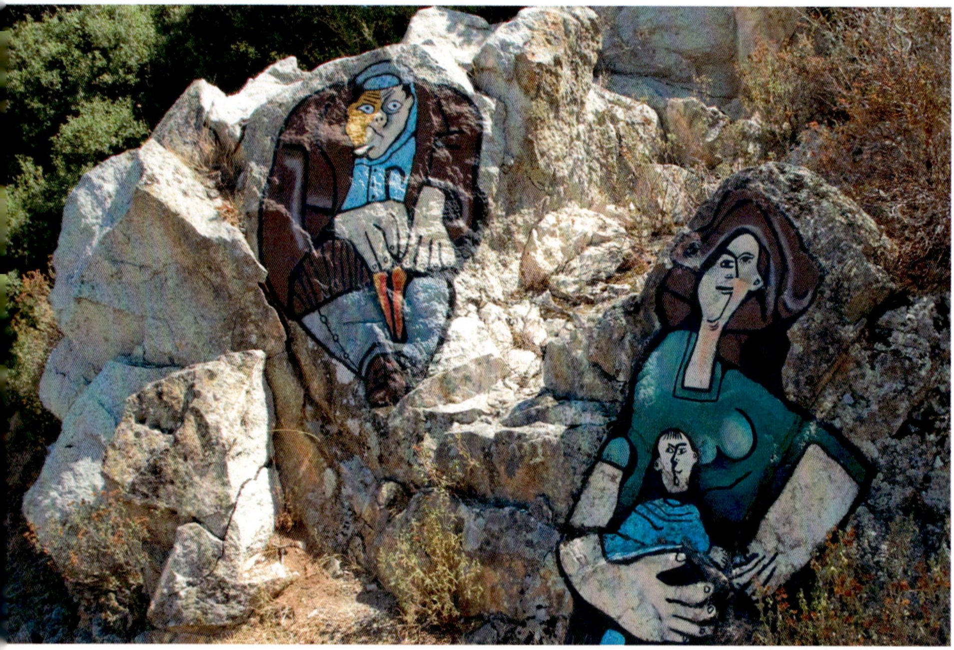

Zurück in Orgosolo – mittags sind die Straßen hier wie in den meisten Bergdörfern leergefegt, die wenigen Geschäfte ständig geschlossen, weswegen man den Eindruck haben könnte, die Dörfer wären verlassen oder ausgestorben. Am frühen Abend kehrt das Leben aber zurück. Und jetzt, als ich schon fast aufgeben wollte, habe ich doch noch Glück. Auf einmal sitzen sie da. Auf einer Holzbank neben einer alten Tränke, die zu einem kleinen Springbrunnen umfunktioniert worden ist. Eine sehr gemütliche Kulisse. Und sie sitzen dort natürlich zu viert. In einer Reihe. Und alle haben den notorischen Gehstock fest in der Hand, der mir so bekannt vorkommt. Sie haben dünne Sommeranzüge an, Schiebermützen sitzen wie angegossen auf dem silbernen Haupthaar, nur einer trägt einen Vollbart. Zusammen bringen sie vielleicht 400 Pfund und beinahe ebenso viele Jahre auf die Waage. Der linke Arm liegt locker auf dem Knauf ihres Stocks auf, die rechte Hand quer darüber. Sie unterhalten sich gemessenen Tones, ohne sich dabei anzuschauen, zwischen den

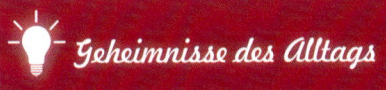

Geheimnisse des Alltags

TYPISCH FÜR BERG-SARDINIEN:

- zu seinen Werten und Überzeugungen stehen
- humorvoll dem «Jugendwahn» trotzen, das Alter feiern

malereien. Das Coca-Cola-Emblem, aber leicht verfremdet: Statt «Enjoy Coca-Cola» steht dort «Enjoy Orgo-So-lo». Tatsächlich sind der Ort und seine Umgebung das Gegenteil von koffein-haltiger Zuckerbrause, und genau die-ser Unterschied macht den Witz der Malerei aus. Orgosolo ist Slow Food statt Fast Food, familiär statt anonym, traditionell statt modern, zeitlos statt rastlos, Zeit schenkend statt raubend. Und die große, weite Welt zählt nichts hier oben. Hier gibt es nur den Reich-tum des Hier und Jetzt.

verschiedenen Redebeiträgen sind die Pausen schier endlos, bis wieder einem der «Jungs» etwas Geistreiches oder Spruchreifes einfällt.

In den nächsten Tagen komme ich wie zufällig immer wieder an dem kleinen Platz vorbei – und werde nie enttäuscht. Immer sitzen sie da, tun nichts, außer sich auf ihre Stöcke zu stützen. Immer in der gleichen Reihenfolge. Merke: Man darf sich in sardischen Dörfern nicht einfach überall hinsetzen. Dem Statushöchsten, dem Ältesten, gebührt der beste Platz auf der besten Bank am Dorfplatz. Ich habe es jedenfalls nicht gewagt, mich überhaupt zu setzen. Da-für bin ich noch auf Jahrzehnte zu grün hinter den Ohren …

Ich verlasse Orgosolo, um noch mehr von der Insel zu sehen. Natürlich nicht, ohne ein letztes Mal bei der Bank vor-beizuschauen. Ich kann beruhigt fah-ren, alle vier sitzen da wie die Orgel-pfeifen … Am Ortsausgang sehe ich ein letztes Mal eine der modernen Wand-

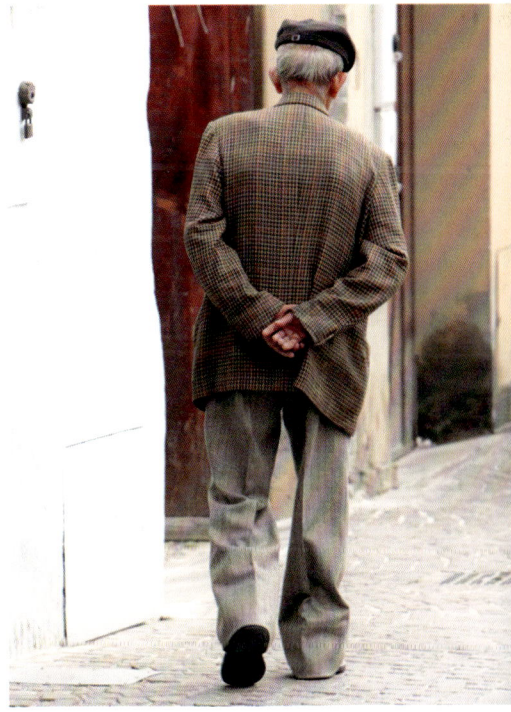

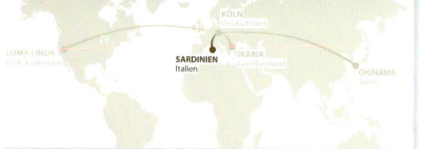

Madig GEMACHT

In Arzana in der Region Ogliastra stehe ich in einem kleinen Laden an der Kasse, vor mir ein Mann, der sich auf Sardisch laut und wild gestikulierend mit der Besitzerin und ein, zwei weiteren Personen unterhält. Als er endlich gezahlt hat, spricht er mich plötzlich auf Deutsch an. Mit unverkennbar hessischem Akzent. Da ich hier sonst nur selten Gelegenheit habe, mich zu unterhalten, bin ich froh, ein paar Worte wechseln zu können. Rudi, mit Rentnerteint und Spitzbauch gesegnet, ist allerdings noch froher. Denn jetzt redet nur noch einer: Rudi, der Rentnertainer. Er kennt alle und jeden hier. Nachdem ich ihm von meinem Interesse an Langlebigkeitszonen erzählt habe, packt er mich kurzerhand in seinen Jeep – und ab geht's zu Gianni, einem befreundeten Winzer. Der lässt sich entschuldigen, unaufschiebbare Arbeit hat sich kurzfristig ergeben. Er lädt uns aber zu einem Familienfest zwei Tage später ein.

Nun ist Rudi erst recht angestachelt, und er lenkt seinen Jeep ganz nach oben in die Berge. Dorthin, wo die Wege erst schmaler werden, dann nicht mehr asphaltiert sind und schließlich im Nichts versanden. Am Ende der Straße befindet sich ein Hof oder eine Alm, wie auch immer man das nennen möchte. Rudi parkt quer vor dem Haupthaus, steigt aus, läuft suchend umher und ruft etwas auf Sardisch. Er verschwindet und kommt zwei, drei Minuten später mit einer Frau im Rentenalter wieder. Sie trägt einen dezent geblümten Kittel sowie ein einfaches Kopftuch und ist offensichtlich gerade bei der Arbeit unterbrochen worden. Sie wischt sich die Hände am Rock ab und reicht mir die rechte zur Begrüßung. Ich mustere ihr faltiges, immer noch sehr schönes Gesicht und kann mich mit mir selbst nicht einigen, wie alt sie wohl sein wird. Später erfahre ich, dass sie stolze 84 Lenze zählt. Sie lädt uns in ihre gute Stube ein. Als ich hinter ihr und Rudi hergehe, sehe ich ihre Waden – und bin verwirrt. Ihr Gang wirkt wie der einer 30- oder 40-Jährigen. Ihre Waden sind vollmuskulös, schlank, stramm, gebräunt. Die Waden einer hochbetagten Leistungssportlerin. Die sardischen Berge sind kein Markt für Rollatoren, denke ich, und passiere die niedrige Türe.

Mundica und Salvatore bewirtschaften den Hof seit gut einem halben Jahrhundert. Sie haben eine kleine Schafherde und kaufen von ein paar wenigen anderen Bergbauern Schaf-milch zu. Sie verkäsen die Milch selbst zu *Pecorino sardo* und *romano,* ohne Zugabe von Kuh- oder Ziegenmilch, wie es inzwischen aus Kostengründen vor allem in der industriellen Herstel-lung üblich ist. Aber ihre Miniatur-Kä-serei ist ein Auslaufmodell. Die beiden Kinder haben dem Hof den Rücken gekehrt und versuchen ihr Glück im Ausland bzw. auf dem Festland. Rudi erklärt: «Der schönste Platz im Dorf ist für viele junge Leute die Bushaltestel-le. Viele hauen ab, sobald sie können.»

Mundica produziert den Käse im klei-nen Maßstab, und keiner ihrer Peco-rino-Laibe verlässt mutmaßlich die Insel. Sie werden bei anderen Bauern im Naturaltausch gegen Salami, Zuc-chini oder Tomaten verwertet – und man kann hier sogar manche Hand-werker in Käse entlohnen, wie die Hausherrin schmunzelnd verrät. Das Gros des Käses geht aber an Händler in der Umgebung.

Pecorino ist ein weites Feld. Vom Frischkäse bis zum vollreifen Reibe-käse reicht die Palette, geschmacklich von mild-säuerlich bis herzhaft-aroma-tisch, von «dolce» bis «maturo».

Die Schafe der Region Nuoro, des Binnen- und Berglands von Sardinien, leben noch wirklich in der Natur. Sie ernähren sich von natürlichem Futter, woraus ein deutlich höherer Omega-3-Fettanteil in der Milch resultiert als bei industriellem Futter. Schafmilch

«IHR GANG WIRKT WIE DER EINER 30- ODER 40-JÄHRIGEN. IHRE WADEN SIND VOLLMUSKULÖS, SCHLANK, STRAMM, GEBRÄUNT. DIE WADEN EINER HOCHBETAGTEN LEISTUNGSSPORTLERIN.»

enthält zudem relativ viel Tryptophan, eine Aminosäure, aus der der Körper Serotonin bildet. Und das wiederum gibt den Grundstoff für das «Schlaf-hormon» Melatonin ab. Melatonin ist ein Antioxidans und reguliert die Stoffwechselprozesse. Es wirkt sich positiv auf die Gemütsverfassung aus, verhindert Depressionen, hat entspan-nende Wirkung und macht den Schlaf erholsam. In Rotweintrauben hat man es übrigens inzwischen auch entdeckt. Um es ganz einfach zu sagen: Melato-nin hemmt die Zellzerstörung, macht gesund, glücklich und ausgeschlafen.

Einen ausgeschlafenen Eindruck macht auch Schäfer Salvatore, der kurz nach unserer Ankunft von der Weide zurück-kehrt. Bei einem Glas Wein reden wir übers Essen, hauptsächlich darüber, wie und wo man isst. In der Gegend gibt es ziemlich wenige Geschäfte und auch wenige Restaurants.

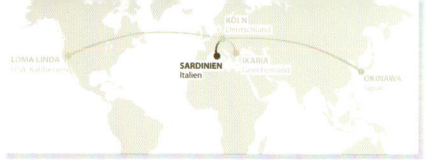

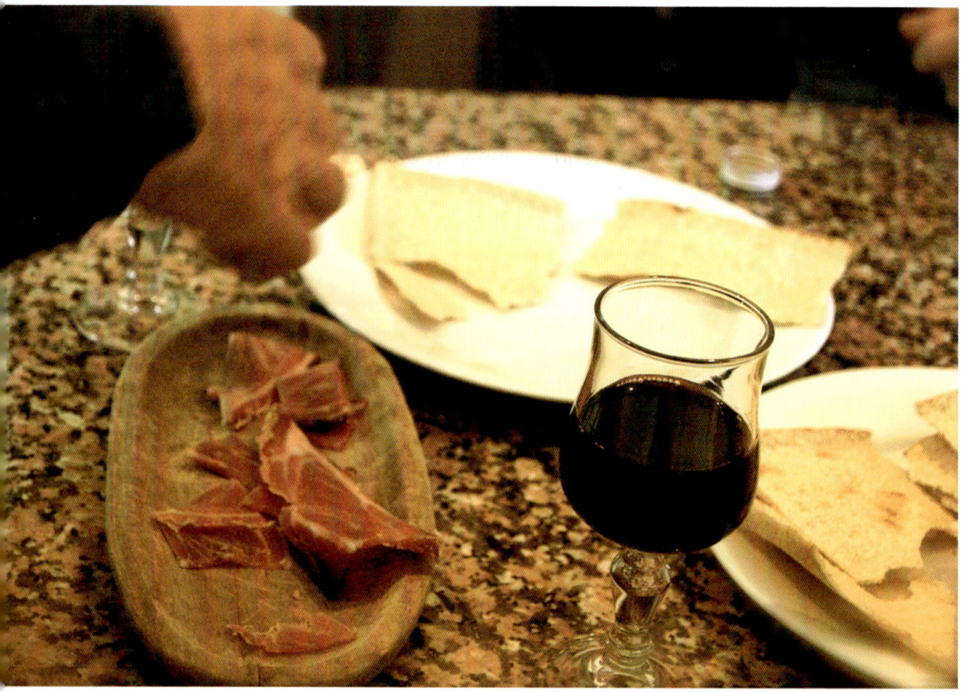

Salvatore und Mundica bauen selbst das Wichtigste an, tauschen dazu sehr viel mit befreundeten und benachbarten Landwirten und kaufen nur wenig in Geschäften dazu. Auch das sardische Hochland ist längst an die globalisierten Wirtschaftskreisläufe angeschlossen, und viele Jungsarden leben und ernähren sich wie die Mehrheit rund um den Globus. Die Strafe folgt auf dem Fuße: Sie leiden unter den einschlägigen Gebrechen, haben viel mehr Pfunde auf den Hüften als die Alten – und sterben früher.

Die Altsarden essen so gut wie ausschließlich daheim, mit der Familie oder im Freundeskreis. Fisch gibt es von altersher in den Bergen nicht, ansonsten ist die Kost typisch mediterran. Schafe, ihre Milch und der daraus gewonnene Käse stehen im Mittelpunkt. Favabohnen (hierzulande eher als Acker- oder Saubohnen bekannt) sind sehr beliebt und tauchen in auffällig vielen Gerichten als Zutat auf. Außerdem stehen auf der traditionellen sardischen Speisekarte: Obst und Gemüse, Gemüse und Obst, dazu viel

Obst und Gemüse. Und zwar immer die Sorten, die es gerade gibt. Die ganzjährige Versorgung mit vielen Früchten der Natur, wie wir sie aus dem Supermarkt kennen, ist weitgehend unbekannt. Dazu passt, dass die älteren Bergsarden nicht nur kaum etwas aus den Kreisläufen der Nahrungsindustrie entnehmen, sondern auch wenig in sie einspeisen. Ein Beispiel: Wenn dort gerade die Pfirsichernte läuft, isst jeder Pfirsiche, bis sie aus den Ohren wieder herauskommen. Wirtschaftlich im großen Rahmen genutzt werden sie dagegen nicht. Es gibt kaum Export, kaum Verarbeitung und nur wenig Vorratshaltung. Die Bergsarden, so scheint es, leben völlig im Hier und Jetzt. Irgendwie erinnert mich das Ganze schon wieder ungemein an Asterix: «Wir befinden uns im Jahre 2010 nach Christus. Die ganze Welt ist von der Nahrungsmittelindustrie besetzt … Die ganze Welt? Nein! Ein von unbeugsamen Sarden bevölkertes Hochland hört nicht auf, dem Eindringling Widerstand zu leisten.»
Die Nahrungswiderständler hier kennen Leckereien, die zu ernsthaften juristischen Gefechten auf europäischer Ebene geführt haben. Der berühmtberüchtigte Casu Marzu zum Beispiel. In der Region im Allgemeinen und auf dem Hof von Mundica und Salvatore im Besonderen gilt er als der König unter den Pecorino-Sorten. Während der Reifezeit legen Käsefliegen ihre

Eier auf den Käse, aus denen die Maden schlüpfen. Die machen sich gleich an ihr Werk, bohren sich in den Käselaib, fressen den Käse und scheiden ihn wieder aus. Dadurch erhält er seinen einmaligen, unverwechselbaren, extrem aromatischen Geschmack. Salvatore holt breit grinsend einen Casu Marzu, riecht tief Luft holend an dem grauen, ziemlich verfault aussehenden Käse und preist gestenreich seine Vorzüge. Rudi kennt kein Halten mehr, greift gleich zu. Mundica beginnt aufreizend zu kichern, holt einen Rotwein und schenkt in Wassergläsern für uns alle ein. Mir wird erklärt, dass man zum Casu Marzu einen starken, alkoholischen Wein trinken muss. Muss? Mir wird schnell klar, warum es nicht ohne geht, denn auf und im Käselaib tummeln sich tatsächlich unzählige weiße, ziemlich eklige Maden. Als Salvatore ihn mir immer noch lobpreisend hinhält, bete ich, ein Loch möge sich auftun und mich verschlucken. Schweißperlen treten auf meine Stirn, denn die Maden sind nicht nur einfach da, sondern springen fröhlich auf dem Käse herum. Sie biegen ihren speckigweißen Körper, spannen ihn an und federn dann los, um ein paar Zentimeter weiter wieder auf oder im Käse zu landen. Ich sitze in der Falle.
Mundica, Salvatore und Rudi schauen mich breit grinsend an. Übrigens ist der Casu Marzu nach dem EU-Lebensmittelrecht verboten. Theoretisch

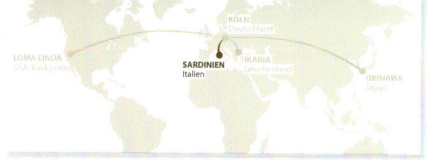

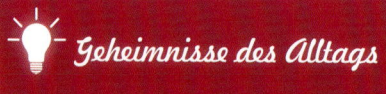

SARDISCHE SELBSTVERSORGER:

- traditionelle regionale Spezialitäten zu Hause zubereiten
- sich an Obst und Gemüse der Saison satt essen
- Lebensmittel und Dienstleistungen tauschen mit Nachbarn und Freunden

könnten die Fliegen nämlich auch Krankheitserreger mit in den Käse einschleppen, was in der Praxis wohl aber nicht passiert. Oder vielleicht doch? Schließlich ist es Mundica, die mich mit einem schallenden Lachen erlöst. «Dieser Käse gehört zu den ältesten Traditionen Sardiniens. Den hat man hier immer schon gemacht. Und dann kommen die Bürokraten und nennen das Lebensmittelvergiftung ... Die spinnen ...», erklärt Salvatore kopfschüttelnd. «Die spinnen, die Römer», ergänze ich in Gedanken und mache drei Kreuze dafür, dass ich dem Casu Marzu noch mal von der Schippe gesprungen bin. «Der Casu Marzu ist wirklich eine Delikatesse. Aber eben reichlich gewöhnungsbedürftig», ergänzt Rudi.

Salvatore fährt einige Zeit später eine weitere halblegale Spezialität auf. Er führt mich in einen Nebenraum, wo an einem Seil ein Schinken hängt. Ein *Prosciutto sardo,* ein Wildschweinschinken von allerbester Qualität. Obelix würde das Wasser im Munde zusammenlaufen. Mit einem schmalen, langen Ausbeinmesser schält Salvatore hauchdünne Scheiben herunter, verspeist selbst eine, reicht mir die andere. Verschmitzt sagt er etwas auf Sardisch. Rudi kommt hinzu und übersetzt: «Ist auch nicht EU-zugelassen. Darf man nicht mit handeln, weil das Wildschwein keine Nummer hat. Und keine Nummer heißt, die Herkunft ist nicht belegbar und überprüfbar. In der EU dürfen nur registrierte Schweineschinken verputzt werden. Dann müssen wir ihn eben selbst essen.» Salvatore sagt's, tut's und lacht zufrieden.

Die Sarden der Berge bekommen alles aus den Händen der Natur, was nötig ist: Obst, Gemüse, vor allem Zucchini und Auberginen, luftgetrockneter Schinken, Pecorino und andere Käse, Kartoffeln, Trauben, Oliven ... Und natürlich stehen auch Nudeln regelmäßig auf dem Tisch. Mundica, die ebenso klug wie gastfreundlich ist, lässt uns nicht fahren, ohne ihre *Culingiones* probiert zu haben. Es handelt sich dabei um die sardische Version von Ravioli: gekochte Nudeltaschen, die mit Spinat und würzigem Schafskäse gefüllt sind – mit Schafskäse aus eigener Herstellung. Absolute Weltklasse und ganz alleine die Reise nach Sardinien wert!

IN *vino* VERITAS

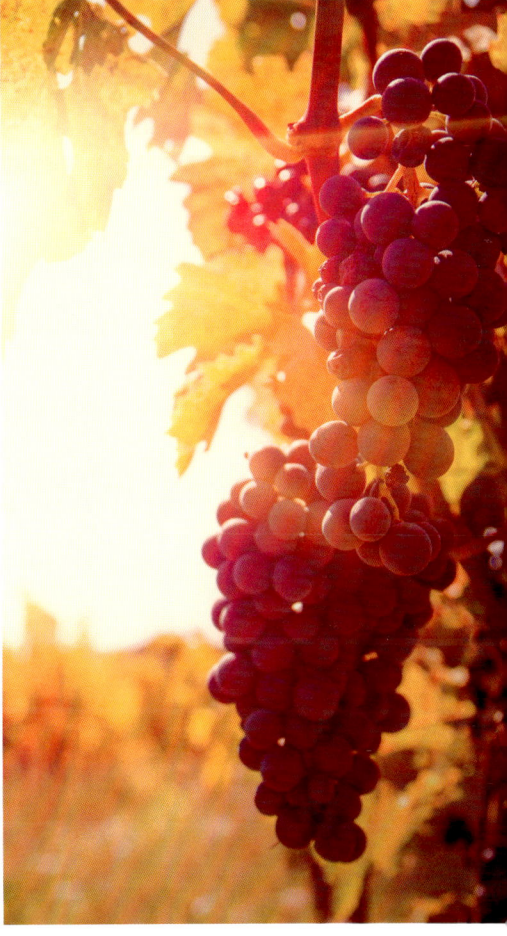

Zwei Tage später bin ich wieder mit Rudi verabredet. Das Familienfest auf dem Weingut steht an. Als wir ankommen, beginnt eine typisch italienische Umarmungsorgie, in die auch ich einbezogen werde, ohne hier überhaupt jemanden zu kennen. So einen überbordend freundlichen Empfang hatte ich nicht erwartet, weil mir die Sarden bisher eher reserviert begegnet waren. Aber Rudi gehört zur Familie, also gehöre ich auch dazu …

Die kleine Feier findet in einer überaus romantischen Hofanlage wie aus dem Bilderbuch statt. Unter einem alten Vordach ist eine lange Tafel aufgebaut, links und rechts rankt zur Zier wilder Wein. Vor uns ein typischer sardischer Abendtisch, ein Stillleben mit Weinflasche und Gläsern, großen Brocken Pecorino, einem Turm aus «Carta di Musica» (deutsch: «Notenpapier»), dem nur millimeterdicken typischen Hirtenbrot, das eigentlich *Pane Carasau* heißt (wenn es mit Olivenöl gebacken wird: *Pane Guttiau*), dazu einiges Gemüse. Auf dem hölzernen Tisch und vor dem Hintergrund aus unverputzten Natursteinen wirkt das Ganze wie ein klassisches Ölgemälde. Was dort auf der rustikalen Tafel steht, sind nicht bloß Lebensmittel, sondern Überlebensmittel. Der regionale Rotwein etwa hat im Übermaß zu bieten, was man nur empfehlen kann. Nein,

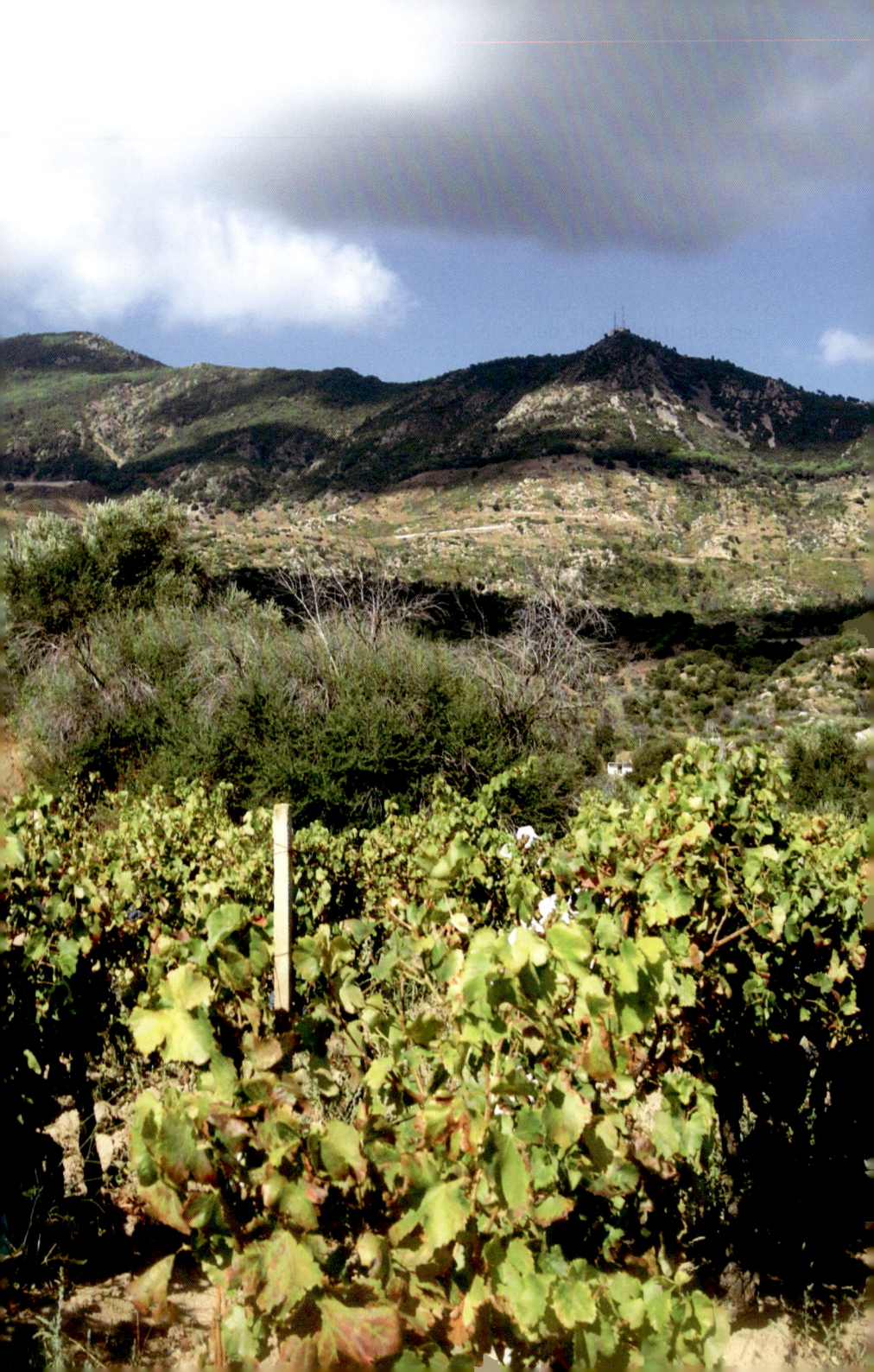

betrinken Sie sich jetzt nicht – immer in Maßen, das gilt auch und vor allem in dieser Hinsicht. Typisch und weitverbreitet ist auf Sardinien der *Cannonau*. Darin steckt ein Inhaltsstoff, der es in sich hat: Resveratrol, so der Zungenbrecher aus dem Chemielabor, zählt zu den sekundären Pflanzenstoffen, den Polyphenolen. Man hat Resveratrol in einigen Obst- und Beerensorten (z. B. Pflaumen und Himbeeren) ausfindig machen können, es ist in Erdnüssen (ein weiterer Grund für eine Handvoll täglich!) enthalten, in höherer Konzentration liegt es aber vor allem in roten Weintrauben vor.

Die einzelnen Rebsorten weichen in ihrem Resveratrol-Gehalt stark voneinander ab, der Cannonau ist unter ihnen der Spitzenreiter. Aber wozu Resveratrol? Was ist das überhaupt?

Beim Resveratrol handelt es sich um ein Geschenk der Natur, das so ziemlich allen Zivilisationsgebrechen entgegenwirkt. Ein italienisches Forscherteam hat die lebensverlängernde Wirkung des Stoffes eindrucksvoll bewiesen – an relativ kurzlebigen Fischen, deren Lebensspanne sich durch Gabe des vielseitigen Anti-Aging-Mittels um 30 bis 60 Prozent verlängerte. Resveratrol gehört zum Immunsystem des Weinstocks. Es wehrt diverse typische Krankheiten ab, unter anderem den Falschen Mehltau und Schimmelpilzbefall. Der Stoff ist ziemlich zäh und nicht so leicht unterzukriegen.

Da er besonders gut alkohollöslich ist, findet er sich im Rotwein in erheblich höherer Konzentration als in rotem Traubensaft.

Resveratrol ist eine universell einsetzbare Vielzweckwaffe: Es wirkt stark antioxidativ und entzündungshemmend, beugt dadurch Erkrankungen wie Arteriosklerose oder Demenz vor. Außerdem verhindert und hemmt es die Entstehung von Krebs sowie die Bildung von Metastasen. Noch nicht bewiesen, jedoch sehr wahrscheinlich ist darüber hinaus, dass der Stoff zu einer Verminderung der Insulinresistenz führt und damit Übergewichtige vor typischen Krankheiten schützen kann. Herz-Kreislauf-Leiden, Krebs, Diabetes – Resveratrol ist ein Tausendsassa, aber die vielleicht interessanteste Wirkung des Stoffs wurde damit noch gar nicht genannt. Resveratrol hat nämlich die gleiche lebensverlängernde Kraft wie die Kalorienrestriktion, also das Nie-ganz-Sattessen, wie wir es bei Giorgios auf Ikaria kennengelernt haben: Durch die Zufuhr von Resveratrol aktiviert der Körper das Enzym Sirtuin. Es repariert beschädigte DNA, lässt damit Zellen länger leben.

Aus Tiana in Nuoro stammte Antonio Todde, der 1889 das Licht der Welt erblickte und 2002, mit knapp 113 Jahren, starb. Von 2001 bis 2002 galt er als ältester Mann weltweit. Von ihm wird berichtet, er habe jeden Tag anderthalb Gläser Wein getrunken. Er ist bis heute

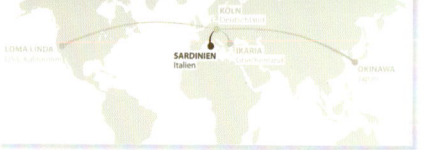

der älteste sardische Mann aller Zeiten – und damit auch der älteste Italiener.

Im Rotwein Sardiniens stecken aber noch weitere Gesundwunder: die oligomeren Procyanidine (OPC). Wie Resveratrol zählen sie zu den sekundären Pflanzenstoffen. Auch den OPC werden zahlreiche gesundheitsförderliche Wirkungen zugeschrieben. Warum ich das extra erwähne? Nun, weil der sardische Wein auch beim OPC-Gehalt ganz vorne mitspielt.

Sardischer Cannonau ist ein guter Begleiter auf dem Weg ins hohe Alter. Und die perfekte Begleitung für den Abend auf diesem traumhaften Weingut, zu dem es mich per Zufall verschlagen hat. Unser Gastgeber schenkt seinen «Hauswein» ein, einen robusten Cannonau. Er ist so einfach, ehrlich und unverstellt wie die Leute, die ich kennenlerne.

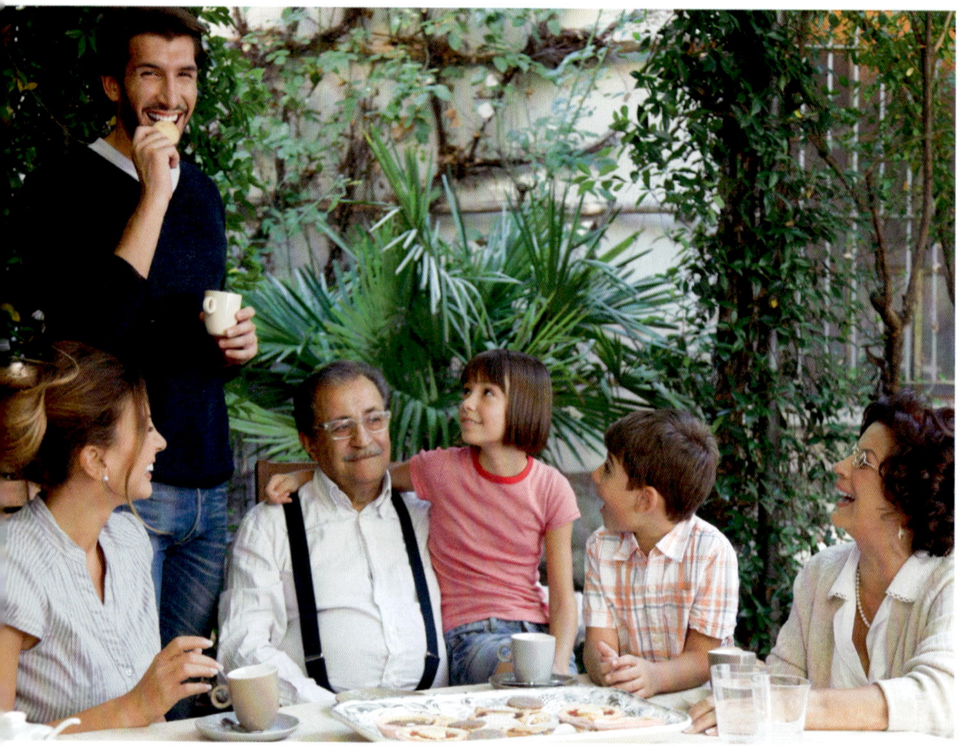

Wie ich so dasitze, das an diesem Abend äußerst angenehme Wetter sowie den guten Wein genieße und meinen Blick über die Runde schweifen lasse, merke ich, dass Procyanidine und Resveratrol nicht alles sind. Was die Bergsarden zu glücklichen Wundern der Langlebigkeit macht, sind sicherlich auch ihre sozialen Strukturen. In den Bergdörfern ist die Familie das Ein und Alles. Vier Generationen sitzen am Tisch zusammen und verstehen sich offensichtlich blendend. Die «Alten» werden nicht ins Altersheim abgeschoben, sondern bleiben bis an ihr Lebensende Teil der Familie. In der dörflichen Gemeinschaft haben die Ältesten gut sichtbar ihre «Ehrenplätze», sie stehen an der Spitze der Familienhierarchie.

Und mir fällt auf, dass die Sarden mit ihrem Leben sehr zufrieden sind. Sie haben buchstäblich ihren Frieden gefunden. Sie vergleichen sich nicht ständig untereinander, Neid liegt ihnen fern, sie sagen Ja zum eigenen Leben – und leben es mit aller Konsequenz.

«Mit der Zeit nimmt die Seele die Farbe der Gedanken an» hat Marc Aurel, der römische «Philosophenkaiser», gesagt. Das Land und das Leben prägen die Sarden. Fernab von modernem Luxus, aber auch von urbaner Hektik erleben sie ihre Abgeschiedenheit nicht als Mangel, sondern als Glück und Privileg. Ich habe die Sarden der Berge als sehr gedankenklar und aufgeräumt kennengelernt. Während wir Zivilisationsneurotiker stundenlang vor dem Spiegel stehen und uns Gedanken machen, wie's auf dem Kopf aussieht, verpassen wir, mal ein paar Minuten darüber nachzudenken, wie's im Kopf aussieht. In den sardischen Bergen kommt die Klarheit zurück. Man vergisst, was auf dem Kopf wächst, und kann wieder hören, was im Kopf passiert.

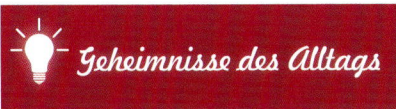

Geheimnisse des Alltags

INNEREN FRIEDEN FINDEN:

- täglich ein Glas guten Rotwein trinken und dank sekundärer Pflanzenstoffe gesund bleiben
- die Familie an erste Stelle setzen, den Zusammenhalt zwischen den Generationen pflegen
- Ja sagen zum eigenen Leben, sich nicht mit anderen vergleichen

«SARDISCHER CANNONAU IST EIN GUTER BEGLEITER AUF DEM WEG INS HOHE ALTER.»

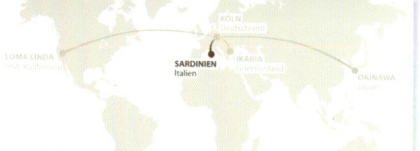

RUNDFAHRT ZUM
Dessert

Ich fahre weiter durch das sardische Hochland und möchte auch von den Strandregionen etwas mitbekommen. Mein Leihwagen macht inzwischen seltsame Geräusche, was ich gelassen ignoriere. Überhaupt habe ich mich in kurzer Zeit verändert. Ich bin vom bergsardischen Virus infiziert. Hier werden die Leute 80, 90, 100 Jahre und älter, ohne sich jemals Gedanken über Kalorien gemacht zu haben. Sie genießen fettreichen Käse und gehaltvolles Fleisch, wie den Wildschweinschinken, Salami und andere regionale Wurstsorten, trinken kräftigen Wein und legen sich auch sonst keine Fesseln an. Aber die Menschen hier sind alles andere als übergewichtig. Keine Frage, den einen oder anderen mit zu viel auf den Hüften gibt es natürlich, aber es sind – so mein subjektiver Eindruck – deutlich weniger als anderswo. Die traditionsbewussten Altsarden der Berge essen nur, wenn sie Hunger haben, und sie genießen ihr Mahl – kein Wunder, schließlich kommt hier fast ausschließlich Alleredelstes auf den Tisch, während Billigindustrieprodukte keine Rolle spielen. Bei uns essen die Menschen allzu oft aus ganz anderen Motiven – und ganz anderes. Um Stress zu kompensieren, Probleme zu verdrängen und auf der Suche nach ein bisschen Befriedigung (die sich dann allerdings – wieder einmal – nicht einstellt)

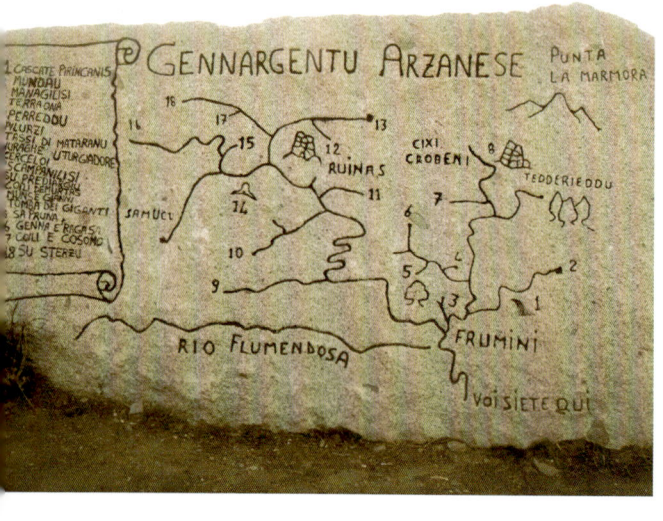

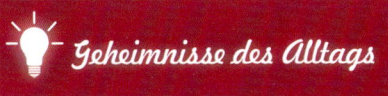

URALT OHNE KALORIENZÄHLEN:

- nur essen, wenn man Hunger hat, und sich mit ganzer Aufmerksamkeit den Mahlzeiten widmen

- hochwertige Lebensmittel zu sich nehmen, die zugleich Genussmittel sind

stopfen wir irgendetwas in uns hinein, von dem uns die Werbung verspricht, es sei zugleich Genuss und gesund. Ist es dann aber meistens beides nicht.

Die traditionelle sardische Ernährung unterscheidet nicht zwischen Lebens- und Genussmitteln. Während wir uns oft den Genuss versagen, weil er zugleich auch eine Sünde ist, die sich zur Rache auf den Hüften niederschlägt, gibt es diesen Gegensatz hier nicht.

Allgegenwärtig ist auf Sardinien die Süßspeise Torrone, ein weißer Nougat (ohne Kakao) aus Honig und Eiweiß, verfeinert mit der Schale von Zitrusfrüchten und mit vielen Mandeln und Nüssen. Eine regionale Spezialität ähnlich dem Türkischen Honig. Da es oft nicht leicht ist, in einem verschlafenen Nest etwas gut Essbares aufzutreiben, dient mir der Torrone manchmal fast den ganzen Tag über als einzige Wegzehrung. Seine Zusammensetzung

variiert immer ein wenig. Wenn man Glück hat, bekommt man welchen mit einem extrem hohen Nuss- und Mandelanteil von 80 oder 90 Prozent.

Im Landesinneren wird, erstaunlich für eine Insel, kaum Fisch gegessen. Ihren Bedarf an Omega-3-Fetten decken die Menschen hier zum Großteil über natürlich erzeugte Produkte wie Ziegenfleisch, Pecorino und Wildschweinschinken. Neben diesem tierischen Omega-3 benötigt der Mensch auch pflanzliche Quellen. Und hier kommt der Torrone ins Spiel. Er ist mehr als ein megasüßes, äußerst köstliches Dessert. Insbesondere wenn er reichlich Walnüsse enthält, liefert Torrone viel Alpha-Linolensäure, also eine essentielle pflanzliche Omega-3-Quelle. Nüsse sind, um es noch einmal zu betonen, überhaupt uneingeschränkt zu empfehlen.

Als ich in tiefere Regionen komme, wird das Klima gleichmäßiger und mediterraner, die Landschaft weicher und runder, die Umgebung belebter und touristischer. Torrone hin, Torrone her, das Leben in den Bergen ist kein Zuckerschlecken. Der karge, entbehrungsreiche Alltag dort oben und die Bequemlichkeitszone hier unten sind völlig verschieden. Beides hat seine Vor- und Nachteile. Eines aber ist klar: In den Bergen lebt man länger als am Strand.

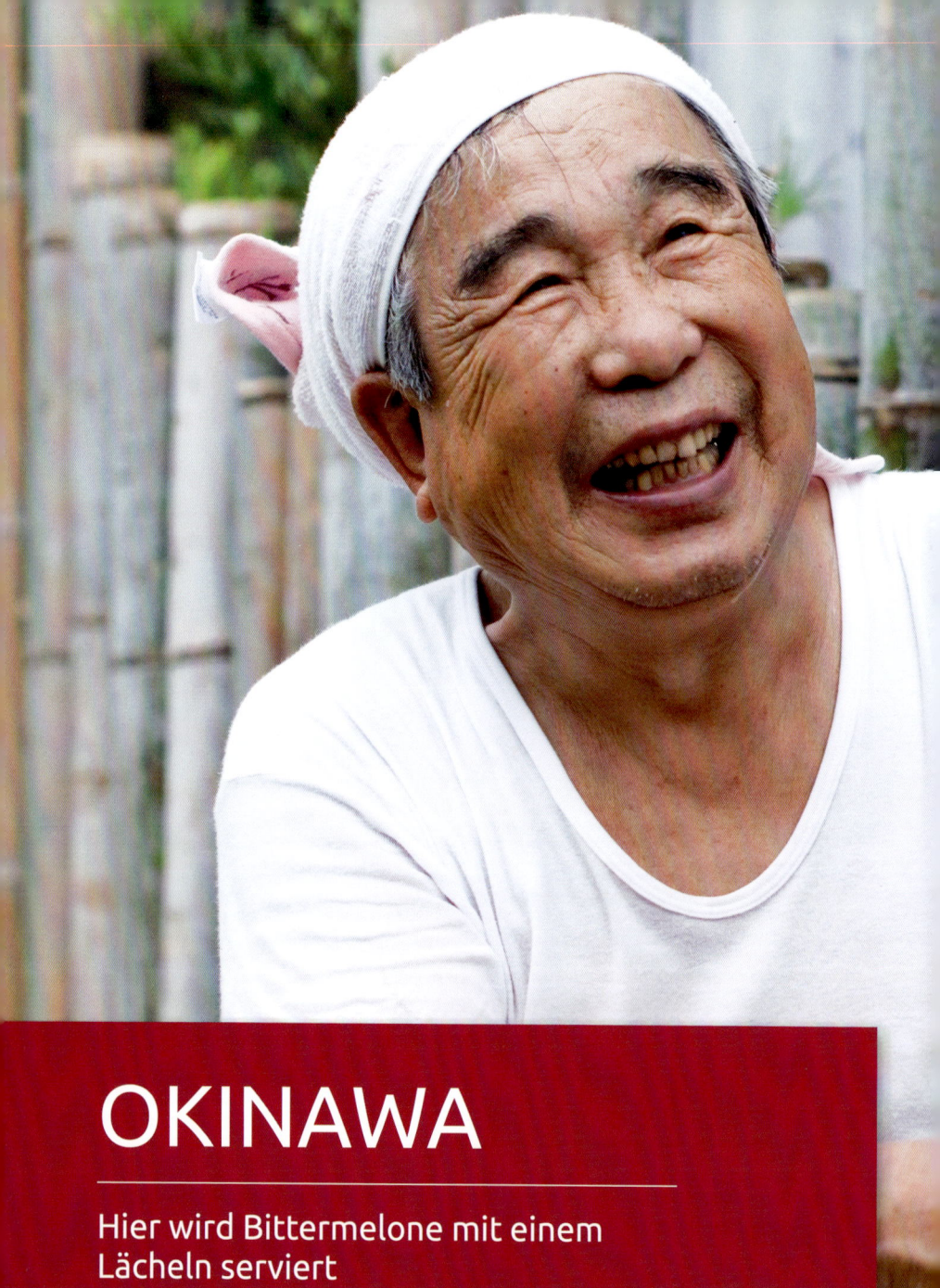

OKINAWA

Hier wird Bittermelone mit einem
Lächeln serviert

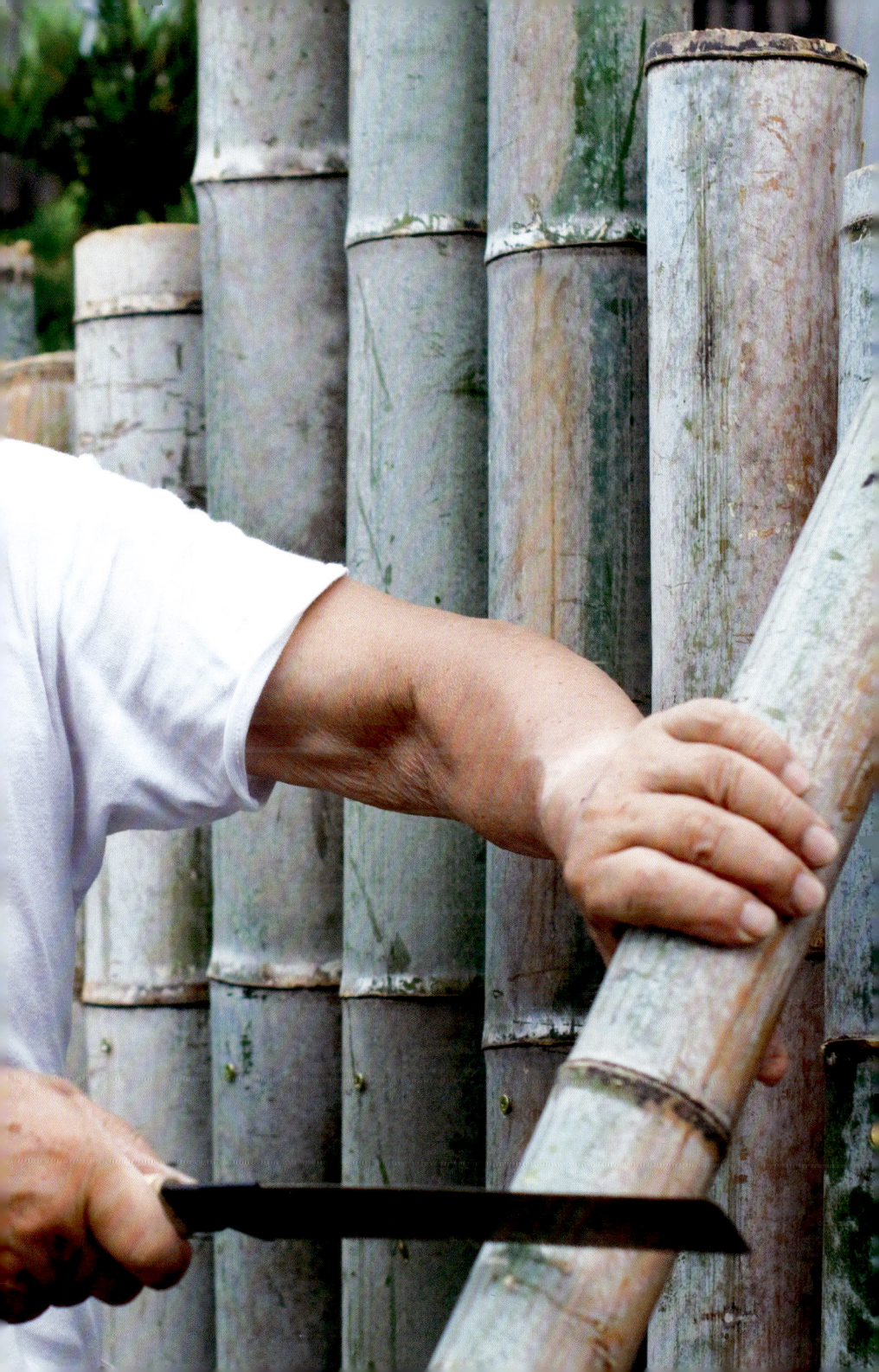

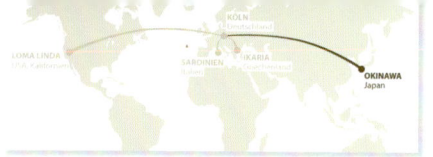

Hungrig
ÜBER DEN WOLKEN

Vor einem halben Jahr hatte ich schon einmal ein Flugticket nach Japan in den Händen gehalten. Aber am 11. März 2011, zwei Wochen vor meiner geplanten Reise, erschütterte das Große Tōhoku-Erdbeben den Pazifik vor der japanischen Nordostküste. In den folgenden Tagen und Wochen konnte die Welt live und in Farbe miterleben, wie in Fukushima ein Reaktor nach dem anderen in die Luft ging. Eine fraglos nicht nur nationale, sondern globale Katastrophe.

Ich entschied mich, meine Stippvisite auf Okinawa vorerst zu verschieben. Zwar liegen die Inselgruppe Okinawa, mit ihren 161 Inseln und Inselchen, und die Hauptinsel Okinawa Hontō (die allerdings der Einfachheit halber meist Okinawa genannt wird) rund 1.700 Kilometer südwestlich des zerborstenen Kraftwerks, aber der gebuchte Flug sollte mich zunächst nach Tokio bringen, wo das Erdbeben auch

gewütet hatte – und wo ständig Nachbeben stattfanden und weitere zu befürchten waren.

Ein halbes Jahr ging ins Land, Fukushima verschwand mir nichts, dir nichts aus den Medien, obwohl die Folgen die Menschen noch Jahrhunderte und Jahrtausende beschäftigen werden, und ich buchte erneut einen Flug.

17 Stunden dauerte der Flugmarathon – der Erdrotation und der Zeit hinterher. Zwölf Stunden von Frankfurt nach Taipeh in Taiwan, zwei Stunden Aufenthalt, drei weitere Stunden Flug zum Naha Airport vor den Toren der gleichnamigen Hauptstadt der Präfektur Okinawa und der mit circa 300.000 Einwohnern größten Stadt der Insel. Mit der Einschienenbahn, der *Monorail*, geht es in die Stadt, was noch einmal eine vergleichsweise kurze Viertelstunde dauert.

Schon am Flughafen wird mir klar, dass ich in einer anderen Welt und einer fremden Kultur gelandet bin. Sardinien und Ikaria gehören zum «Alten Europa», sind Inseln der beiden europäischen Großreiche der Antike, die den ganzen Kontinent tief geprägt haben. Und Loma Linda liegt im Herzen Kaliforniens, einem der Zentren der Neuen Welt, das ebenfalls durch und durch vom europäischen Westen geprägt ist. Aber Japan ist anders – auffallend anders.

Und noch etwas rund um diesen Flug ist seltsam. Wie so oft sind die Stunden vor der Abreise ein wenig hektisch gewesen. Ein paar dringende Angelegenheiten erforderten meine Aufmerksamkeit, ich musste die eine oder andere Mail schreiben und dergleichen mehr, dann packen, schließlich die Fahrt zum Flughafen. Am Ende wurde es eng, und ich hatte über all dem nichts mehr essen können. Im Flieger vergraulten der «Duft» und die Optik der Bordküche meinen Appetit völlig, und so beschloss ich, einen Fastentag einzulegen. 24 Stunden ohne Nahrungsaufnahme waren nach der Landung schon vorbei, und als ich in Naha ankam, war ich total geplättet. Mein erster Griff war der zum Espresso, der umgerechnet stolze acht Euro kostete, wofür man hier auch eine ausgewachsene Fischplatte bekäme. Der Sparfuchs in mir erwacht, ich rede mir ein, mein Budget sei damit schon über Gebühr strapaziert, und dehne das Fasten aus. Stunden später dann mein erstes Mahl: Suppe mit Stäbchen, auch eine super Kalorienrestriktion, jedenfalls wenn man damit so gut umzugehen versteht wie ich.

«SCHON AM FLUGHAFEN WIRD MIR KLAR, DASS ICH IN EINER ANDEREN WELT UND EINER FREMDEN KULTUR GELANDET BIN. JAPAN IST ANDERS – AUFFALLEND ANDERS.»

JETLAG UND *kalter* KAFFEE

Wie gesagt, Japan ist ziemlich anders. Noch am Flughafen fällt mir die erste Kuriosität auf: Draußen darf nicht geraucht werden, sondern nur ... drinnen. In winzigen Raucherräumen, die aussehen, als hätten sie kein Lüftungssystem. Während meiner Zeit auf Okinawa steigen die Temperaturen tagsüber auf gut 30 Grad Celsius, morgens früh um sechs Uhr sind es schon 25 Grad. Eigentlich ist mir das zu heiß, aber ich empfinde das Klima hier als ziemlich angenehm, denn es ist nicht drückend und schwül. In den Bussen und der Monorail herrscht dagegen strenger Winter. Die Abteile sind eiskalt, und man weiß nicht, wie die Leute das auf Dauer überleben.

Im Hotel angekommen, merke ich schnell, dass etwas nicht stimmt. Der berühmte Zeitzonenkater folgt mir auf Schritt und Tritt. Ich hatte eigentlich gedacht, das Phänomen Jetlag zu kennen, muss nun aber einsehen, dass ich

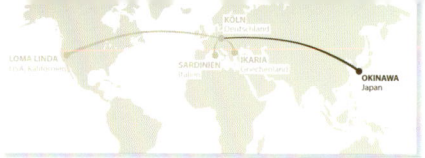

bisher etwas völlig Harmloses fälschlicherweise dafür gehalten habe. Sieben Stunden ist die «Japan Standard Time» unserer Sommerzeit voraus, womit mein Körper offensichtlich gar nicht klarkommt. Ab ein Uhr nachts bin ich topfit, tagsüber dagegen zu nichts zu gebrauchen. Vertrauensvoll wende ich mich an Chronos, den Gott der Zeit, und bitte um Begnadigung, er bedauert jedoch, er könne nichts für mich tun, da er bloß für die griechische Zeit zuständig sei. Ob es einen japanischen Gott der Zeit gibt, entzieht sich leider bis heute meiner Kenntnis …

Ebenfalls meiner Kenntnis entzieht sich die japanische Schrift, weswegen ich nicht einmal einen Straßenplan lesen kann – nicht mal halbwegs. Ich bin also innerlich wie äußerlich völlig desorientiert und schweife zu den seltsamsten Uhrzeiten ziellos durch die Gegend, bin irgendwo und nirgends. Das Erste, was auffällt: Die japanische Welt ist bunt. Wenn Sie bisher dachten, Sie würden in einem Farbfilm mitspielen, dann korrigieren Sie Ihr Bild von der Welt. Europa ist ein einziger Film noir im Vergleich zu dieser schreiend bunten Plastikwelt. Die japanische Anime-Kultur, von «Hello Kitty» bis zu weniger harmlos dreinblickenden bunten kleinen Monstern in allen Farben, möglichst grell natürlich, beherrschen das öffentliche Erscheinungsbild. Völlig schräg und reichlich gewöhnungsbedürftig.

An buchstäblich jeder Ecke stehen schrill blinkende Automaten. Natürlich kann man Coca Cola und die anderen üblichen Verdächtigen ziehen, den Großteil des Sortiments bilden aber Marken und Produkte, von denen ich vorher noch nie gehört hatte. Amtlich skurril finde ich kleine Fläschchen, in denen Vitamin-C-Sirup verkauft wird und der außerdem die Vitamine B2 und B6 intus haben soll.

Die Hauptmarke im Automaten schimpft sich Boss. Allerdings gibt es auf Knopfdruck keine Herrenbekleidung, sondern kalten Kaffee. Dass der Schriftzug des japanischen Getränke-Boss dem des europäischen Mode-Boss zum Verwechseln ähnlich sieht, kann mich nur kurz verwirren. Mr. Boss ist hier total präsent, bekannter als Coca Cola. Ich greife zu Mr. Boss Black Coffee. Eiskalter schwarzer Kaffee. Gegen den hartnäckigen Zeitzonenkater …

Irgendwas scheint mir Boss in den Kaffee getan zu haben, denn als sich die Straßen morgens mit Leben füllen, tragen viele der Passanten einen aufgespannten Regenschirm mit sich herum. Und das, obwohl die Sonne angenehm scheint. Ein paar Momente dauert es, dann komme ich darauf: Das hiesige Schönheitsideal ist die vornehme Blässe, weswegen es sich nicht um Regen-, sondern um Sonnenschirme handelt. Ich für meinen Teil habe nichts gegen die Sonne und erkunde weiter per pedes die Stadt.

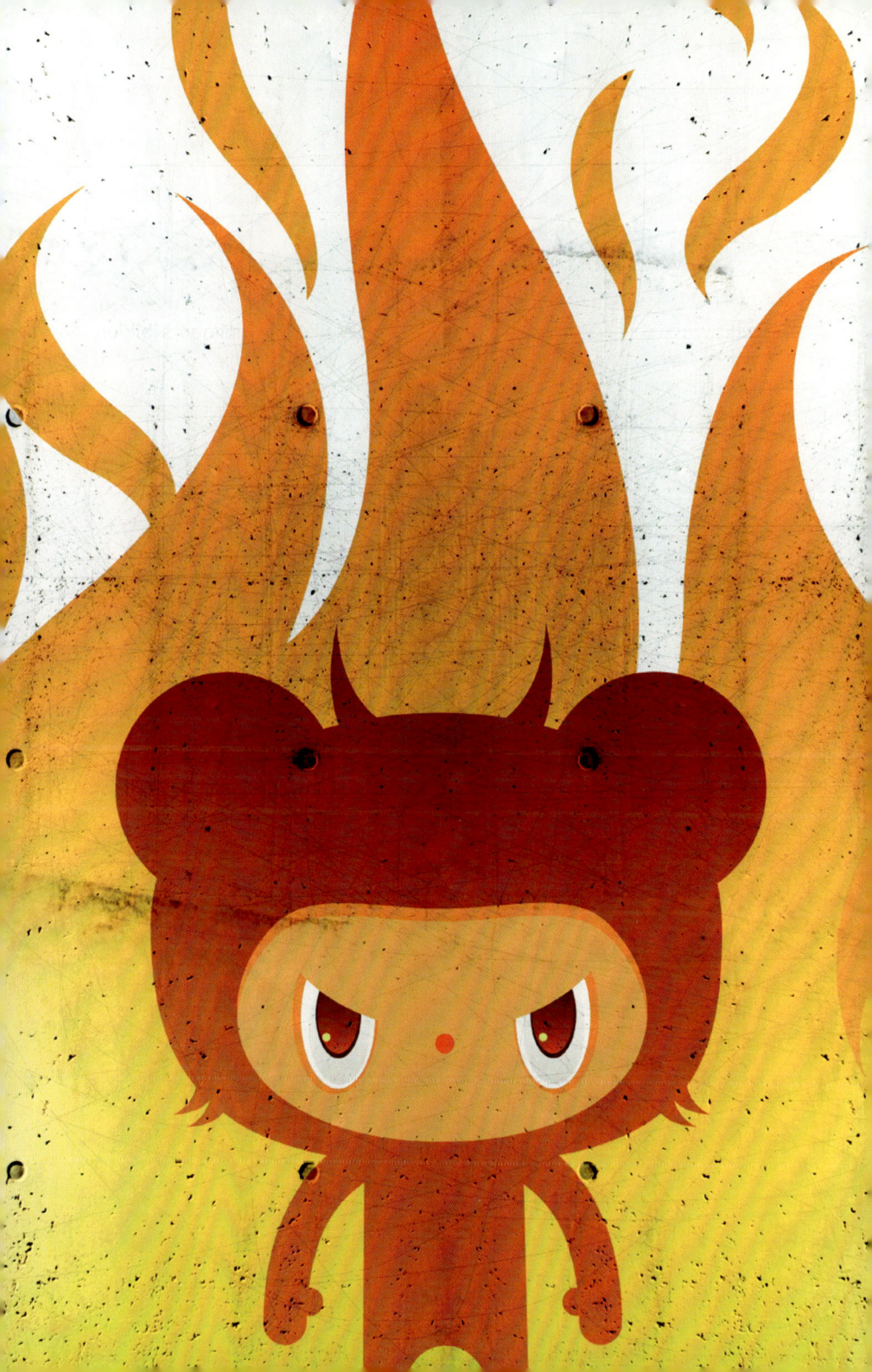

Traditionell *gut*

Ikigai, Moai und **Hara hachi bu.** Drei Begriffe, die seit Generationen den Alltag der Menschen auf Okinawa prägen. Was steckt dahinter?

IKIGAI　生きがい

Ikigai ist der Grund, warum man morgens aufsteht, die Lebensaufgabe, der man sich widmet. Mit anderen Worten: ein spezifischer, von Person zu Person unterschiedlicher Sinn des Lebens. Seine Aufgabe zu kennen und um die Sinnhaftigkeit des eigenen Daseins zu wissen, erhöht nachweislich die Chancen auf ein langes Leben. Zu diesem Ergebnis kommen japanische Wissenschaftler in unabhängigen Studien. Ein Bewusstsein seines Ikigai zu haben, führt zu mehr Wohlbefinden und Lebensfreude, und das wiederum wirkt sich tatsächlich auf den Körper und seinen Gesundheitszustand aus. Wer sein Ikigai spürt, hat das Gefühl, gebraucht zu werden. Und wer unerschütterlich darum weiß, nicht vergeblich auf der Welt zu sein, führt ein glücklicheres, erfüllteres – und längeres – Leben.

MOAI　模合

Moai heißt so viel wie «lebenslanger Freundeskreis», «Solidargemeinschaft» oder «soziales Unterstützungsnetzwerk». Klingt kompliziert, wird aber schlicht umgesetzt: Die älteren Okinawaner treffen sich so oft es geht in lockerer Runde zum Tee. Sie tauschen sich aus – über ganz alltägliche Dinge, was eben so passiert oder passiert ist. Und sie helfen sich gegenseitig, wobei auch immer. Wenn Leben ein anderes Wort für Seiltanz ist, dann macht es einen großen Unterschied aus, ob man ohne Netz und doppelten Boden über den Abgrund wandelt oder sich auf die Unterstützung echter Freunde verlassen kann, die einen auffangen. Wer einsam und auf sich allein gestellt durch die Stromschnellen des Lebens schwimmen will, geht möglicherweise darin unter, wer sich auf andere verlassen kann, hat bessere Chancen, heil durchzukommen.

HARA HACHI BU

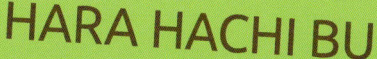

Hara hachi bu ist eine konfuzianisch inspirierte Weisheit, die sinngemäß so viel bedeutet wie «Hör auf zu essen, wenn dein Magen zu 80 Prozent voll ist». Insbesondere die älteren Okinawaner sagen den Spruch laut auf – wie ein kleines Gebet –, bevor sie zu essen beginnen. Seine Wurzeln hat der Merksatz sicherlich in den Zeiten der Not, die auf der Insel über Jahrhunderte eher die Regel als die Ausnahme waren. Kalorienrestriktion als Überlebensprogramm. Ganz einfach nicht ganz satt essen. Die Okinawaner verfügen über ein erstaunlich genaues Gefühl für Hunger, Nahrung und Sättigung. Daraus folgt unter anderem, dass Übergewicht unter den älteren Insulanern ein Fremdwort ist. Während man hierzulande gerne sagt, dass es ab 30, 35, spätestens 40 schwierig, wenn nicht unmöglich wird, dem Übergewicht fernzubleiben, sind auch die 60, 80 oder 100 Jahre alten Okinawaner vor allem eins: auffällig schlank. Zum Vergleich: Der Body Mass Index (BMI) «moderner» Amerikaner, Europäer oder Okinawaner steigt zwischen dem 30. und 60. Lebensjahr moderat bis stark an und fällt erst danach wieder leicht ab. Dagegen sinkt er bei traditionell lebenden Okinawanern vom jungen Erwachsenenalter bis ins hohe Alter minimal, aber stetig.

Eine Vokabel noch zum Schluss: **«Ruhestand»**. Im Original deutsch. Der okinawanische Dialekt hat dafür (anders als das Japanische) kein Wort. So etwas kennt man hier nicht. Vielleicht wäre das auch für uns die beste Lösung der Rentenfrage: einfach vergessen, dass man im Alter gebrechlich und inaktiv werden kann.

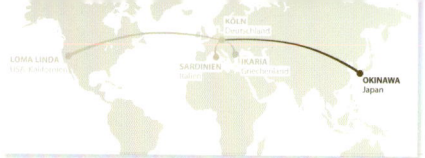

DIE KUNST DER *leeren* HAND

nen Schlüsse. Sie entwickelten waffenlose Kampfarten, um gegebenenfalls nicht ohne Schutz zu sein.

Die Entstehung von Tōde, dem Vorläufer des Karate, hat viel mit unserem Thema zu tun, mit Ernährung und Bewegung. Im 6. Jahrhundert unserer Zeitrechnung kam der indische Mönch Bodhidharma nach China, ließ sich im Shaolin-Kloster nieder und legte den Grundstein für das, was wir heute Zen-Buddhismus nennen. Allerdings zeigte sich bald, dass Stillsitzen und bewegungslose Meditation allein auch nicht glücklich machen. Die Mönche wurden ob ihrer einseitigen Lebensweise geschwächt, zunehmend krank und anfällig. Leicht fielen

Okinawa ist die Hauptinsel der 98 Ryūkyū-Inseln. Das um 1400 entstandene Königreich Ryūkyū geriet Anfang des 17. Jahrhunderts in Abhängigkeit des mächtigen Adelsgeschlechts der Shimazu, die den Süden Japans kontrollierten. Rücksichtslos beuteten sie das Land und die Menschen aus. Um die Bevölkerung von organisiertem Widerstand fernzuhalten, erließ der Clan ein strenges Waffenverbot. In Dörfern wurde die Anzahl der Messer auf exakt eines beschränkt, das auf dem Dorfplatz angebunden sein musste. Mythos oder Realität, aus dem Waffenverbot zogen die Okinawaner ihre eige-

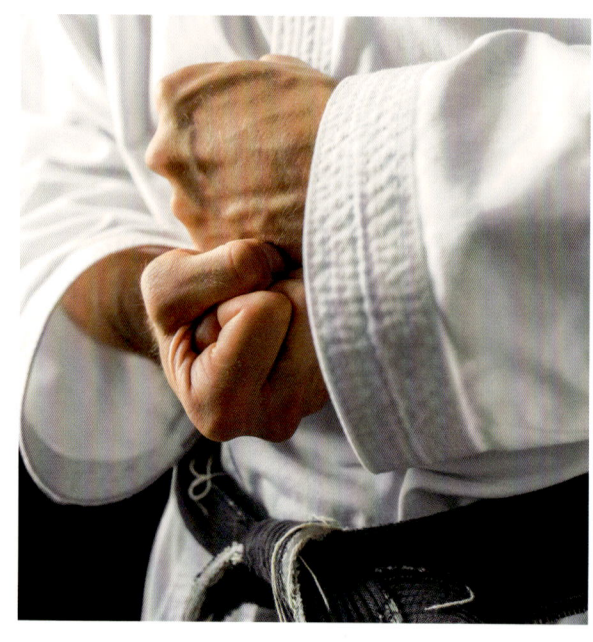

sie marodierenden Banden zum Opfer. Also befleißigten sich die Mönche fortan verschiedener Kampfkünste. Übers Meer nach Okinawa kamen diese wahrscheinlich im 13. Jahrhundert. Auf der Insel nannte man sie Tōde, «chinesische Technik». Im 19. Jahrhundert verschmolzen dann chinesische, japanische und okinawanische Traditionen endgültig zum neuen Kampfsport Karate, der im 20. Jahrhundert seinen Siegeszug um die Welt antrat.

Karate heißt so viel wie «leere Hand». Man verzichtet auf alle Arten von Waffen und vertraut vollkommen auf schnelle Hände und Füße sowie vollendete Körperbeherrschung. Die Philosophie hinter Karate scheint mir zu sein: nicht kämpfen, um zu gewinnen, sondern um zu schützen. Längst gehört die Fremdherrschaft über Okinawa der Vergangenheit an, aber der Geist, aus dem Karate geboren wurde, hat sich tief in die Kultur und den Alltag eingegraben. Karate ist eine Methode der Selbstverteidigung. Diese defensive Haltung spürt man in jeder Faser des Insellebens. Die Okinawaner begegnen einem immer distanziert, höflich, ausweichend und zuvorkommend.

Und auch beim Sport treffe ich auf diese zurückhaltende Wesensart in einem ganz anderen Zusammenhang. Während meines Aufenthaltes in Naha besuche ich ein Fitnessstudio in der siebten Etage eines Hochhauses mit Blick aufs Meer.

Der Laden ist gut besucht, alle Altersklassen sind vertreten. Gemeinsames Dehnen mit Video erfreut sich größter Beliebtheit, was ich zunächst erheiternd finde. Ich mache aber natürlich gerne mit und merke, dass ich zwar Kraft habe, doch ziemlich unbeweglich bin. Beim Training an den Geräten fällt mir auf, dass die Einheimischen ihr Programm überhaupt nicht auf maximale Effekte ausrichten, nicht ein paar Kilos mehr auflegen, um sich immer weiter zu steigern. Vielmehr wählen sie mittlere Belastungen – wie ich bald zu begreifen beginne, um das Kraftniveau, das man als junger Mensch hat, zu bewahren und mit ins hohe Alter zu nehmen. Die Okinawaner trainieren im besten Sinne «konservativ». Nicht überhart, aber recht lang – auch die Älteren –, über den Daumen gepeilt um die zwei Stunden. Sie bleiben immer im moderaten Bereich. Ein typischer Fall von fernöstlicher Weisheit.

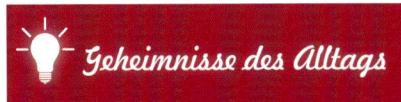

Geheimnisse des Alltags

DAS IST TYPISCH FÜR OKINAWA:

- immer höflich und zuvorkommend sein, niemals aggressiv
- durch gemäßigtes Training Kraft, Ausdauer und Beweglichkeit bis ins hohe Alter «konservieren»

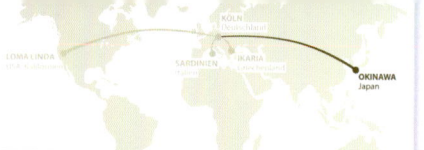

Spätstücken
STATT FRÜH-
STÜCKEN

Faszinosum und Kuriosum zugleich sind die gläsernen Schiebetüren der Geschäfte von Naha. Nun, sie tun genau das, was man von ihnen erwartet – sie öffnen sich wie von Geisterhand, wenn man sich ihnen auf einen bestimmten Abstand nähert.

Aber Achtung, hinter beziehungsweise zwischen okinawanischen Glastüren lauert die Gefahr! Die Gefahr, wie eine Comicfigur à la Tom & Jerry von der Scheibe zu rutschen. Denn die hiesigen Türen öffnen sich zwar automatisch, haben aber die Ruhe weg. Sie sind unendlich langsam. So langsam, dass man, wenn man in ganz normalem Tempo auf sie zugeht, unweigerlich mit ihnen kollidiert. Bei unserem «westlich-großstädtischen» Tempo wird's nix mit der Langlebigkeit, weil die okinawanische Tür uns ein jähes Ende bereiten würde. Und die Türen sind keine Ausnahme. Alles läuft hier ein wenig langsamer. Es hat sich deshalb eingebürgert, von der «Okinawa Time» zu sprechen. Man

hat herausgefunden, dass 60 Prozent aller Veranstaltungen, Treffen und Geschäftstermine auf Okinawa mindestens eine Viertelstunde später beginnen als geplant oder verabredet. In diesem Zusammenhang sei daran erinnert, dass die Japaner in Asien den gleichen Ruf haben wie die Deutschen in Europa: Sie sind für ihre Disziplin, Ordnung und Pünktlichkeit nicht nur berühmt, sondern berüchtigt. Auch in dieser Hinsicht unterscheiden sich die Nebeninsulaner von Hauptinsulanern: Okinawa ist langsam, gemütlich und stressfrei.

In Naha, immerhin einer Stadt mit einer Drittelmillion Einwohner, ist um sieben Uhr morgens niemand auf der Straße. Ich komme an «meinem» Fitnessstudio vorbei, das, anders als die Rund-um-die-Uhr-Studios in den USA und Europa, erst um neun aufmacht. Selbst frühstücken ist schwierig, weil auch die dafür zuständigen Cafés (hier natürlich eher Teehäuser) und Restaurants der «Okinawa Time» folgen. Spätstücken geht also, frühstücken nicht.

Zurück im Hotel stehe ich vor einer weiteren Herausforderung. Ich bin es gewohnt, zu Hause die Fenster weit aufzumachen. Im «Nahana» dürfen die Fenster aus Sicherheitsgründen nicht geöffnet werden. Ich will mich damit nicht abfinden, das Problem ist nur, man kann die Fenster nicht öffnen. Ich jedenfalls bekomme die verflixten Dinger nicht mal gekippt. Ich will mich immer noch nicht damit abfinden und

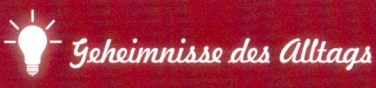

Geheimnisse des Alltags

DER RHYTHMUS DER INSEL:

- morgens ruhig und entspannt in den Tag starten
- alles langsam angehen, viel Zeit einplanen
- es mit der Pünktlichkeit nicht ganz so genau nehmen

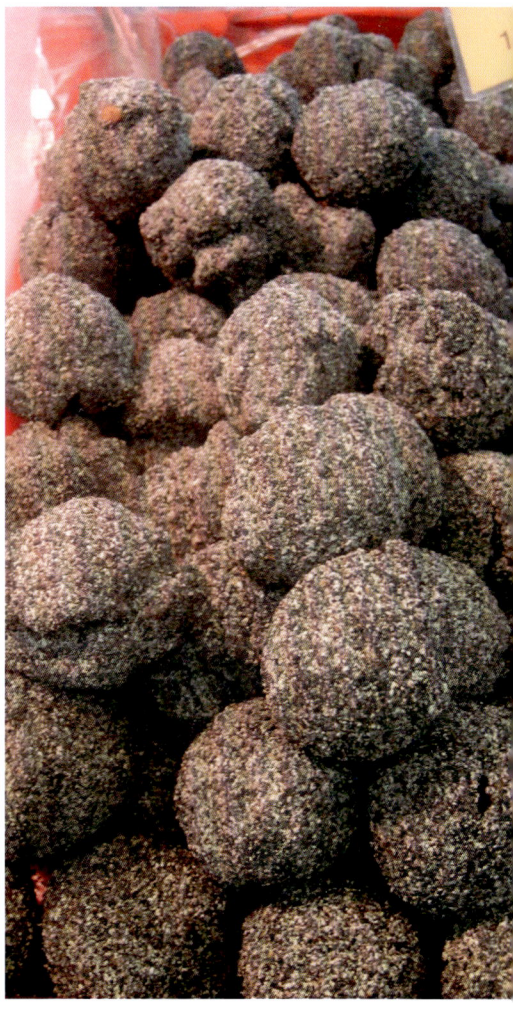

gehe runter zum Empfang. Der Portier erklärt mir höflich, aber bestimmt, das sei nicht erlaubt und er könne bedauerlicherweise nichts für mich tun. Ich lasse nicht locker und bohre weiter. Andere Gäste und Angestellte bekommen Ausschnitte aus unserer Unterhaltung mit, und er verkündet mehrfach gut vernehmbar und mit vorbildlicher Betonung, das gehe nun ganz und gar nicht, leiser sagt er zu mir, er würde gleich mal zu mir hochkommen und nach dem Rechten schauen. Auf dem Zimmer spult er seine alte Leier ab, das Öffnen der Fenster sei strikt untersagt, öffnet mit ein paar Handgriffen, die ich nicht durchschaue, eines, und predigt jetzt auf mich ein, er werde in einer Viertelstunde wieder hochkommen und das Fenster höchstpersönlich wieder schließen. Auch diesen Sermon wiederholt er sicherheitshalber öfter als nötig. Gesehen habe ich ihn dann gar nicht mehr. Er kam nie wieder, ich hatte echte Frischluft von draußen, er sein Gesicht gewahrt, und alle waren glücklich. «Nur 15 Minuten …» – auch das gehört wohl zur «Okinawa Time».

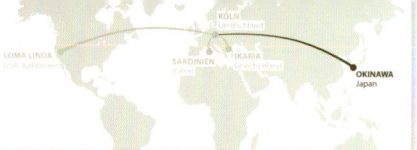

DIE *zweite* SCHLACHT UM OKINAWA

Tag 5. Ich wache spät auf und werde endlich nicht mehr vom Jetlag verfolgt. Ziellos blicke ich aus dem Fenster. In unmittelbarer Nähe des Hotels ist eine Baustelle. Plötzlich hören die Arbeiter mit ihrer jeweiligen Tätigkeit auf, kommen zusammen und bilden einen Kreis. Ungefähr 15 Männer in hellblauen Baustellenanzügen, etwas dunkleren Helmen und braunen Sicherheitsstiefeln. Sie alle schauen auf einen, der zwar die gleiche Kluft trägt, aber selbst kein Arbeiter zu sein scheint. Er ist der Vorturner, und der ganze Bauarbeitertrupp turnt ihm nach. Dehnen und Gymnastik. Die Bauarbeiter werden fit gemacht für ihren anstrengenden Job. Betriebliches Gesundheitsmanagement auf Japanisch.

Uns Europäern wäre es peinlich, während der Arbeit in aller Öffentlichkeit Turnübungen aufzuführen. Das Verhältnis von Kollektiv und Individuum ist in der japanischen Kultur sowieso ein ganz anderes als im Westen. Uns er-

scheinen martialische Handlungen wie Seppuku bzw. Harakiri, also der ritualisierte Selbstmord, und Kamikaze, die massenweise Selbstopferung von Soldaten, ziemlich seltsam (vielen heute lebenden Japanern freilich auch).

Klar, gerade in Deutschland haben am Ende des Zweiten Weltkriegs viele verblendete Fanatiker «bis zur letzten Patrone» und darüber hinaus gekämpft, aber die Japaner waren in dieser Hinsicht doch noch einmal ... anders. 1941 erfolgte der Angriff auf Pearl Harbour, Hawaii, und die Amerikaner hatten in den folgenden Jahren alle Hände voll damit zu tun, dem japanischen Aggressor den Pazifikraum wieder zu entreißen. 1945 war die Lage längst klar, Japan aber keineswegs zur Kapitulation bereit. Auf Okinawa kam es zu einem der letzten und blutigsten Gefechte des Kriegs. Drei Monate, von Anfang April 1945 bis Ende Juni, dauerte die Schlacht um Okinawa. Mehr als 12.000 amerikanische und bis zu 107.000 japanische Soldaten fielen, noch dramatischer waren die Opferzahlen unter der Zivilbevölkerung. Rund 450.000 Menschen lebten damals auf Okinawa, circa 122.000 verloren während der verheerenden drei Monate ihr Leben. Bis zu 90 Prozent der japanischen Truppen und knapp ein Viertel der Bevölkerung fanden den Tod, um den Vormarsch der Amerikaner auf die Hauptinsel zu verzögern. Mehr als 3.000 Kamikaze-Flieger («Tokkō-tai»), genauere Zahlen

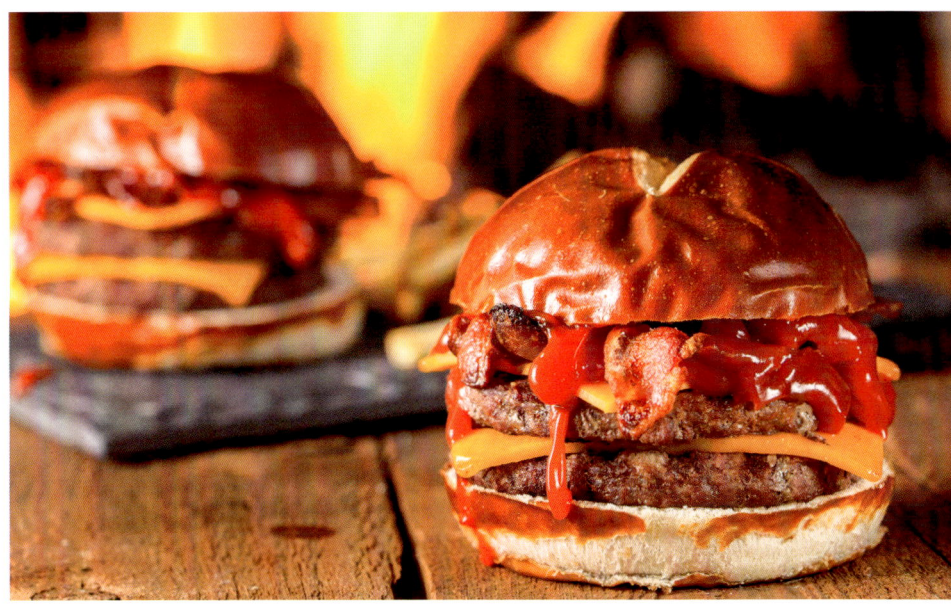

sind nicht bekannt, stürzten sich ab Oktober 1944 für Japan in den sicheren Tod, 1.900 davon alleine während der Schlacht um Okinawa. Endlich zu Ende ging der Krieg auch auf der umkämpften Insel im Süden, nachdem «Little Boy» und «Fat Man» über Hiroshima und Nagasaki ihre historisch neuartige Zerstörungskraft offenbart hatten.

Apropos «Fat Man» ... Es mag zynisch klingen, aber manche Autoren und Wissenschaftler sprechen heute von der «Second Battle of Okinawa», der zweiten Schlacht um Okinawa. Nach dem Krieg waren die Amerikaner erst Besatzer, später Verbündete, und bis heute befindet sich im Norden der Insel

ihr größter Stützpunkt in Asien. Natürlich haben die vielen tausend US-Soldaten ihre Kultur mitgebracht. Wenn Ernährungswissenschaftler von der «zweiten Schlacht» sprechen, dann meinen sie den «American Way of Eating». Auf Okinawa gibt es heute so viele Fast-Food-Restaurants wie sonst nirgends in Japan. Und nirgendwo im Land des Lächelns gibt es so viele Übergewichtige. 1995 hatte Okinawa unter den 47 Präfekturen die höchste Lebenserwartung, im Jahr 2000 erreichte die Insel bloß noch Platz 26, bald wird sie ganz hinten liegen. Die Okinawaner scheinen die zweite Schlacht um ihre Insel und ihre kulturelle Identität zu verlieren.

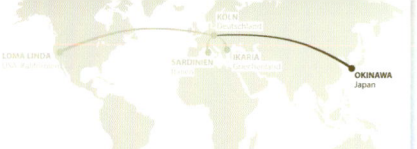

NUR *Reis* UND *Fisch?*

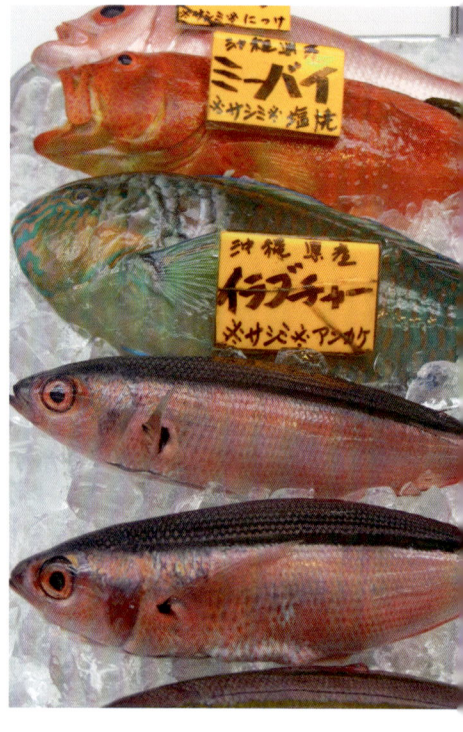

Noch ist Okinawa nicht verloren. Es gibt eine Generation sehr langlebiger Inselbewohner, die sich bester Gesundheit erfreut und bereit ist, das Wissen um ihre Ernährungstradition mit allen Interessierten zu teilen. Schnell wird mir bei meinen Ausflügen ins kulinarische Okinawa klar, dass wir ziemlich falsche Vorstellungen davon haben, was in Japan so verzehrt wird.

Der klassische Allgemeinplatz: Japaner essen immer nur Reis. Aber vor allem auf dem Land kann davon keine Rede sein. Zwar gehört Reis zur täglichen Ernährung, doch die Mengenverhältnisse, die wir vor Augen haben, sind völlig absurd. Üblicherweise wird ein sehr kleines Schälchen Reis als Bestandteil einer Mahlzeit gereicht. Statt aus Kohlenhydraten kommen die Kalorien hier überwiegend aus Eiweißen und Fetten. Ein typisches traditionelles Mahl besteht aus einer Vielzahl verschiedener kleiner Bestandteile. Eine Suppe, eine Hauptspeise mit einigen Nebenspeisen, ein kleiner Happen vom Schwein, etwas Tofu, viel Gemüse, Mini-Zwischengänge, hier noch was und da noch was, die kleine Reisbeilage, ein Dessert.

Zweiter Allgemeinplatz: Die Japaner essen alles roh. Vor allem den Fisch. Richtig ist, dass auf Okinawa Rohkost eine gewisse Rolle spielt. Doch es wird auch viel gebraten und gekocht. Sushi kommt vor, ist aber beileibe nicht alles. Und Sardinien, Ikaria, Loma Linda? Wenn man genau hinsieht, wird man überall Rohes und Gekochtes/Gebratenes entdecken. In allen Langlebigkeitszonen gibt es ein gutes Gleichgewicht von erhitzten und nicht erhitzten Nahrungsmitteln.

Ein Entweder-oder ist in dieser Hinsicht also nicht sinnvoll.

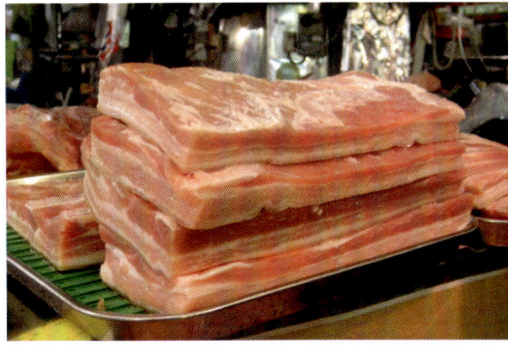

Dritter Allgemeinplatz: Die Japaner essen nichts als Fisch. Auf Okinawa wird fraglos viel Fisch gegessen, aber eben auch – ganz und gar untypisch – ziemlich viel Schwein. In der Markthalle von Naha gibt es, wo man auch hinsieht, ganze ausgenommene Schweine, Schweineköpfe, kleine Berge aus Schweinefüßen und immer wieder halb- oder vollfette Schwarten. Das Schwein ist der Renner in der okinawanischen Küche.

Und es gibt noch einen auffälligen Unterschied zu unserem gängigen Japan-Bild. Zur traditionellen Kost gehört hier Imo – die Süßkartoffel. Und erst als Imo und Schweinefleisch den Eingang in die okinawanische Küche fanden, entwickelte sich die Langlebigkeitszone Okinawa.

Anfang des 17. Jahrhunderts war das Königreich Ryūkyū mit der Hauptinsel Okinawa selbständig. 1609 wird es von den Satsuma-Samurai besetzt. Die neuen Herren der Insel treffen auf eine katastrophale Ernährungslage und führen zur Linderung der größten Not neben dem Zuckerrohr die Süßkartoffel ein. Sie bewährte sich als robust und überstand zuverlässig sowohl Taifune als auch Monsune. Im 19. Jahrhundert und noch weit über das Ende des Zweiten Weltkriegs hinaus beherrschte die Imo die okinawanische Speisekarte Und zwar zeitweise ziemlich einseitig. Noch um die 80 Prozent ihrer Kalorien

haben die heutigen 100-Jährigen über Jahrzehnte mit Süßkartoffeln zu sich genommen, der Rest kam von Gemüse aus dem eigenen Garten. Ein ziemlich hartes Brot. Aber im Hinblick auf die Nährstoffe ein Hauptgewinn: Die Süßkartoffel enthält beispielsweise fünf Mal so viel Vitamin C wie normale Kartoffeln. Ein Überlebensmittel im wahrsten Sinne des Wortes.

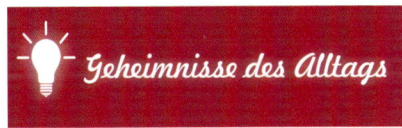

JENSEITS VON «TÄGLICH SUSHI»:

- Rohkost und Gebratenes/Gekochtes in ausgewogenem Verhältnis zu sich nehmen

- neben Fisch auch etwas Schwein sowie Tofu, Süßkartoffel und Bittermelone auf den Speiseplan setzen, Reis bloß als Beilage

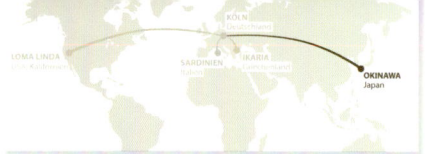

Feinkost FERNOST

Die Küche Okinawas ist anders als die japanische. Den auffälligsten Unterschied bildet die Präsenz von Schweinefleisch, Schweineschwarte, Speck – immer mit viel Fettrand. Weniger spektakulär, aber nicht zu übersehen ist die Dominanz der Bittermelone, die hier *Goya* genannt wird. Es handelt sich dabei um ein Kürbisgewächs, das in tropischen Zonen besonders gut gedeiht. Rein äußerlich ähneln die Goyas überdimensionalen Gewürzgurken oder pickligen Zucchini. In der traditionellen Medizin Asiens setzt man sie gegen eine Reihe von Leiden ein. Insbesondere senken Bittermelonen den Blutzuckerspiegel und helfen bei Durchblutungsstörungen. Vom Geschmack her sind sie, wie der Name schon vermuten lässt, bitter, und man muss sich darauf verstehen, sie zuzubereiten.

Der kulinarische Klassiker – sagen wir: Schweinshaxe mit Sauerkraut – ist auf Okinawa *Goya Champuru*. Das zweite Wort, Champuru, heißt nicht mehr, als dass es sich um einen gemischten Teller handelt. Und da man auf Oki-

nawa eigentlich nur gemischte Teller bekommt, heißen viele Mahlzeiten Champuru. Das erste Wort bezeichnet die dominierende Zutat, in diesem Fall also die besagte Bittermelone.

Als ich zum ersten Mal ein Restaurant aufsuche, wende ich zwei meiner sieben japanischen Wörter an und sage ganz locker «Goya Champuru». Allgemeine Ratlosigkeit. Der Koch wird gerufen, ich wiederhole unzählige Male «Goya Champuru», was aber immer seltsamer zwischen meinen Lippen hervorquillt. Unentwegt strahlen mich die Anwesenden freundlich an. Wahrscheinlich hält man mich für völlig durchgeknallt. Schließlich zeige ich ein Foto von «Goya Champuru» in einer Zeitschrift. Große Erleichterung auf beiden Seiten. Was ich dann bekomme, schmeckt gewöhnungsbedürftig, letztlich aber doch einigermaßen lecker. Auch sehr weit verbreitet ist *Fu Champuru,* eine Art Baguette aus einem hellen Teig mit einem Loch in der Mitte. Sozusagen eine Bagel-Stange aus Weizeneiweiß, mit einer Textur ähnlich wie Brot. Die Okinawaner nutzen es als pflanzliche Eiweißquelle. Sehr lecker, gute Konsistenz, sehr angenehm auf der Zunge. Schmeckt entfernt wie Semmelschmarrn mit Gemüse, wenn sich das jemand vorstellen kann. Fast immer wird noch ein Ei obenauf gesetzt.

Beliebt sind als fester Bestandteil aller Menüs Suppen, mit denen ich mich zum Teil trotz guten Willens nicht wirklich anfreunden kann. Die *Asa Soup* ist

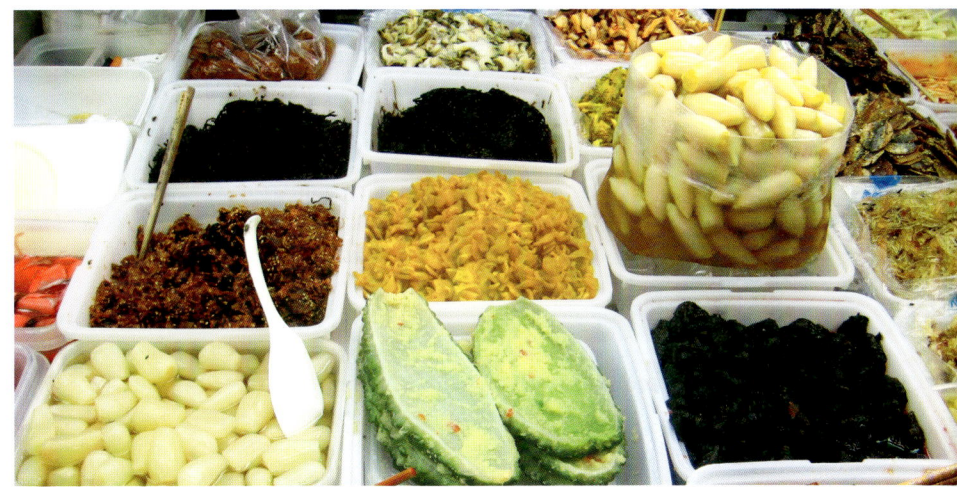

ein für westliche Augen unappetitlich aussehender grüner Algenschleim, die Einlage bildet sehr weicher Tofu. Allgegenwärtig ist ebenfalls die *Squid Ink Soup,* eine Tintenfischsuppe, ziemlich schwarz und fies.

Sehr gut schmeckte mir dagegen *Sukugarusu Tofu,* wobei es sich um Tofustücke handelt, belegt mit kleinen salzigen Fischen, mal crunchy, mal weniger. Darüber werden Lauchzwiebelstückchen gestreut. Superlecker! Apropos Tofu. Die pflanzliche Eiweißquelle ist allgegenwärtig, sogar im Dessertbereich. *Tofuyo* beispielsweise bezeichnet ein Stück fermentierten, also vergorenen, Tofu mit einer roten süßen Sauce. Das Geschmackserlebnis liegt irgendwo in der Mitte zwischen Mon Chéri und Käsekuchen – nur besser.

Studien belegen, dass sich vor allem fermentierter Tofu positiv auf die Gesundheit auswirkt. Er soll den Cholesterinspiegel senken, Krebserkrankungen vorbeugen und das Herz-Kreislauf-System schützen. Möglich machen dies sekundäre Pflanzenstoffe, sogenannte Isoflavone und Sterole, die im Sojabohnenquark stecken. Und was kommt über den Tofu? Dasselbe in Schwarz, ist man versucht zu sagen, denn Sojasauce ist das Gewürz Nummer eins. Generell spielt die Würzpalette auf Okinawa nur eine Nebenrolle. Im Vordergrund steht der Eigengeschmack der Zutaten, das Essen schmeckt über die Frische – oder eben nicht. Gemeinsam ist allen Gerichten, dass sie immer mit etwas Vitamin L, Vitamin Lächeln, bestreut auf den Tisch kommen.

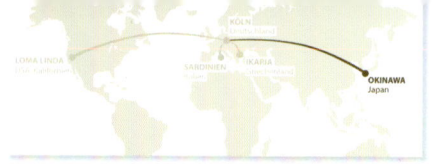

MIT WENIG
zufrieden

Gut eine Woche bin ich jetzt schon auf Okinawa und brenne darauf, endlich ins hiesige Mekka der Langlebigkeit zu gelangen. Nach Ōgimi im Norden der Insel. Ein Dorf mit gut 3.000 Seelen, das zu Weltruhm gelangte, weil man nirgends so alt wird wie dort.

Mit dem Bus fahre ich nach Nago, einer sehr touristischen Stadt, wo im Jahr 2000 ein G8-Gipfel stattfand – das Heiligendamm Japans sozusagen. Über die Route 58 (ich nenne sie für mich die «Straße zur Gesundheit») geht es direkt am Pazifik entlang weiter nach Ōgimi. Das Dorf selbst ist erst einmal unscheinbar. Kleine Häuser, mal schöner, mal hässlicher, alte neben neueren, keine Wolkenkratzer, sondern ausschließlich Ein- oder Zwei-Familien-Häuser, kaum einmal mit mehr als zwei Stockwerken. Aber irgendetwas ist anders. Es ist hier nicht ruhig, sondern superruhig; nicht grün, sondern supergrün. Das Bild wird geprägt von Gärten, die tatsächlich überall sind. Man braucht sich nicht lange umzusehen, bis man merkt, dass es offensichtlich

mehr Gärten als Häuser gibt. Und man sieht ebenfalls auf Anhieb, dass es keine Zier-, sondern Nutzgärten sind, die von den Anwohnern gepflegt werden. Kein Schnickschnack, nirgends Ultrakurzrasen.

Ich beziehe für zwei Tage eine karge Unterkunft und sehe mich im Ort um. Ausgerechnet im weltweiten Langlebigkeitsort Nummer eins finde ich mich binnen kürzester Zeit auf dem Friedhof wieder. Die Gräber sind Häusern nachempfunden, in ihnen kleine Altare zu Ehren der Vorfahren. Alle Mini-Mausoleen wirken sehr adrett. Es ist offensichtlich, dass die Menschen von Ōgimi nicht nur mit dem Leben, sondern auch mit dem Tod respektvollen Umgang pflegen. Da sich mehrere Japaner auf dem Friedhof um Gräber kümmern, ziehe ich mich unauffällig zurück und besichtige das Zentrum des Dorfes, wenn man davon überhaupt sprechen kann.

Schnell habe ich alles gesehen. Ōgimi ist klein und hat keine spektakulären Sehenswürdigkeiten zu bieten. Von einer weiß ich jedoch, und die besuche ich jetzt. Um einen architektonischen Leckerbissen handelt es sich aber nicht, sondern um den legendären «Gourmettempel» des Ortes. Ein kleines unscheinbares Restaurant ohne jeden Stern, halboffen und sehr freundlich, in dem «direkt aus dem Garten» gekocht wird. Ich trete ein und fühle mich sofort wohl. Alles von der Decke

«KAJO KOMMT EINIGE MINUTEN SPÄTER ZU MIR UND FRAGT MICH, OB ICH EVENTUELL LUST HÄTTE, MIT EMIKO, DER BESITZERIN, ZU SPRECHEN, ZU KOCHEN UND EINEN TAG ZU VERBRINGEN.»

über die Wände bis hin zu den Tischen und Stühlen ist aus Holz. Ich ordere, wie weiß ich bis heute nicht, ein Menü, und bekomme eine Art dunkles Risotto, darin ein an Mangold erinnerndes Gemüse, obenauf ein paar lila Blüten, die man nicht nur essen kann, sondern die auch gut, nämlich nicht bitter schmecken. Dazu gesellen sich einige Schälchen mit diversen Häppchen, die fast alle unglaublich gut munden, darunter Bittermelone, Schwein, Fisch, Salat, eine nicht gerade einladend schöne Paste, die aber köstlich ist, und einiges mehr, das ich kaum identifizieren kann. Alles in allem großartig!

Nach dem Essen bleibe ich einfach sitzen, denn das Restaurant ist wirklich gemütlich. Ich hole ein Buch raus und vertreibe mir die Zeit mit Lesen. Eine englischsprachige Veröffentlichung zum Phänomen Okinawa. Die Bedienung wird darauf aufmerksam, und als sie nach einer Stunde das dritte Getränk serviert, spricht sie mich in gutem Englisch darauf an. Ich erkläre ihr, wer ich bin und wofür ich mich interessiere. Kajo, wie sie heißt, kommt einige Minuten später wieder zu mir und fragt mich, ob ich eventuell Lust hätte, mit Emiko,

der Besitzerin, zu sprechen, zu kochen und einen Tag zu verbringen. Ich kann mein Glück kaum fassen, und so treffen wir uns einen Tag später. Emiko, Jahrgang 1948, empfängt mich mit selbst gemachter Drachenfruchtlimonade, sehr außergewöhnlich und lecker. Weil Emiko nur japanisch spricht, unterhalten wir uns zunächst in internationaler Zeichensprache, bis Kajo dazukommt und zwischen uns vermittelt. Nun setzt mir meine Gastgeberin mit den Worten «Marcus-San» einen Strohhut auf und bedeutet mir, mit ihr zusammen in den Garten zu gehen. Dort besorgen wir alles, was wir zum Kochen brauchen. In der Küche drückt sie mir ein Messer in die Hand – und los geht's. Kurz darauf steht – was sonst? – der Klassiker, das altbekannte Goya Champuru, auf dem Tisch. Der Bittermelonenteller hebt sich qualitativ deutlich von den Vergleichsmahlzeiten, die ich vorher in Naha genossen habe, ab. Es ist geschmacklich harmonischer und hat das gewisse Etwas. Und vor allen Dingen schmeckt es unschlagbar frisch, denn hier kommt alles aus den eigenen Gärten, von denen Emiko gleich vier hat. In ihrem Hauptgarten hält sie eine Zie-

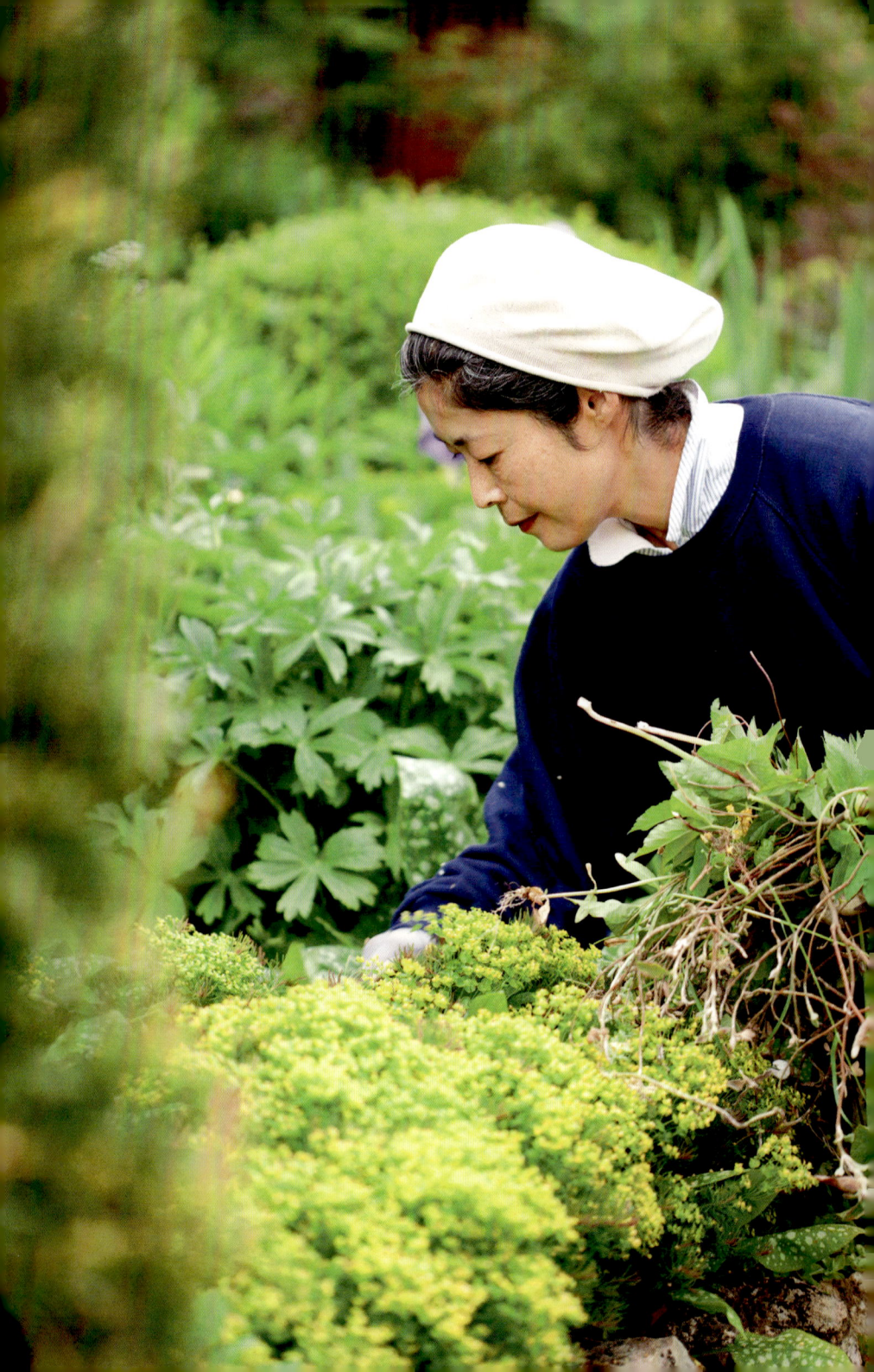

ge und ein Schwein, der Großteil der Grünflächen ist aber eine einzige große botanische Vorratskammer mit unzähligen verschiedenen Nutzpflanzen, von denen mir nur wenige bekannt vorkommen. An Holzaufbauten rankt die Bittermelone hoch, die Früchte hängen in Kopfhöhe und können bequem mit einer gewöhnlichen Haushaltsschere geerntet werden.

In der Küche tummeln sich diverse Gemüse und einige mir unbekannte Knollen, frischester Fisch und dergleichen mehr. Als Beilage verwendet Emiko nicht den «glänzenden» weißen Reis, sondern ungeschälten roten, der voller wertvoller Inhaltsstoffe wie Eisen, Zink und Magnesium steckt und auch den Cholesterinspiegel senken soll. Emiko brutzelt vor, ich brutzel ihr nach. Es bestätigt sich, was ich vorher schon vermutet habe: Die okinawanische Küche ist einfach. Wenig Gewürze, kaum, wenn überhaupt, vorverarbeitete Zutaten, stattdessen endlos viel Frisches aus dem eigenen Garten. Fast alles, insbesondere das Gemüse, kommt nur relativ kurz auf die Hitze, ob gebraten, gedünstet oder gekocht.

Mir wird noch einmal klar, wie wenig der okinawanische Langlebigkeitslebensstil eigentlich erfordert. Man nehme einen Garten und übe sich in Bescheidenheit. Macht garantiert glücklich, ziemlich wahrscheinlich bis ins hohe Alter. Gesundheit kann man sich nicht kaufen, denke ich. Der Wohl-

stand auf Okinawa, bei Emiko ist nicht so riesig, der Wohlfühlfaktor dagegen umso mehr. Nicht Reichtum, sondern Lebensreichtum haben die Insulaner auf ihrem Konto. Sie sind Weltmeister des Alltäglichen, des Alltags, große Meister des Lebens.

Ich versuche Emiko zu erklären, was ich in ihrer Welt zu erkennen glaube. Sie stimmt mir zu und weist darauf hin, dass die noch lebende ältere Generation durch den Krieg und seine Gräuel stark geprägt wurde. «Ich wurde kurz nach dem Krieg geboren», erzählt Emiko, «und meine Eltern gaben ihren Respekt vor dem Leben an mich weiter. Immer wieder führten sie mir durch ihre Erziehung den Wert des Lebens vor Augen. Denn was haben wir sonst? Ist nicht das Leben das Einzige, dessen wir uns sicher sein können?»

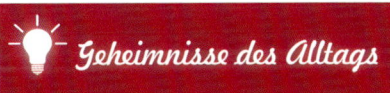

Geheimnisse des Alltags

REICH AN LEBEN WIE EMIKO:

- Obst und Gemüse direkt aus dem eigenen Garten in der Küche verarbeiten, nur kurz erhitzen

- die Frische der Zutaten für sich sprechen lassen

- unter allen Umständen den Respekt vor dem Leben bewahren, einfach und bescheiden bleiben

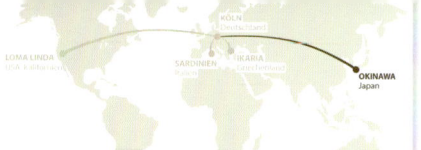

FORTSCHRITT ODER
Fortschrott

«Die Leute habe ich echt in mein Herz geschlossen.» Das oder etwas Ähnliches habe ich öfters zu Freunden und Bekannten gesagt, nachdem ich aus Okinawa zurückgekommen bin. Es war nicht nur ritualisiertes Vitamin L, sondern echte Herzlichkeit, die ich erlebt habe. Und eine zerrissene Kultur, eine Kultur zwischen Überlieferung und Globalisierung. Nirgendwo ist mir so deutlich geworden, welch große Rolle Traditionen für die Lebenserwartung Einzelner und für Langlebigkeitszonen allgemein spielen.

Die Menschen werden immer älter. Eine Binsenwahrheit. Der Hauptgrund dafür ist die technische Entwicklung der letzten Jahrzehnte und Jahrhunderte. Im 19. Jahrhundert entdecken Mediziner das unsichtbare Reich der Viren und Bakterien. Die daraus resultierenden Hygienemaßnahmen drücken die Sterberaten in Krankenhäusern drastisch. Im 20. Jahrhundert wird die menschliche Fortbewegung revolutioniert. Während beispielsweise ein Herzinfarktpatient früher auf dem entlegenen Hof erst auf einen Karren geladen und dann mühsam zum Arzt in 20 Kilometer Entfernung gebracht werden musste, ist der Krankenwagen heute zumeist nach wenigen Minuten vor Ort. Und in den Zeiten des Mobilfunks kann auch einem Wanderer in einer entlegenen Gegend schnell geholfen werden. Durch die Nahrungsmittelindustrie sind Hungersnöte in der entwickelten Welt zudem völlig ausgestorben. Läuft also eigentlich alles ganz gut so weit.

Aber es gibt auch die andere Seite. Auf Okinawa sinkt die Lebenserwartung klipp und klar, obwohl viele Rahmenbedingungen dort fraglos besser, viel besser geworden sind. Man muss die Binsenweisheit abändern: Wir würden noch viel älter, wenn wir einerseits den Fortschritt (z. B. in der Medizin) hätten – und wir haben ihn –, andererseits aber auch wieder stärker auf Traditionen setzen würden (beispielsweise in der Ernährung). Früher war nicht alles besser, manches aber doch. Der Fortschritt bringt eine Gewinn- und Verlustrechnung. Zu den negativen Konsequenzen des Fortschritts zählen ernährungstechnische Fehlentwicklungen: Fast Food, Fertiggerichte und Chemielabormixturen verlängern das Leben nicht, sondern sorgen dafür, um es zynisch zu sagen,

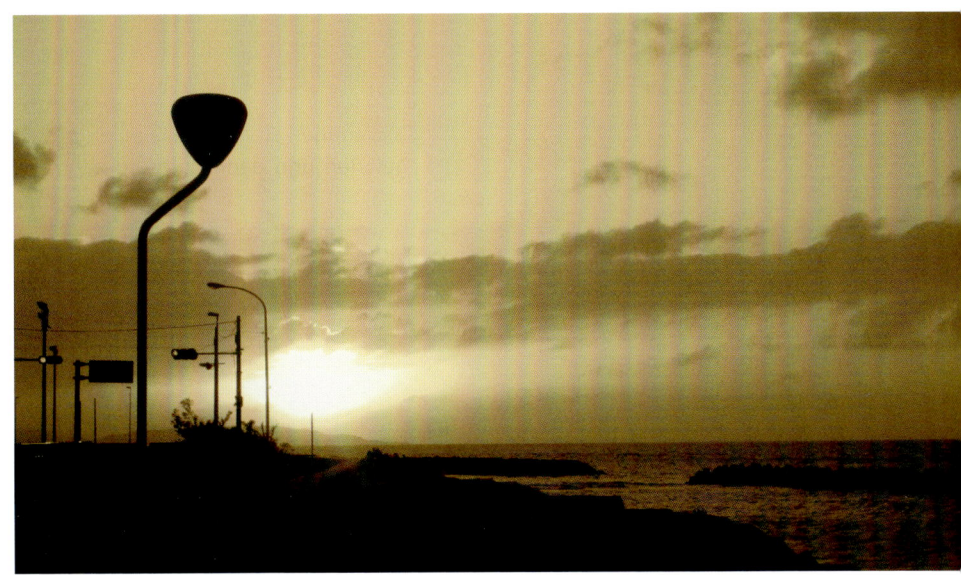

dass Diabetes-, Herz-Kreislauf- und Krebs-Forschern die Arbeit nicht ausgeht. Fortschritt ist nicht per se etwas Gutes, Fortschritt kann auch Fortschrott sein.

Wir leben in einer sehr reichen Welt. Die 100-Jährigen von Okinawa, Ikaria und Sardinien sind dagegen in vergleichsweise sehr armen Verhältnissen aufgewachsen. Ihr naturnahes, kärgliches Leben hat sie zu Überlebenden gemacht, während wir mitunter an unserem Überfluss ersticken. Wir können das Rad der Geschichte nicht zurückdrehen – und sollten es auch gar nicht wollen, aber wir können in unsere moderne Lebensweise ein paar bewährte Elemente einbauen.

Profitieren wir von beidem. Vom Fortschritt und von der Tradition. So können wir älter werden, als wir es selbst für möglich halten.

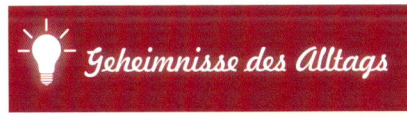

NEU UND ALT IM EINKLANG:

- technische und medizinische Weiterentwicklungen dankbar annehmen
- traditionelle Aspekte des Lebensstils bewahren

DIE GESUNDHEITS-KARTE

Vier Stationen für mehr Lebensqualität

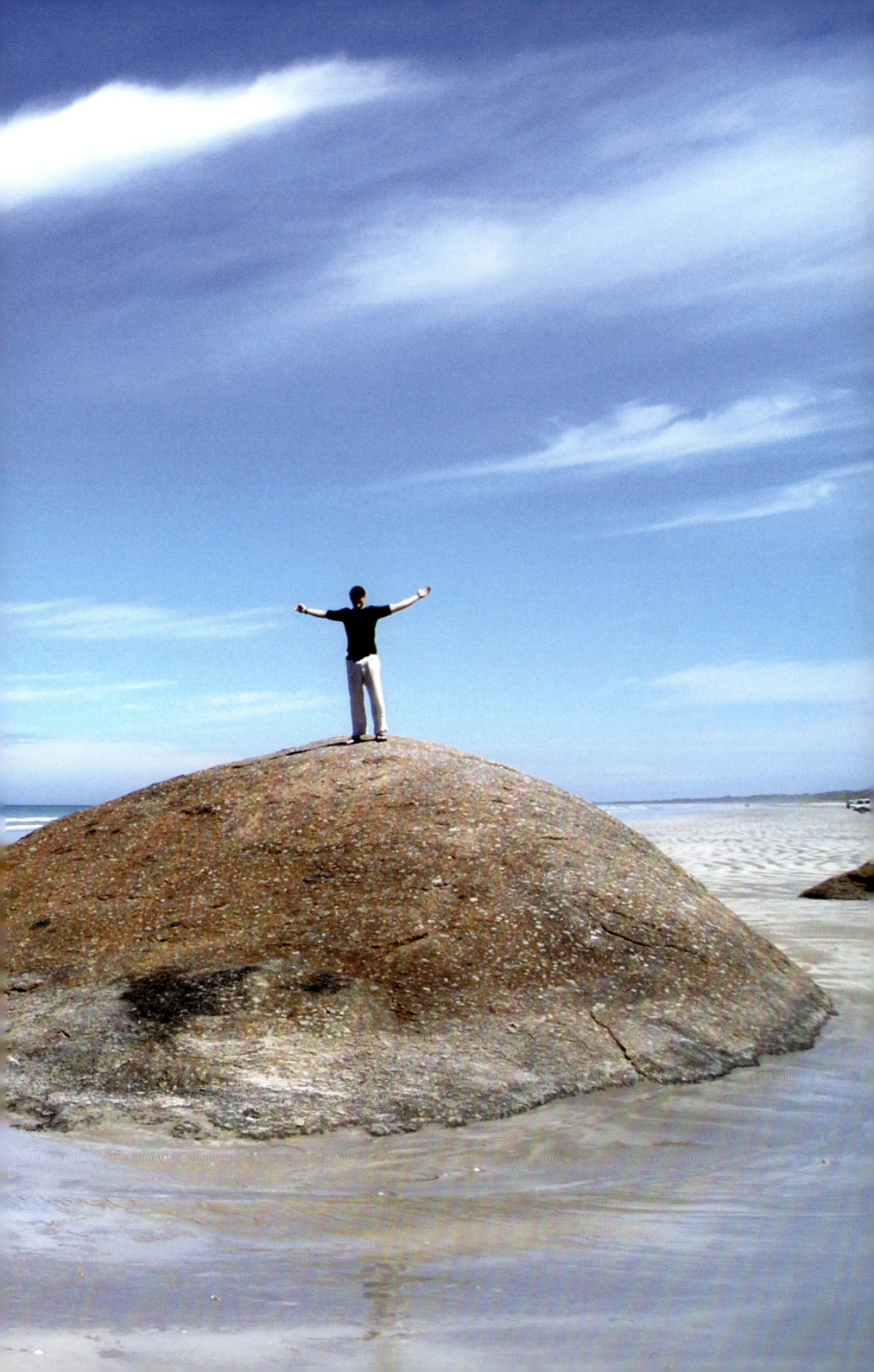

WHID?

Weg als körperlichen, seelischen und geistigen Proviant benötigt. Im Folgenden möchte ich Ihnen die Resultate meiner Reisen noch einmal konkret aufzeigen.

Was soll das jetzt wieder? Nun ja, Sie stellen sich womöglich schon länger die Whid-Frage: Was habe ich davon? Vier Völker, gut und schön, aber was bringt Ihnen das Ganze?

Ich hoffe, dass Sie beim Lesen der folgenden Seiten erkennen, dass Sie schon längst genug wissen, um einen gesunden Weg ins hohe Alter einzuschlagen. Meine vier Reiseberichte enthalten alles, was man auf diesem

Pralles Leben statt kaltes Labor

Ich bin der Meinung, dass man nicht irgendwelchen im Labor entwickelten Theorien nachlaufen sollte. Ein Chemiker findet heraus, dass dieser oder jener Stoff, den man in diesen oder jenen Lebensmitteln findet, nun wirklich ganz hervorragend ist und in großen Mengen konsumiert werden

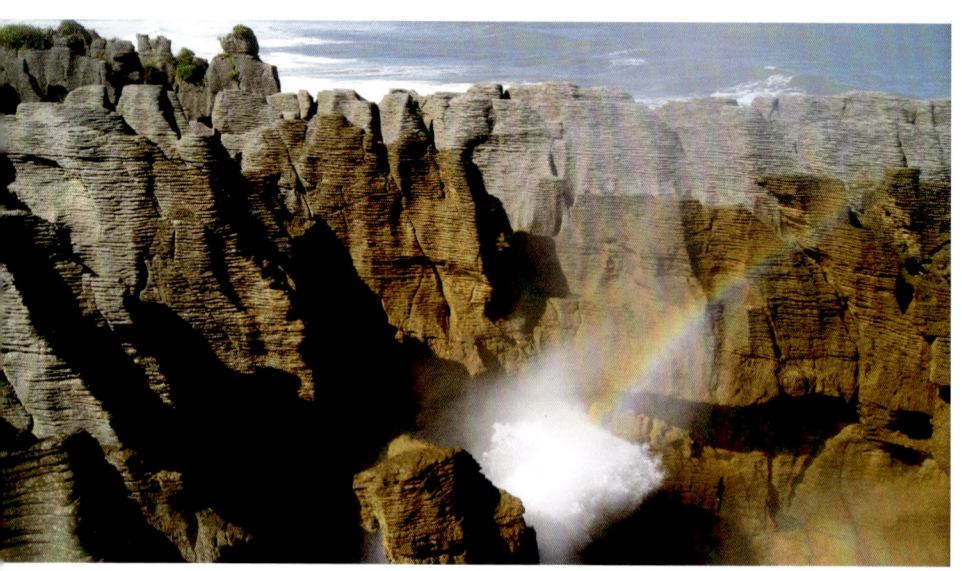

sollte. Oder das Gegenteil: Dieser oder jener Stoff ist schädlich und sollte eine bedeutend geringere Rolle in unserer Ernährung spielen. Ich will gar nicht behaupten, das alles sei gänzlich falsch. Ich selbst habe Ihnen beispielsweise von Transfetten abgeraten und Ihnen Lebensmittel mit sekundären Pflanzenstoffen ans Herz gelegt. Aber kein Element unserer Nahrung ist das Böse schlechthin, kein in Lebensmitteln enthaltener Stoff ist der absolute Gesundheitsgarant – vielmehr geht es um ganzheitliche Konzepte, die über unsere Gesundheits- und Lebensspanne entscheiden. Und das heißt auch: Nicht allein die Ernährung zählt.

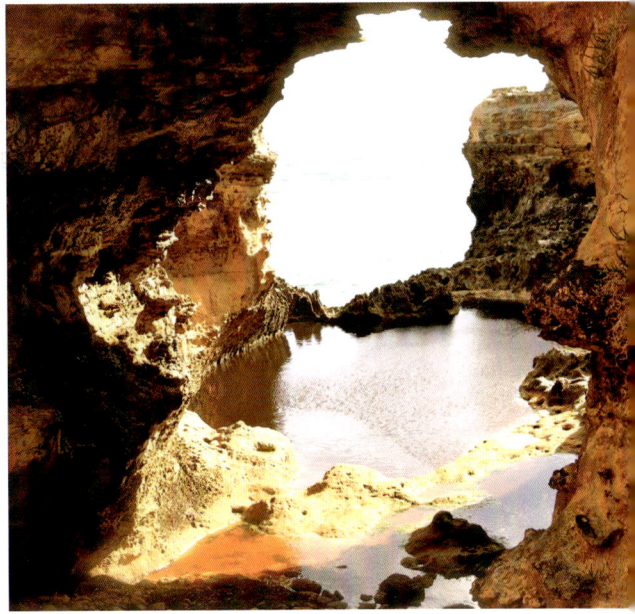

Fast alle Sarden, Ikarier, Okinawaner und selbst die meisten Loma Lindaner wissen kaum etwas oder gar nichts über Omega-3-Fettsäuren, Resveratrol und Mikronährstoffe. Manchen ist selbst die Unterscheidung von Fetten, Eiweißen und Kohlenhydraten ein Buch mit sieben Siegeln. «Just do it!» könnte man ihr Lebensmotto nennen. Sie zählen keine Kalorien, folgen keinen Diätempfehlungen und konsultieren keine Ernährungsratgeber. Mit anderen Worten: Sie machen alles richtig.

Mit Karte und Kompass

Die Landschaften, die ich gesehen habe, die Menschen, die ich kennengelernt habe, die regional typische Ernährung – das alles lässt sich nicht auf einen einfachen Nenner bringen. Und ich verspreche Ihnen: Ich werde einen solchen Nenner auch nicht erzwingen. Stattdessen möchte ich Ihnen etwas Wichtiges mit auf Ihren weiteren Weg geben. Etwas recht Kleines und Handliches, das der Marschallstab im Tornister sein kann: eine Gesundheits-Karte und einen Langlebigkeits-Kompass. Zwei Instrumente zur Orientierung.

LANGES LEBEN
à la carte

zu den Langlebigkeitszonen bereits begegnet. Nun lade ich Sie erneut zu einer Reise ein, diesmal jedoch nicht nach Regionen, sondern nach Themen geordnet. Erkunden wir gemeinsam die Gesundheits-Karte mit ihren vier Stationen Ernährung, Bewegung, Psyche und Umfeld. Alle vier Bereiche sind lebens-, ja überlebenswichtig. Eben die grundlegenden Faktoren für unser Altwerden und Gesundbleiben.

Sie sind mit mir einmal um die ganze Welt gereist, haben viele neue Menschen sowie deren Verhaltensweisen, Bräuche und Traditionen kennengelernt. Doch was ist es nun genau, das ein langes und gesundes Leben ausmacht?

Um es klar zu sagen: Eine Zauberformel, die uns garantiert 100 Jahre und älter werden lässt, gibt es nicht. Dafür stieß ich in den vier Langlebigkeitszonen immer wieder auf etwas, das ich «die Erfolgsrezepte der 100-Jährigen» nenne: eine Kombination scheinbar universeller Prinzipien, die in ihrer Gesamtheit ein langes, gesundes Leben ermöglichen.

Diese Prinzipien lassen sich vier Lebensbereichen zuordnen: Ernährung, Bewegung, Psyche und Umfeld. Jedem dieser Bereiche sind Sie auf den Seiten

Wählen Sie Ihre Favoriten

Mit der Gesundheits-Karte biete ich Ihnen kein starres Konzept an (tun Sie x, y und z, dann …). Ich möchte Sie vielmehr ermutigen, von den Erfolgsrezepten der Lebensweltmeister zu profitieren, indem Sie sich aus jedem der vier Bereiche das auswählen, was Ihnen für Ihre eigene Lebensreise passend und sinnvoll erscheint. Ziel ist es, dass Sie je nach persönlichem Bedarf an den «Schrauben» Ihres Alltags drehen und größere oder kleinere Veränderungen vornehmen, ohne in ein Zwangssystem aus Vorschriften und Verboten hineinzugeraten. Entdecken Sie stattdessen Ihren ganz persönlichen Weg, um gesünder und länger zu leben.

«DIE GESUNDHEITS-KARTE ZEIGT IHNEN DIE ERFOLGS-REZEPTE DER 100-JÄHRIGEN AUF EINEN BLICK.»

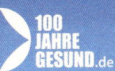

GESUNDHEITS-KARTE

ERNÄHRUNG

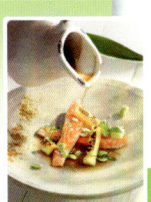

- Traditionelle «Überlebensmittel» in traditionellen Mengen
- Als Ergänzung bewährte Zutaten aus anderen Regionen
- Basis: Obst und Gemüse
- Öfter mal Pause vom Essen
- «Hara hachi bu»

BEWEGUNG

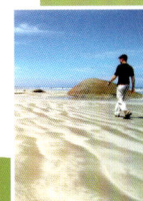

- Regelmäßige, in den Alltag eingebundene Bewegung
- Durch körperliche Aktivität mind. 2.000 bis 3.000 Kalorien pro Woche verbrauchen
- Gärtnern
- Strukturiertes Krafttraining
- «Nature Walks»

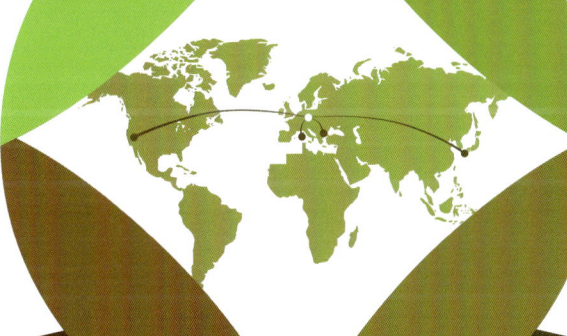

- Soziale Netze
- Familie
- Arbeit
- Glaubensgemeinschaften
- «Moais»

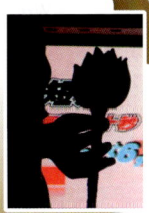

UMFELD

- Arbeiten mit Sinn und ohne Burnout
- Power-Naps
- Sabbal
- Ikigai
- «That's why god gave us tomorrow»

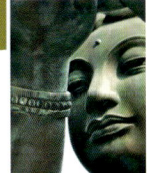

PSYCHE

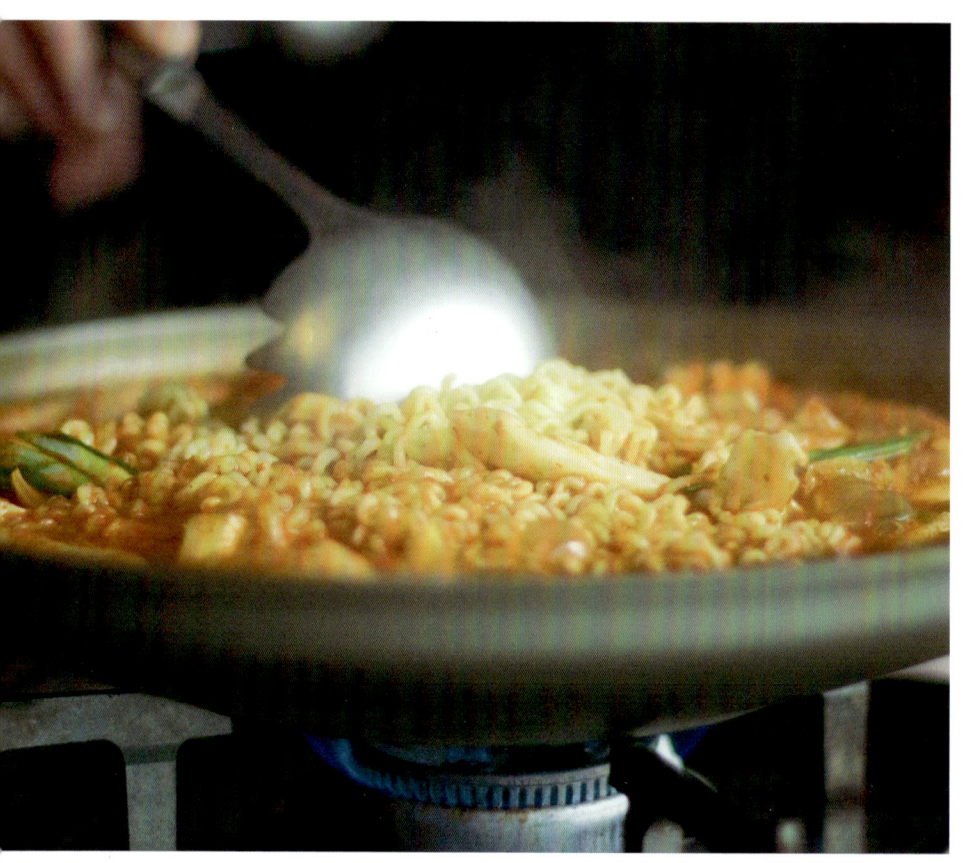

Unterschiedliches gemeinsam

Rotwein, Pecorino, Wildschweinschinken, Favabohnen und Torrone, Obst und Gemüse, Gemüse und Obst und immer wieder Obst und Gemüse gehören zum täglichen Brot des sardischen Hochlands. Alkohol- und Nikotinabstinenz, geringer Fleisch-, hoher Nusskonsum, Hülsenfrüchte, Vollkorn- und Sojaprodukte, Fisch, Tomaten und anderes Gemüse sowie viel Wasser gehören zum typischen Speiseplan der kalifornischen Adventisten. Auf Ikaria kommt man nicht an vielen Bohnen, noch mehr wildwachsenden Gemüsen und Kräutern sowie Olivenöl vorbei, dazu gibt es beispielsweise alles von der Ziege aus eigener Haltung. Bittermelone, Süßkartoffel, Schwein, Tofu, tonnenweise Gemüse, alles aus dem Meer sowie Tee, Tee und noch mal Tee sind mir im fernen Okinawa reichhaltig begegnet. Vier sehr unterschiedliche Profile, die allerdings auch Gemeinsamkeiten aufweisen. Gemüse steht überall weit oben auf der Liste, tierische Produkte halten sich in Grenzen und stammen größtenteils nicht aus lebensmittelindustrieller Haltung. Zudem gibt es beispielsweise überall irgendeine Form der Kalorienrestriktion, in ritualisierter Reinform jedoch allein auf Okinawa.

Kraftvoll durch den Alltag

Auch in Sachen Bewegung, Psyche und Umfeld sehen wir ein ähnliches Bild. Die Wege sind verschieden, die Ergebnisse ähneln sich. Typisch für alle vier Regionen ist moderate, aber regelmäßige Bewegung, die auffällig selten gleichzeitig Sport ist. Die Inselbewohner des Mittelmeers und der Ostchinesischen See verbrennen ihr Kalorienpensum hauptsächlich während der täglichen Arbeit, Okinawaner und Kalifornier gehen aber auch gerne in Fitnesseinrichtungen. Unterm Strich sind sie alle jedoch keine Spitzensportler, sondern Weltmeister des Lebens. Die Pflege der eigenen Psyche ist ebenfalls ein Motiv, das wir überall finden.

Ob Sabbat, Mittagsschlaf, Gärtnern oder eine allgemeine Kultur der Langsamkeit – nirgendwo fehlt eine Form des deeskalierenden Umgangs mit Stress. Dazu kommt eine Einstellung zum Alter, die grundsätzlich positiv ist, anders als in den hektischen Zentren der Zivilisation, wo die Vorstellung des Alters immer ärger ins Negative driftet und der allgemeine Jugendwahn längst sprichwörtlich geworden ist. Und alle Langlebigkeitszentren haben ein dicht gewebtes familiäres, soziales oder kulturelles Netz. Die Basis dafür bilden religiöse Regeln, vor allem in Loma Linda, und jahrhundertealte Traditionen, die zwar teilweise bereits umzingelt und auf dem Rückzug, in gewissen Reservaten aber noch kraftvoll und intakt sind. Ernährung, Bewegung, Psyche und Umfeld sind die Grundpfeiler für Gesundheit und Langlebigkeit. Während sich der letzte Begriff von selbst erklärt, liegen die Dinge beim ersten nicht so klar. Was also ist das: Gesundheit?

«OB SABBAT, MITTAGSSCHLAF, GÄRTNERN ODER EINE ALLGEMEINE KULTUR DER LANGSAMKEIT – NIRGENDWO FEHLT EINE FORM DES ENTSPANNTEN UMGANGS MIT STRESS.»

Gesundheit ALS POL-FRAGE

krank. Und zwar streng genommen fast immer, gesund sind wir dagegen nur selten und lediglich kurzfristig. Aber laufen wir deshalb gleich zum nächsten Arzt oder betteln in der Notaufnahme um ein Klinikbett? Sicherlich nicht.

Gesundheit ist, wenn man gesund ist; wenn man nicht krank ist. So oder ähnlich würde man wahrscheinlich spontan antworten. Aber das hilft natürlich nicht weiter. Genauso wenig wie die Definition der Weltgesundheitsorganisation (WHO). In deren Verfassung wird Gesundheit beschrieben als ein «Zustand vollkommenen körperlichen, geistigen und sozialen Wohlbefindens und nicht allein das Fehlen von Krankheit». Hand aufs Herz – fühlen Sie sich nach diesen Zeilen noch immer gesund? Wohl kaum, denn wahrscheinlich trifft das auf niemanden vollkommen zu. Mit anderen Worten: Wir sind irgendwie alle mindestens ein klein wenig

Zwischen krank und gesund

Eine brauchbarere Füllung des Begriffs Gesundheit gibt der Soziologe Aaron Antonovsky. Von ihm stammt das Modell der «Salutogenese». Im Gegensatz zur herkömmlichen «Pathogenese», die sich mit der Entstehung von Krankheiten befasst, geht es ihm analog um die Entstehung bzw. Erhaltung von Gesundheit (lat. *salus* heißt Gesundheit). Er versteht Gesundheit und Krankheit nicht als Zustände, sondern als parallele Prozesse. Wir sind zugleich gesund und krank. Mal befinden wir uns näher am Pol der Gesundheit, mal mehr am Pol der Krankheit:

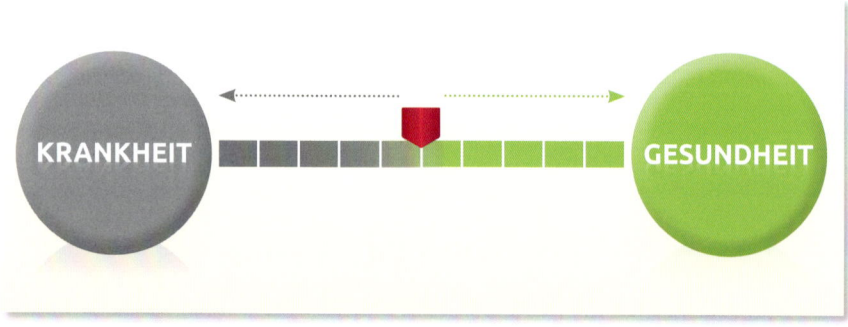

Unser Handeln entscheidet maßgeblich mit darüber, ob wir uns eher auf den einen oder den anderen Pol zubewegen. Antonovskys Salutogenese hat, wie ich meine, viel mit meinem 100-Jahre-gesund-Konzept zu tun. In beiden Fällen gibt es nichts Absolutes, kein Schwarz-Weiß-Denken, sondern ein Manövrieren in diese oder jene Richtung. Eine geringe Drehung des Steuers kann hier wie da zu erheblichen Ergebnissen führen. Und aus beiden Modellen resultieren keine Gesetze, die vorschreiben, wie was zu gehen hat, sondern sie nehmen an, dass es letztlich nur individuelle Lösungen geben kann.

Erster Schritt ohne Vorschrift

Wie das möglich ist, werde ich mit Anregungen, nicht mit Vorschriften vermitteln. Ich bin davon überzeugt, dass die meisten Ernährungsratgeber ihre Leser mit strikten Regeln überfordern. Misserfolge sind so auf Dauer vorprogrammiert. Machen Sie doch stattdessen lieber etwas ganz Einfaches: den ersten Schritt zu mehr Gesundheit. «Dem Gehenden legt sich der Weg unter die Füße», heißt ein wahlweise orientalisches oder chinesisches Sprichwort. Das gilt für die Salutogenese genauso wie für Wohlfühlgewicht, Gesundheit und Langlebigkeit.

«DEM GEHENDEN LEGT SICH DER WEG UNTER DIE FÜSSE.»

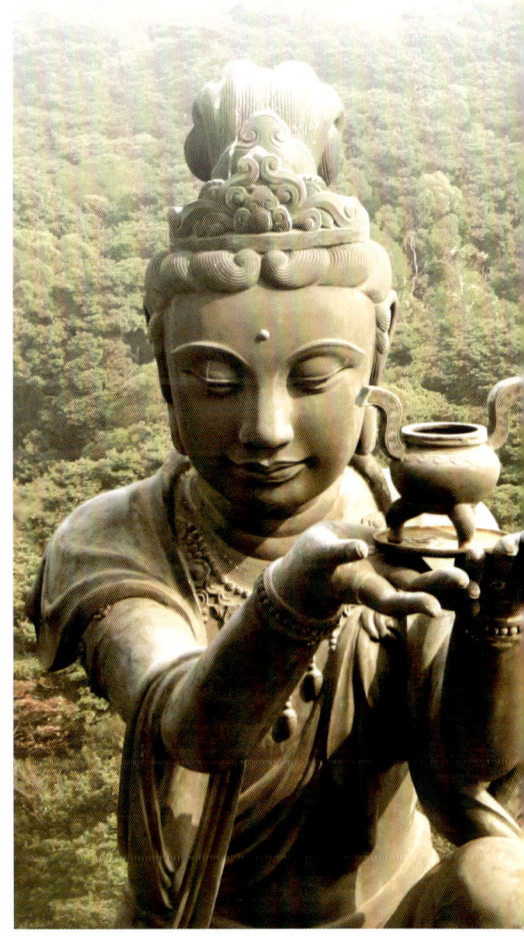

NICHT VIEL, SONDERN DAS *Richtige*

Viele Menschen glauben, sie müssten getreu dem Motto «Von nichts kommt nichts!» große Anstrengungen unternehmen, um ein langes und gesundes Leben zu erreichen. Sie folgen strengen Ernährungsplänen, quälen sich beim Sport bis zum Geht-nicht-mehr. Gehören Sie auch dazu?

Gestatten: Mister 80/20

Ich möchte Ihnen Vilfredo Pareto vorstellen. Pareto war wie Aaron Antonovsky Soziologe. Bekannt geworden ist er als Schöpfer des nach ihm benannten Pareto- oder 80/20-Prinzips. Vereinfacht gesagt lautet es: Aus 20 Prozent der Ursachen resultieren 80 Prozent der Wirkungen; aus den anderen 80 Prozent der Ursachen folgen 20 Prozent der Wirkungen. Pareto unterstellt also eine krasse Asymmetrie zwischen Ursachen und Wirkungen, Aufwand und Ertrag, Investition und Ergebnis.

Konkret entwickelte Pareto sein Prinzip, als er die Vermögensverhältnisse zunächst in Italien, dann in mehreren europäischen Staaten unter die Lupe nahm. Er stellte fest, dass überall eine Bevölkerungsminderheit von circa 20 Prozent satte 80 Prozent der Vermögen besaß – und empfahl sogleich den Banken und Versicherungen, sich vor allem um das reiche Fünftel zu kümmern. Eine Konstellation, die uns ein gutes Jahrhundert später immer noch ziemlich bekannt vorkommen könnte.

Im Anschluss an Pareto wurde sein Prinzip seither auf tausendundeinen Sachverhalt angewandt, teilweise zu Recht, teilweise auch an den Haaren herbeigezogen. Vor allem in ökonomischen Zusammenhängen gibt es zahlreiche Ableitungen, beispielsweise «20 Prozent der Tätigkeiten bringen 80 Prozent des Erfolgs», «20 Prozent der Beratungen bringen 80 Prozent der Entscheidungen» und so weiter.

2,5 Prozent – und gut!

Eine spektakuläre Verschärfung des Prinzips stammt von Timothy Ferriss, einem Querdenker aus dem Fitness- und Ernährungsbereich. Er reiste fünfzehn Monate durch die Welt und führte seine heimische Firma nebenbei in einer Vier-Stunden-Woche. Sie sehen: Im Zentrum von Ferriss' Denken und Handeln steht der Gedanke der Effizienz. Bei seiner Reise um die Welt stellte sich ihm immer wieder das Problem der Verständigung. Er löste es, indem er Paretos Prinzip radikalisierte: 2,5 Prozent des Aufwands erzeugen 95 Prozent der Ergebnisse, verspricht er uns, und erläutert seine kühne These mit seinem eigenen Schnellerwerb fremder Sprachen. Im Spanischen etwa reichen 2.500 oft verwendete Wörter, um 95 Prozent aller Konver-

sationen zu bestreiten. Man kann sie in kürzester Zeit erlernen. Würde man die 95 Prozent steigern wollen, sagen wir auf 98 Prozent, dann müsste man einen Großteil der insgesamt etwa 100.000 spanischen Wörter zusätzlich pauken. Ferriss' Schlussfolgerung: Mit sehr wenig Aufwand kann man fast alles stemmen, für ein Quäntchen mehr benötigt man einen vergleichsweise riesigen Zusatzaufwand.

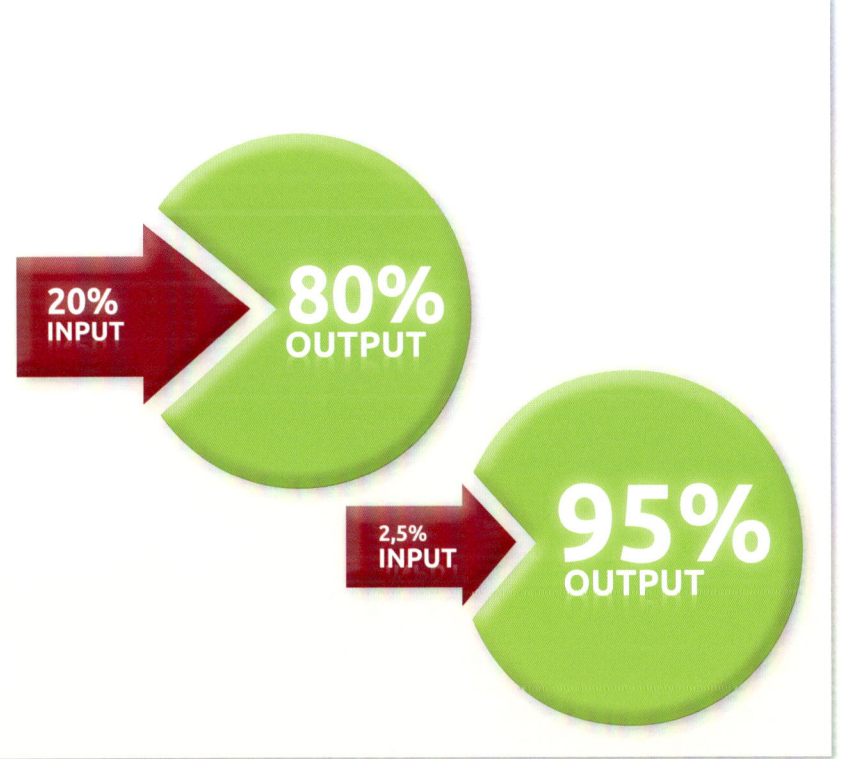

Täglich ein Gramm Prävention

Ob 20 Prozent Aufwand und 80 Prozent Effekt oder 2,5 Prozent Einsatz und 95 Ertrag – richtig an all diesen Überlegungen ist, dass man nicht immer viel tun muss, um viel zu erreichen. Aber man muss natürlich wissen, was man tut. Wer in Sachen Ernährung beispielsweise alle Lebensmittel «nutritionistisch» nach ihren Inhaltsstoffen analysiert und den schnell wechselnden Moden hinterherläuft, wird ein Unmaß an Energie investieren müssen – wie ich meine, ohne viel dafür zurückzubekommen. Wer sieben Tage die Woche mehrere Stunden hart trainiert, tut zu viel und handelt sich ein schlechtes Kosten-Nutzen-Verhältnis ein. Gezielt dosierte Bewegung allein ist nachhaltig: Am besten jeden Tag ein Gramm Prävention, dann kann man sich die tonnenschwere Reha schenken. Und auch in Sachen Psyche (Innenwelt) und Umfeld (Außenwelt) sieht es nicht anders aus. Wer tausend Facebook-Freunde hat, hat möglicherweise gar keine, wer dagegen eine Handvoll zu jeder Tages- und Nachtzeit anrufen kann, der hat ein starkes Gefühl der Sicherheit. Wer sich rund um die Uhr um sein Gewicht, seine Fitness, seine Gesundheit, seine Lebenserwartung sorgt, gramgebeugt den ganzen Tag und die halbe Nacht am Hadern ist, der tut ganz sicher das Falsche.

Minimaler Aufwand, maximaler Effekt

«Der Anfang ist die Hälfte vom Ganzen», hat Aristoteles gesagt. Wie wahr! Oftmals blockiert man sich selbst, indem man sich unglaublich viel vornimmt – um dann daran zu scheitern, den ersten Schritt hinzubekommen. Komplizierte Ernährungs- und Diätprogramme verhindern oft genug nicht nur diesen so wichtigen ersten Schritt, die erste Hälfte vom Ganzen, sondern auch die zweite, weil die Abnehmwilligen das Programm nicht durchhalten. Es wird zunächst immer wieder durchbrochen und schließlich ganz zu den Akten gelegt.

Meine Vorschläge sind dagegen sehr einfach. Deshalb funktionieren sie. Und sie haben eine immense Hebelwirkung. Das heißt, kleine Veränderungen bringen große Auswirkungen. Kurz gesagt: minimaler Aufwand, maximaler Effekt.

«AM BESTEN JEDEN TAG EIN GRAMM PRÄVENTION, DANN KANN MAN SICH DIE TONNENSCHWERE REHA SCHENKEN.»

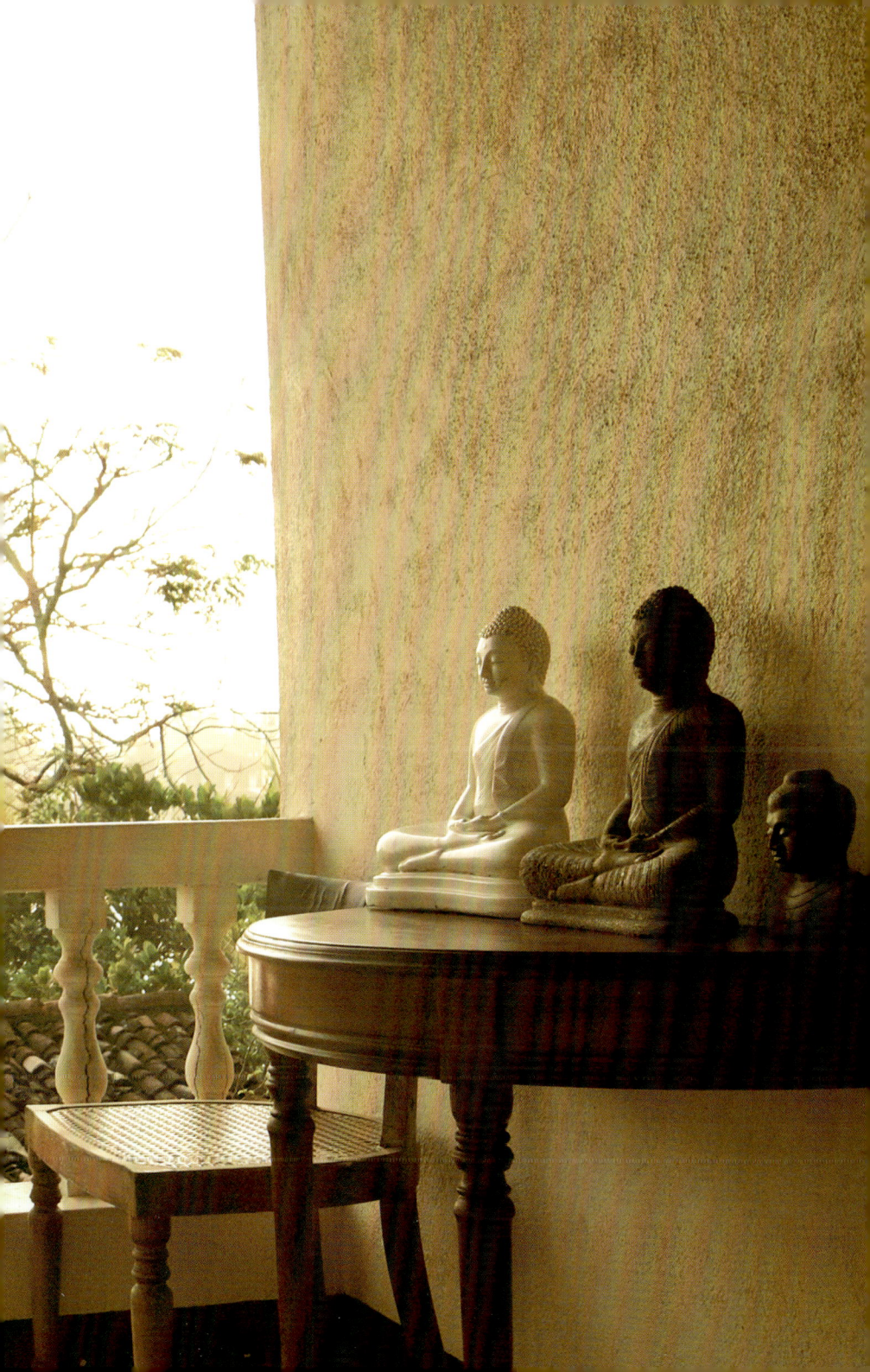

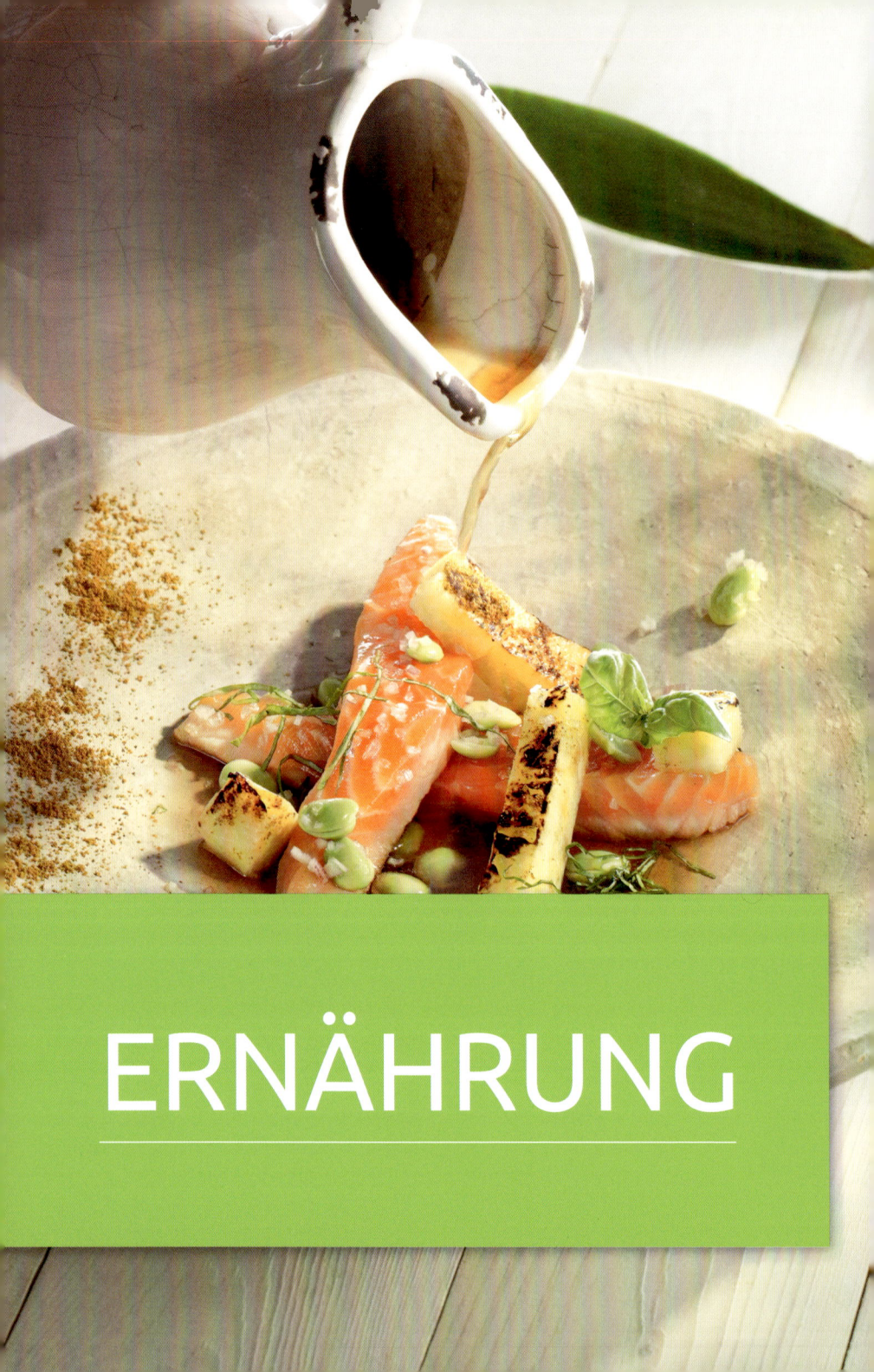

ERNÄHRUNG

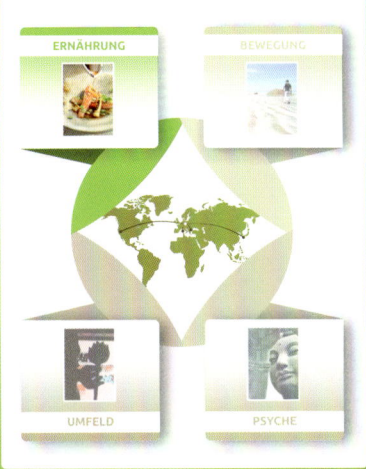

ERNÄHRUNG BEWEGUNG

UMFELD PSYCHE

«ESSEN SIE LEBENSMITTEL.»

MICHAEL POLLAN

Der amerikanische Journalist Michael Pollan bringt es in seinem Bestseller *«Lebensmittel. Eine Verteidigung gegen die industrielle Nahrung und den Diäten-wahn»* auf den Punkt: Wir sollten ausschließlich Lebensmittel zu uns nehmen. Egal ob pflanzlich oder tierisch – Lebensmittel sind Produkte der Natur. Ein beträchtlicher Teil dessen, was wir heute aber tatsächlich verzehren, sind «nahrungsähnliche Ersatzmittel», die mit Natur wenig bis nichts zu tun haben. Der Königsweg zu einer guten Ernährung kann nur darin bestehen, endlich wieder Natürliches zu essen.

Am einfachsten funktioniert das, wenn Sie traditionelle Lebensmittel in traditionellen Mengen zu sich nehmen. Getreu dem Motto «futtern wie bei (Ur-)Großmuttern!» müssen Sie sich jedoch nicht nur auf das kulinarische Erbe Ihrer eigenen Region beschränken, sondern dürfen auch nach Herzenslust bei anderen Kulturen den Topfdeckel lüften.

STEINALT DURCH *Vielfalt*

Mit Rad und Tat gesund genießen

Als praktische Hilfe zur Orientierung möchte ich Ihnen mein Ernährungs-Rad an die Hand geben. Es zeigt auf einen Blick die typischen Überlebensmittel der vier Langlebigkeitszonen. Überall stehen vorwiegend Obst und Gemüse auf dem Speiseplan. Außerdem gibt es weitere Überschneidungen zwischen den Regionen. So essen zum Beispiel die Einwohner von Loma Linda und Sardinien reichlich Nüsse und Schalenfrüchte, während Loma Lindaner und Okinawaner ihre Vorliebe für Fisch und Tofu eint.

Anders als die klassische Ernährungspyramide ist das Ernährungs-Rad eine runde Sache, es unterteilt Lebensmittel nicht in «gut» oder «schlecht», «mehr hiervon» oder «weniger davon». Die einzige Regel lautet: Essen Sie traditionelle Lebensmittel in traditionellen Mengen.

Überlebensmittel sind jedoch kein Privileg der vier Langlebigkeitszonen, vielmehr gibt es rund um den Globus bewährte «Nahrungsschätze», die seit Jahrhunderten das Überleben der Menschen ermöglichen. Wenn Sie also bisher gut mit Ihrer Ernährung gefahren sind, können Sie davon ausgehen, dass sich auf Ihrem Speiseplan bereits einige Überlebensmittel tummeln. Ergänzen Sie diese ganz nach Lust und Laune, indem Sie immer mal wieder am Ernährungs-Rad drehen und sich von den Geheimnissen der 100-Jährigen inspirieren lassen. Schließlich ist Ernährung keine Einbahnstraße. Nicht der gelangt am sichersten ans Ziel, der sich jeden Tag das Gleiche auftischt oder einem strengen Ess-Plan folgt. In der Abwechslung liegt das Glück des langen Lebens. Eine variantenreiche Zusammenstellung versorgt Sie zuverlässig mit allen Nährstoffen, macht Nahrungsergänzungen überflüssig.

Am besten beschaffen Sie Ihre Lebensmittel direkt vom Erzeuger, unterstützen damit kleine lokale und regionale Produzenten. Nicht immer finden Sie diese gleich um die Ecke, etwa für Tofu. Doch wo sich vergleichbare Alternativen in der Nähe bieten, greifen Sie gern beherzt zu.

«EINE RUNDE SACHE: IM ERNÄHRUNGS-RAD SEHEN SIE DIE TYPISCHEN ÜBERLEBENSMITTEL.»

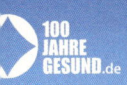
100 JAHRE GESUND.de

ERNÄHRUNGS-RAD

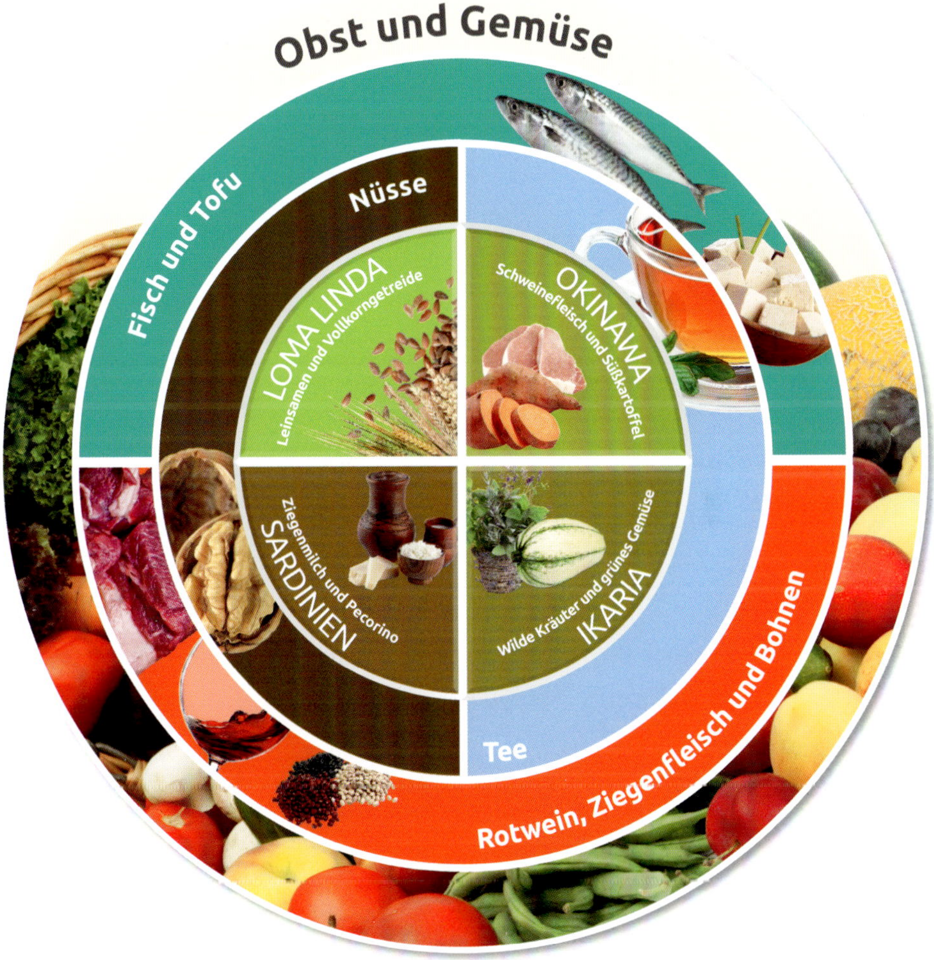

Obst und Gemüse

Fisch und Tofu

Nüsse

LOMA LINDA
Leinsamen und Vollkorngetreide

OKINAWA
Schweinefleisch und Süßkartoffel

SARDINIEN
Ziegenmilch und Pecorino

IKARIA
Wilde Kräuter und grünes Gemüse

Tee

Rotwein, Ziegenfleisch und Bohnen

Schwer zu haben

Fettsäuren, Vitamine, Mineralstoffe – sie alle mögen zur Ernährung des Menschen gehören, als separierte Einzelbestandteile nützen sie allerdings nichts bis gar nichts. Nur ganze, hochkomplexe Lebensmittel bieten alles, was wir brauchen. Allerdings ist es nicht ganz einfach, an sie heranzukommen, schließlich werden wir von der Industrie mit Nahrungsschrott geflutet, natürliche oder naturnahe Lebensmittel sind dagegen schwer zu finden. Sie kommen am ehesten aus dem eigenen Garten, der allerdings selten ist. Und dass aus einem Lebens- ein Überlebensmittel wird, ist voraussetzungsreich. Das fängt bei der Bodenqualität an und hört bei der richtigen Ernte noch lange nicht auf …

Gerade bei tierischen Erzeugnissen ist es schwierig, vernünftige Produkte zu finden. Die Redensart «Man ist, was man isst» gilt nicht erst für den Menschen, sondern schon für die von ihm konsumierten Tiere. Sie müsste also eigentlich heißen: «Man ist, was es isst, was man isst. Grasgefüttertes Rind ist besser als eines, das gepresste Mast-Pellets inklusive Anabolika und Antibiotika zu verdauen hat. Man sollte sich also auch fragen, wie dieses oder jenes Lebensmittel entstanden ist. Rind ist nicht gleich Rind, Zucchini nicht gleich Zucchini. Diese Perspektive nehmen wir allerdings in den seltensten Fällen ein.

Tierisch lecker

Tiere verfügen noch über den Instinkt, der uns abhandengekommen ist. Als ich einmal in Italien (nicht auf Sardinien) in einer Berghütte mit Freunden Urlaub machte, war es nicht ganz leicht, Lebensmittel zu besorgen, denn unsere Hütte lag fernab der Zivilisation. Da es dort auch keinen Kühlschrank gab, musste der Käse, den wir kauften, immer bald verzehrt werden. Jedes Mal, wenn wir unsere Behausung verließen, verschwand der leckere einheimische Käse in kürzester Zeit. Es stellte sich heraus, dass der Dieb eine Katze war, die in der Umgebung herumstromerte. Während sie das Mausen beim guten einheimischen Käse nicht lassen konnte, blieb jener vom Supermarkt stets unangetastet. Wie ich vermute, hat die Katze keineswegs Ernährungswissenschaften studiert, wusste aber instinktiv, was ihr gut tut – und was nicht …

Mehr, mehr, mehr?

Zu Pollans Ratschlägen gehört auch, «nicht zu viel» zu essen. Das klingt simpel, doch diese Fähigkeit ist uns ebenfalls weitgehend verloren gegangen – beziehungsweise durch Pseudo-Lebensmittel aus dem Labor abtrainiert worden, so dass unser Körper willenlos nach mehr, mehr und nochmals

«NATÜRLICHE ODER NATURNAHE LEBENS-MITTEL SIND SCHWER ZU FINDEN. WOCHEN-MÄRKTE, HOFLÄDEN ODER LIEFERDIENSTE FÜR BIO-PRODUKTE BIETEN DA EINE GUTE ALTERNATIVE.»

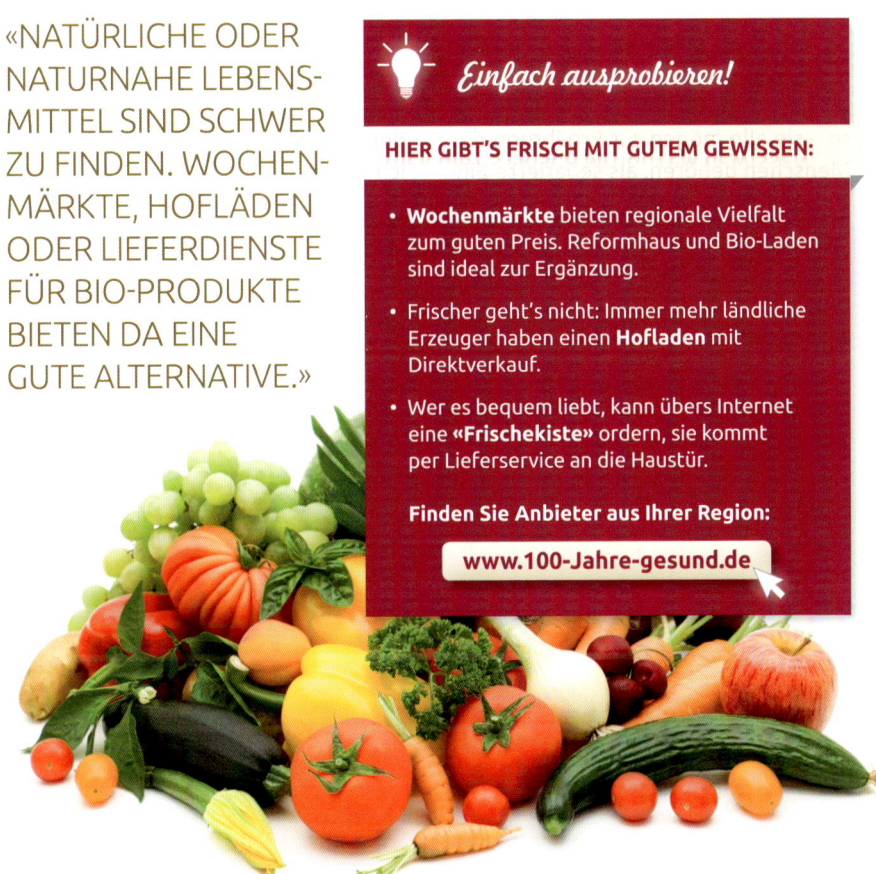

Einfach ausprobieren!

HIER GIBT'S FRISCH MIT GUTEM GEWISSEN:

- **Wochenmärkte** bieten regionale Vielfalt zum guten Preis. Reformhaus und Bio-Laden sind ideal zur Ergänzung.

- Frischer geht's nicht: Immer mehr ländliche Erzeuger haben einen **Hofladen** mit Direktverkauf.

- Wer es bequem liebt, kann übers Internet eine **«Frischekiste»** ordern, sie kommt per Lieferservice an die Haustür.

Finden Sie Anbieter aus Ihrer Region:

www.100-Jahre-gesund.de

mehr schreit. Im Gegenwind dieser Konditionierung wird jeder Einzelne seinen Weg finden müssen, satt zu werden und dabei den Genuss nicht zu kurz kommen zu lassen. Wir Menschen des überflussgeplagten Westens nehmen täglich etwa 1,2 Kilogramm Nahrung zu uns. Satt macht uns diese Menge entweder durch die Kaloriendichte oder schlicht durch das Volumen. 1,2 Kilogramm Nuss-Nougat-Creme sind offensichtlich nicht erstrebenswert, 1,2 Kilogramm Gurke machen aber erstens auch nicht glücklich und zweitens nicht nachhaltig satt. Eine gute Ernährung kann nur in der gelungenen Vermittlung von Nahrungsvolumen und Kaloriendichte bestehen.

ÖFTER *Pause* VOM ESSEN

Fasten hat in der Geschichte des Menschen eine lange Tradition. Wir erinnern uns: Die «Mittelmeerdiät» war in gesundheitlicher Hinsicht auch deswegen so erfolgreich, weil in den mediterranen Gefilden häufig gefastet wurde, insbesondere in Griechenland. Doch es ging bereits viel früher los: Urzeitliche Jäger erlegten vor Tausenden von Jahren ein Tier, aßen sich daran satt, und dann hieß es warten bis zum nächsten Coup. In dieser natürlichen Fastenzeit wurden die eingelagerten Pölsterchen wieder abgebaut und aufgebraucht. Religiöse Formen des Fastens gibt es in allen Kulturen, und auch das Heilfasten ist zu allen Zeiten und in allen Zivilisationen gepflegt worden. Mit einer Ausnahme: unserer heutigen Welt, in der die Nahrungsmittelindustrie mit ihrem lautstarken Marketing ein immenses Interesse daran hat, dass wir immer futtern, aber nie fasten.

Kurzfasten – die Alternative

Doch es lohnt sich, öfter mal eine Pause vom Essen einzulegen. Wissenschaftler haben nachgewiesen: Menschen, die wenig Kalorien zuführen und gleichzeitig ihre körperlichen und emotionalen Bedürfnisse ausreichend decken, leben gesünder und länger. In den Langlebigkeitszonen habe ich dafür unterschiedliche Strategien beobachtet. Auf Okinawa essen die Menschen einfach jeden Tag relativ wenig. Die Bewohner von Ikaria feiern hingegen häufiger und schlagen dabei gelegentlich über die Stränge. Kompensiert wird ein solches Zuviel an Schmaus durch ausgedehnte Fastenzeiten.

In unserem Kulturkreis finden es die meisten Menschen sehr schwer, dauerhaft mit weniger Essen auszukommen. Und auch die Aussicht auf wochenlanges Fasten erscheint uns kaum verlockend. Trotzdem muss man nicht auf die positiven Effekte verzichten. Denn es gibt auch das sogenannte «Intermittierende Fasten», bei dem man für einen kürzeren Zeitraum keine Nahrung zu sich nimmt. Daher lässt es sich unkompliziert in den Alltag integrieren.

«ES GIBT FASTEN-METHODEN, DIE SICH SEHR LEICHT IN DEN ALLTAG INTEGRIEREN LASSEN.»

Fakten, die fürs Fasten sprechen

Wie funktioniert das Kurzfasten und warum ist es überhaupt so wirksam? Schauen wir uns dafür zunächst die Auswirkungen von Essen und zeitweiligem Nicht-Essen auf unseren Stoffwechsel an: Sobald wir Nahrung zu uns nehmen, vor allem Kohlenhydrate und hier besonders einfache Zucker wie unseren weißen Haushaltszucker, schießt der Insulinspiegel nach oben. Überschüssige Energie wird vom Körper in Form von Fett und Glycogen, einem Speicherzucker, eingelagert.

Während einer 24-stündigen Fastenzeit sinkt der Insulinspiegel um 70 Prozent. Stattdessen übernimmt der Gegenspieler des Insulins die Regie: das ebenfalls in der Bauchspeicheldrüse gebildete Hormon Glucagon. Durch seinen Einfluss wird die eingelagerte Energie erst freigesetzt, dann verwertet. Unser Körper schaltet in den Verbrennungsmodus und hurra! – wir bauen lästige Fett- und Zuckerdepots ab.

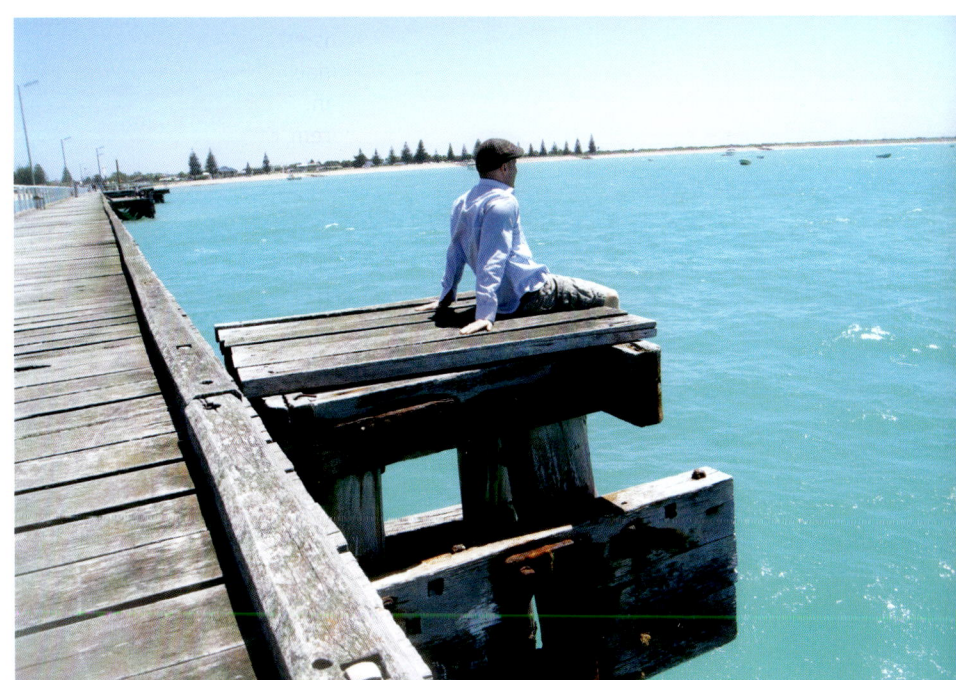

Die bekanntesten Varianten des Kurzfastens

«LEAN GAINS» 16/8

(nach Martin Berkhan)

Täglich 14 bis 16 Stunden fasten, währenddessen sind nur kalorienfreie Getränke erlaubt (Wasser, Tee, Kaffee ohne Milch und Zucker). In den restlichen acht bis zehn Stunden werden die kompletten Kalorien des Tages aufgenommen.

Ideal für Einsteiger Der Schlaf zählt beim Fasten mit. Einfach z. B. morgens das Frühstück weglassen und dann am Mittag mit der ersten Mahlzeit des Tages starten.

«THE WARRIOR DIET» 20/4

(nach Ori Hofmekler)

Bei dieser Variante wird 20 Stunden gefastet. Anschließend darf man vier Stunden lang essen, um die Kalorienmenge für den ganzen Tag aufzunehmen. Besonders wichtig ist dabei, nicht nur Kuchen oder Pommes zu futtern, sondern auf genügend Nährstoffe zu achten.

Knabbern erlaubt Neben kalorienfreien Getränken sind hier während des Fastens auch Gemüsesäfte und -rohkost zulässig. Beliebt bei Sportlern.

«ALTERNATE DAY FASTING» 36/12 (ADF)

Wer nach dem ADF-Plan fastet, isst einen kompletten Tag lang nichts. Fängt man damit morgens an, geht man abends hungrig ins Bett und kommt zusammen mit der Schlafdauer auf eine Fastenzeit von bis zu 36 Stunden. Anschließend bleiben zwölf Stunden, in denen wieder normal gegessen werden kann. So nimmt man auf zwei Tage gerechnet eine deutlich geringere Menge an Kalorien zu sich.

Zu viel des Guten Ich rate von dieser Methode ab – die lange Hungerzeit stresst den Körper zu stark.

«EAT STOP EAT» 24/0

(nach Brad Pilon)

Hier dauert die Fastenzeit ein- bis zweimal pro Woche 24 Stunden am Stück. Man muss nicht einen Tag von morgens bis abends mit dem Essen aussetzen, sondern nimmt z. B. am ersten Tag um 15 Uhr die letzte Mahlzeit zu sich, am nächsten Tag beginnt man zur gleichen Zeit wieder.

Braucht Disziplin Die ausgefallene Nahrung nicht durch hemmungslose Schlemmerei aufholen. Um Heißhunger vorzubeugen, sollte die erste Mahlzeit nach dem Fasten fett- und eiweißbasiert sein, wie z. B. ein Omelett mit Schafskäse.

Mein Favorit

Lässt Muskeln wachsen

Intermittierendes Fasten hilft noch auf andere Weise, ein gesundes Körpergewicht zu erreichen und zu halten. Es steigert die körpereigene Produktion des Wachstumshormons HGH um 1.300% bei Frauen und 2.000% bei Männern! Das Hormon lässt die Fettdepots in unseren Zellen schmelzen, baut gleichzeitig Muskeln auf. Eine prima Sache, denn die Muskulatur ist nötig, um Fett zu verbrennen. HGH vergrößert also gleichzeitig die Verbrennungsöfen, während es Benzin ins Feuer gießt. Man muss natürlich auch etwas dafür tun. Wer drei Mal pro Woche regelmäßig bei einem strukturierten Krafttraining die Muskeln spielen lässt, profitiert optimal vom Fasten. Strukturiertes Krafttraining heißt, dass der Widerstand und/oder die Zahl der Wiederholungen schrittweise gesteigert werden.

Der Körper holt sich beim Fasten die nötige Energie aus den eigenen Fettreserven. Die Muskulatur bleibt, das Fett geht. Außerdem kann das zeitweilige Nicht-Essen Gefäßkrankheiten wie Thrombose oder Arteriosklerose sowie Entzündungen vorbeugen. Und es senkt die Konzentration freier Radikale in den Zellen. Das erfreuliche Ergebnis: Wir altern langsamer, bleiben länger gesund.

Wer sollte lieber nicht?

Fasten kann jeder, der gesund ist und sich wohlfühlt. Diabetiker, Menschen mit niedrigem Blutdruck sowie schwangere oder stillende Frauen sollen keinesfalls fasten. Personen, die unter gesundheitlichen Einschränkungen leiden, halten zuvor bitte Rücksprache mit ihrem Arzt.

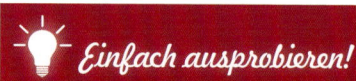

Einfach ausprobieren!

IMMER NACH BAUCHGEFÜHL:

Ich mache etwa alle zwei Jahre eine 7-tägige Fastenkur – mit Auszeit in der Natur und viel Ruhe zur inneren Einkehr. Außerdem baue ich immer mal Fastentage ein, ganz nach Lust und Laune. Wichtig dabei: Ich faste eher aus einem Bauchgefühl heraus und nicht das ganze Jahr über. Am liebsten mag ich die «Eat Stop Eat»-Variante: Ich wende sie bei Bedarf einmal pro Woche an. (Zweimal pro Woche ist nur sinnvoll, wenn Sie viel Körperfett verlieren möchten, ohne den Stoffwechsel zu verlangsamen.) Auch «Lean Gains» fällt mir leicht, deshalb nutze ich diesen Plan für eine oder mehrere Wochen im Jahr.

«DURCH FASTEN ALTERN WIR LANGSAMER UND BLEIBEN LÄNGER GESUND».

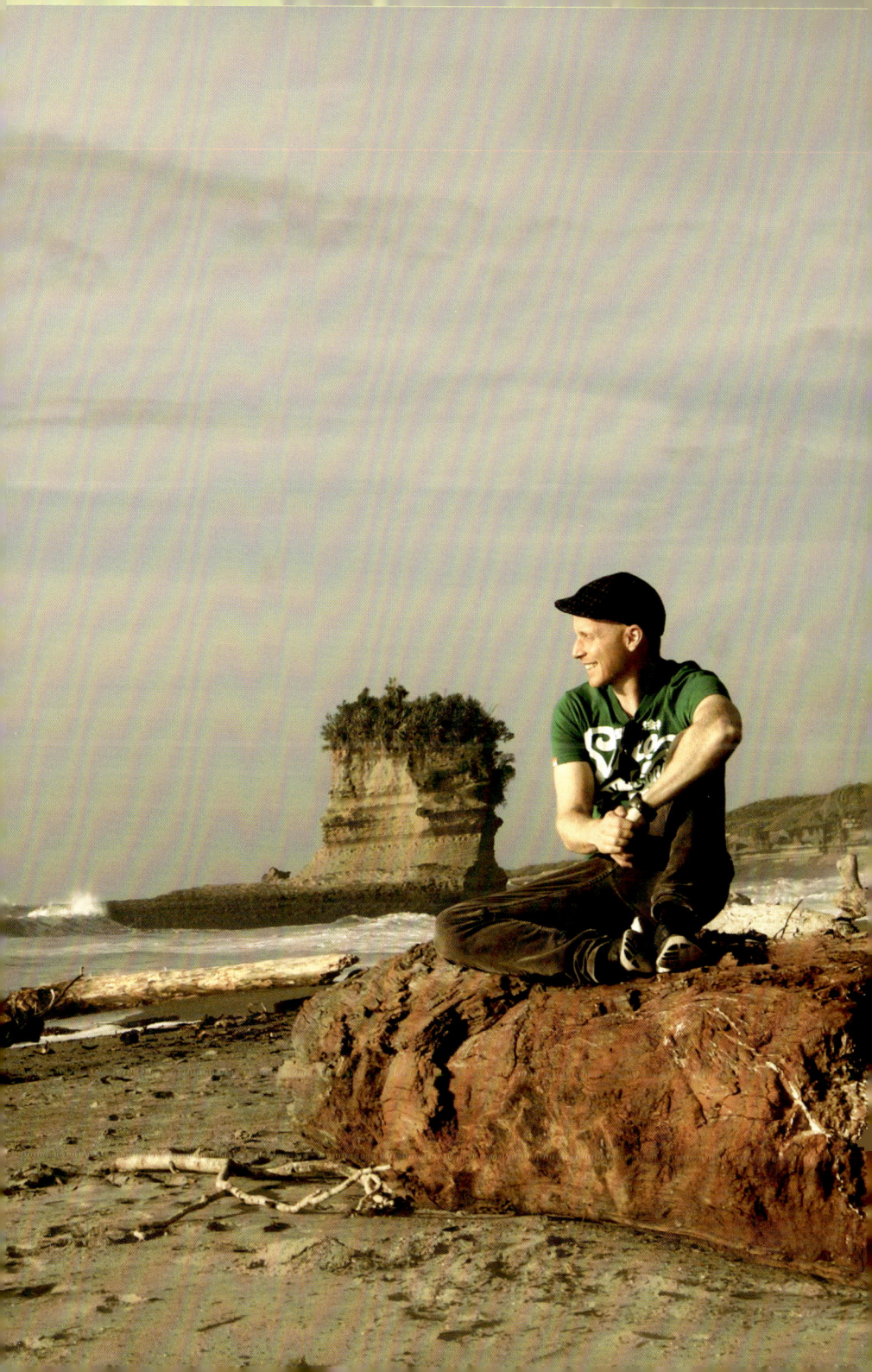

DER ELEFANT
«Gewohnheit»

Sie haben vielleicht schon einmal die Geschichte von dem Elefanten gehört. In der Manege begeistert er das Publikum mit seinen Kunststücken. Nachdem der Vorhang gefallen ist, steht er abends hinter dem Zirkuszelt, ein Bein von einem breiten Stahlreifen umschlossen. Die Kette könnte er jederzeit aus dem Boden reißen, aber er tut es nicht, sondern bleibt brav stehen. Direkt nach der Geburt hat man begonnen, ihn anzuketten, und damals war er noch nicht stark genug, um die Kette zu zertrennen. Heute könnte er es mühelos, aber er kommt nicht auf die Idee, es zu tun. Er ist ein «Gewohnheitstier» und ohne echte Fessel gefesselt.

Gewohnheiten fürs Leben

Der Mensch verhält sich oft genug nicht anders. Wir werden in jungen Jahren geprägt und es ergeben sich Verhaltensmuster, die bleiben, bis dass der Tod uns scheidet. Solche Prägungen sind erfahrungsgemäß selten perfekt. Jemand hat beispielsweise als Kleinkind Belohnung nur in Form von Nahrung erhalten – und holt sie sich auch im Erwachsenenalter über die Zufuhr leckerer Kalorien ab.

Außerdem sind Hunger und Sättigung bei jedem schon ein bisschen anders in den Genen angelegt. Der individuelle Grundumsatz, das heißt, die Menge an Energie, die wir im Ruhezustand verbrauchen, schwankt von Person zu Person. Drittens gibt es externe, von uns unabhängige Faktoren, wie die Verfügbarkeit von Lebensmitteln. Während beispielsweise im Westen Deutschlands die Banane schon lange zur banalen Realität gehörte, war sie in der DDR eine echte Rarität und konnte deswegen zu einem der Symbole der Wiedervereinigung werden.

Arm, aber gesund

Auch soziale Unterschiede haben Auswirkungen auf unser Essverhalten, jedoch bisweilen anders als erwartet: Ikaria, Sardinien und Okinawa sind von jeher durch Armut geprägt gewesen, trotzdem hat sich dort eine mehr als gute Ernährungsweise herausgebildet. Auf allen drei Inseln war Armutskost, was man aus dem Garten holte. Hier und heute heißt Armutskost, dass es keine Alternative zum Billigsten aus dem Discounter gibt.

Ein letzter Aspekt: Männer und Frauen unterscheiden sich erheblich in ihren Einstellungen zum Essen. Zwar investieren beide in Deutschland ungefähr gleich viel Zeit ins Essen selbst (circa 80 Minuten täglich), der Zeitaufwand für das Einkaufen und Kochen differiert jedoch erheblich. Während Männer nur 20 Minuten aufbringen, lassen sich Frauen vier Mal so viel Zeit. Ein deutliches Zeichen dafür, dass nahrungsspezifische Kompetenzen bei Frauen deutlich ausgeprägter sind – sie kochen, während Männer nur schnell das Fertiggericht in den Ofen schieben. Alle diese Unterschiede – und weitere ließen sich endlos auflisten – haben natürlich Auswirkungen auf unsere Gesundheit und Lebensdauer.

Dickhäuter mit Fragezeichen

Zurück zu uns Elefanten. Von der Wiege an ergreifen Prägungen von uns Besitz, die auch unsere Essgewohnheiten formen. Wie der erwachsene Elefant können wir uns oft genug nicht von den Fesseln der Kindheit lösen. Ich will damit übrigens keinesfalls sagen, dass all unsere Gewohnheiten, Prägungen und Traditionen falsch sind und man sie überwinden muss. Im Gegenteil, sie sind allesamt besser als die globalisierte Entwurzelung. Aber wir soll-

ten sie kritisch auf die Probe stellen. Und natürlich trifft das nicht nur auf die Ernährung zu. Für die körperliche Fitness (durch Bewegung) und die Fitness der Seele, die Intaktheit der Psyche, gilt dasselbe.

Das Gewohnte mit einem Fragezeichen zu versehen, heißt aber noch lange nicht, alles auf den Kopf zu stellen. Am Ende wird man immer mehr bewahren als verwerfen. Es geht nämlich gar nicht darum, möglichst viel zu ändern. Sondern darum, sich über sich selbst aufzuklären und das Heft des Handelns in die eigenen Hände zu nehmen. So lassen sich unerwünschte Fremdprägungen auflösen und eigene Überzeugungen aufbauen.

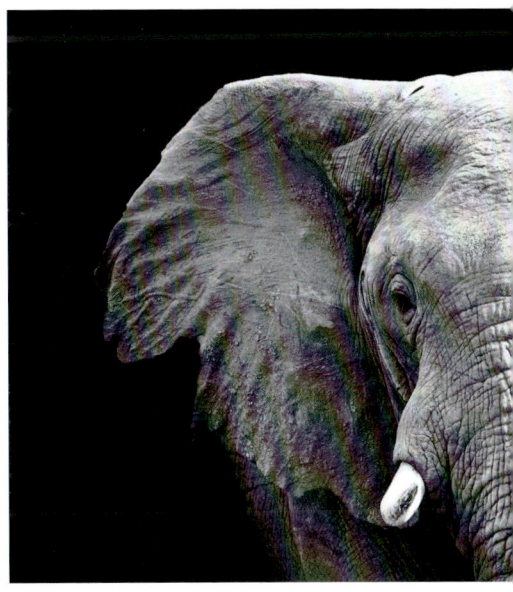

GLOBALI-SIERUNG MAL *anders*

alter des Nutritionismus». Wir machen aus dem Essen eine Wissenschaft, bewerten Nahrungsmittel nach ihren Inhaltsstoffen. Obwohl oder gerade weil dem so ist, mangelt es uns oft am Lebensnotwendigen. Die übliche Zivilisationsnahrung liefert vor allem leere Kalorien.

Mehr als Nährstoffe

Die heutige Nahrungsmittelindustrie stellt unvorstellbare Mengen billigster Produkte her. Dafür werden Pflanzen und Tiere auf Quantität getrimmt, Qualität und Gesundheit spielen eine untergeordnete Rolle. Die geschmacklichen Defizite werden kompensiert, indem bei der Weiterverarbeitung ein chemischer Cocktail zugesetzt wird: Stabilisatoren, Antioxidationsmittel, Konservierungsstoffe, Geschmacksverstärker, Aromastoffe …

Viele, die versuchen, sich «gesund» und «bewusst» zu ernähren, schauen genau auf die Verpackungsaufdrucke. Und unzählige Diäten raten: Esst mehr Kohlenhydrate und weniger Fett. Oder: Esst mehr Eiweiß und weniger Kohlenhydrate. Und so weiter. Michael Pollan nennt daher unsere Epoche das «Zeit-

Anders die traditionelle Ernährung. Selbst wenn sie hochkalorisch ist, wie etwa die französische Küche mit ihren buttrigen Saucen, dann ist sie doch stark hinsichtlich ihrer Nährstoffe. Und bloß aus nutritionistischer Sichtweise kann diese Ernährung als das berühmte «Französische Paradox» erscheinen. Warum werden die Franzosen relativ alt, obwohl sie nutritionistisch gesehen quasi alles falsch machen? Weil in jedem echten Lebensmittel viel mehr steckt als Eiweiße, Fette und Kohlenhydrate, ein paar Vitamine, Spurenelemente und Mineralstoffe. Aber der Nutritionismus reduziert die Vielzahl der entdeckten und unentdeckten Stoffe auf ein paar wenige. Am Ende stirbt der Mensch, bedingt durch die typische Zivilisationsnahrung, an den typischen Zivilisationskrankheiten.

«ESSEN SIE LEBENSMITTEL MIT TRADITION – UND ZWAR IN TRADITIONELLEN MENGEN.»

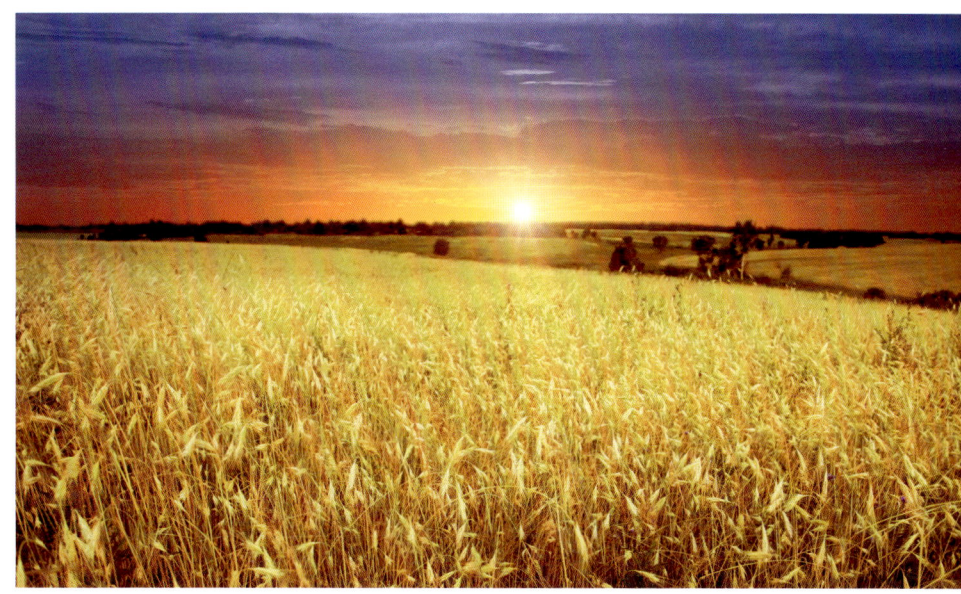

Tradition bevorzugt

Man sollte vorzugsweise Lebensmittel essen, die eine Tradition haben, und zwar ausdrücklich auch in traditionellen Mengen. Denn Tradition heißt, dass schon mehrere Generationen diese Lebensmittel überlebt haben. Mit gesundem Menschenverstand kommt man meist weiter als mit wissenschaftlichen Studien. Allerdings ist die Rückkehr zu traditionellen lokalen Ernährungsmustern bis auf Weiteres kaum möglich. Die globalen Nahrungskonzerne haben die Erde in ihrem unstillbaren Hunger nach Acker- und Weideflächen neu aufgeteilt.

Mein Vorschlag zur kurzfristigen Lösung des Problems lautet: Globalisierung mal anders! Von allen Traditionen nehmen und die globale Vielfalt nutzen. Eine breite Palette aneignen. Beispielsweise Soja/Tofu als pflanzliche Eiweißquelle nutzen (aber nicht denken, damit wäre alles getan, und ein Lebensmittel verklären). Wir müssen dringend von den abstrakten Nährstoffen zu den echten Lebensmitteln zurückfinden. Am besten werden wir blind gegenüber den Moden, die mal Eiweiße, mal Kohlenhydrate, manchmal auch Fette «in», dann wieder «out» werden lassen. Wir sollten, das wäre ein riesiger Schritt, lieber einfach in den Garten gehen.

MEINE STADT IN *Grün*

«URBAN GARDENING HEISST DIE BEWEGUNG, DIE SICH WACHSENDER BELIEBTHEIT ERFREUT. AUCH JUNGE MENSCHEN FINDEN WIEDER GEFALLEN AM GUTEN ALTEN SCHREBERGARTEN.»

An immer mehr Orten im städtischen Raum grünt und blüht es üppig vor sich hin. *Urban Gardening* oder zu Deutsch «Stadtgärtnern» heißt die Bewegung, die sich wachsender Beliebtheit erfreut. Auch junge Menschen finden wieder Gefallen am guten alten Schrebergarten, bauen Obst und Gemüse für den Eigenbedarf an oder genießen einfach den Anblick von Singvögeln, tänzelnden Schmetterlingen oder Blättern, die im Wind wogen ... Doch selbst wer keinen Pachtgarten ergattern kann (oder dies aus Zeitgründen nicht möchte), muss nicht länger auf die Natur verzichten: Stadtteil-Initiativen bepflanzen Baumrabatten mit Schnittblumen, Schulen stellen Insektenhotels auf, damit Bienen, Hummeln und Co. ein Zuhause finden, und Hausbesitzer lassen Efeuranken oder wilden Wein an Fassaden emporklettern – und sparen so obendrein Heizenergie.

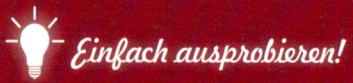

Einfach ausprobieren!

FÜR GRÜN-ANFÄNGER:

MÖHREN UND RADIESCHEN

Wachsen bei fünf Stunden Sonne täglich auch auf dem kleinsten Balkon oder im Fensterbrett. Einfach Samentütchen kaufen, Möhren- und Radieschen-Saat vermischen. Balkonkasten oder Töpfe mit Anzuchterde füllen. Von Ende März bis Juni die Samen aussäen, dazu im Abstand von 5 cm mit dem Finger ca. 3 cm tiefe Löcher in die Erde bohren, je ein Saatkorn hineinlegen und mit Erde bedecken. Täglich morgens oder abends gießen. Wer die ganze Saison über ernten will, sät etwa alle zwei Wochen nach. **Erntezeit:** Juni bis November.

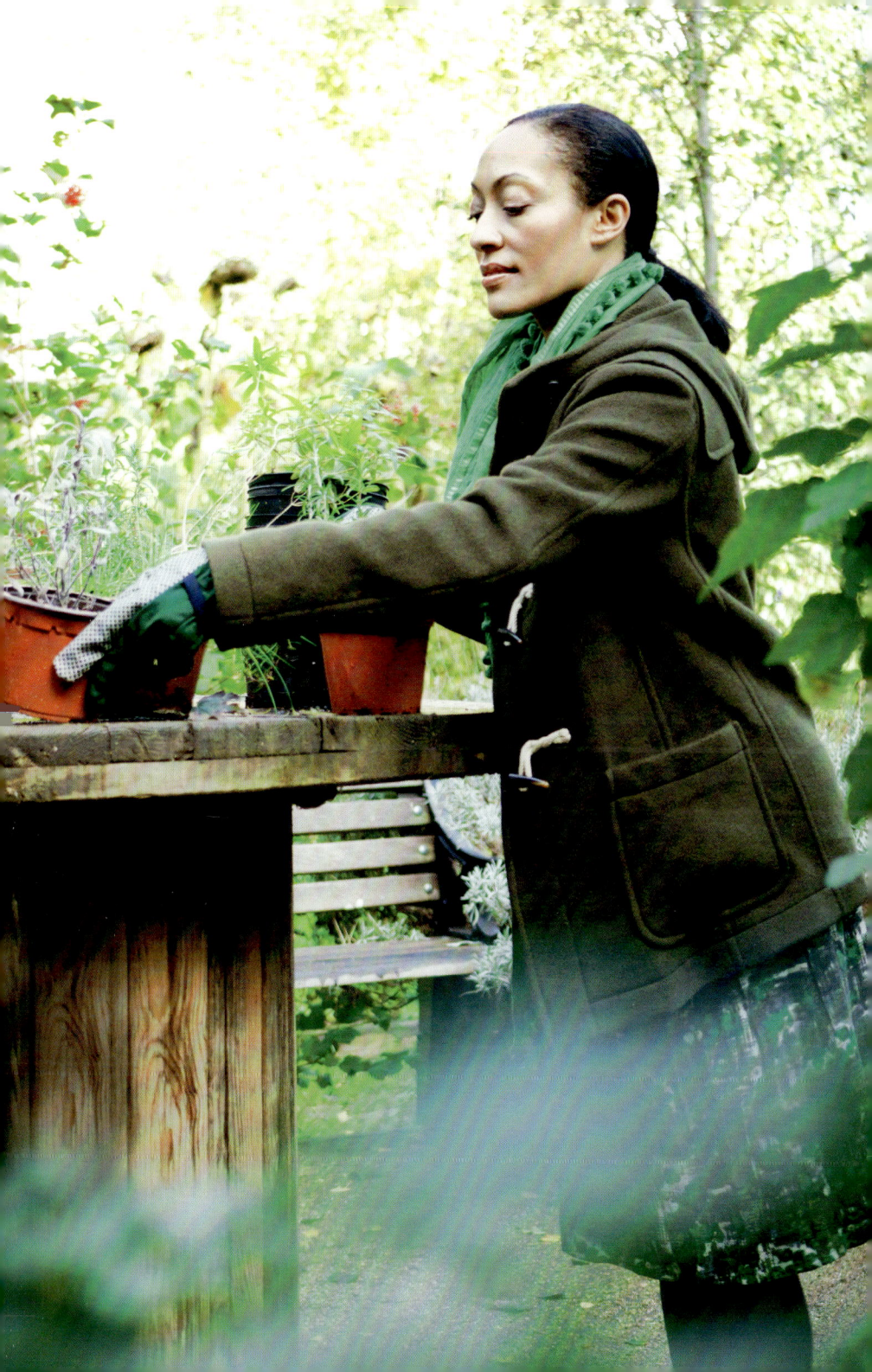

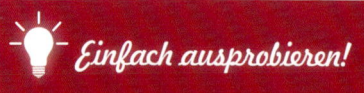

Einfach ausprobieren!

FARBENFROHER TOPF-BEWOHNER:

PAPRIKA

Braucht viel Sonne (Südbalkon). Ab Mitte Mai Pflänzchen im Baumarkt kaufen. Für ausreichend Platz zum Wachsen sowie sicheren Stand (die Pflanze wird bis zu 1,5m hoch) in einen mittelgroßen Kübel oder Blumentopf von ca. 30cm Durchmesser pflanzen. Mit einem Stab abstützen. Paprika vor Frost schützen und regelmäßig düngen. Täglich gießen, Staunässe vermeiden.
Erntezeit: Juli bis September.

eine oder andere Obst und Gemüse selber ziehen. Die Vorteile liegen auf der Hand: keine Pestizide, die den Genuss trüben oder der Gesundheit schaden, dazu kommt alles superfrisch und saisonal auf den Tisch. Natürlich ist das – je nach Aufwand – durchaus mit Arbeit verbunden. Schließlich wollen Tomaten, Zwiebeln oder Erdbeeren ausgesät, regelmäßig gegossen, von Unkraut befreit und zu guter Letzt geerntet werden. Doch bei den meisten Kleingärtnern überwiegt das Glücksgefühl: Wenn die ersten Triebe sprießen oder gar Früchte sichtbar werden, wird häufig stolz die Kamera gezückt und das kleine Wunder der Natur mit großen Augen bestaunt.

Sprießendes Glück

Guerilla-Gärtner streuen nachts heimlich Samen oder graben ein Beet im Stadtpark um. Während sich solche Aktivitäten am Rande der Legalität bewegen dürften, gibt es auch ganz ungefährliche Wege, zum urbanen Selbstversorger zu werden. Man kann sich beispielsweise in Gemeinschaftsgärten engagieren, dann ist die Verantwortung für Gedeih und Verderb auf mehrere Schultern verteilt. Dachterrassen bieten viel Platz für Pflanzkübel und Saatkästen. Und sogar auf dem heimischen Balkon lässt sich das

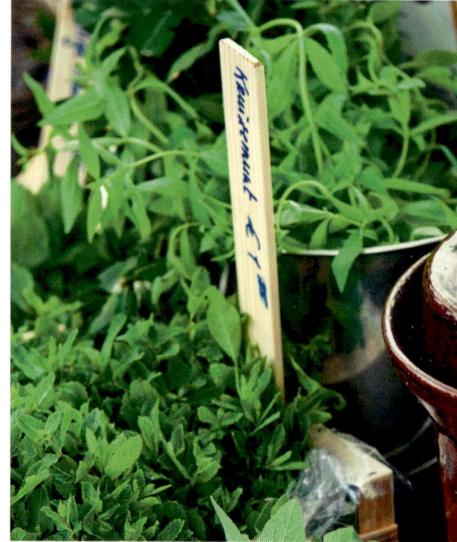

SMOOTHIES – EINFACH SO WAS VON *cremig*

Ob auf Sardinien oder Ikaria, die Langlebigkeits-Meister rund um den Globus verputzen so einiges an Grünzeug und Früchten – und das täglich! Wir hingegen haben oft keine Ahnung, wie wir so viel Frischkost runterkriegen sollen. Die Lösung ist flüssig: einfach schlürfen statt knabbern!

Aus Stiefkind wird Liebling

Smoothies sind die Shootingstars am Obst- und Gemüse-Himmel. Wer bisher vor allem Schokolade oder Frittiertes zum Fressen gern hatte, darf nun seine Liebe zu Birne, Sellerie & Co. in Form eines sämigen Säftchens entdecken. Fein püriert, geht so ein Smoothie runter wie Öl, schmeckt aber deutlich besser! Wichtig ist an dieser Stelle, dass ich keinesfalls von den zuckergepanschten Fertiggetränken spreche, die man im Supermarkt bekommt. Bei denen handelt es sich eindeutig um Süßigkeiten.

Jetzt aber ran an den Mixer!

Wenn Sie mit Smoothies wirklich punkten wollen auf der Wohlfühl-Skala, machen Sie sich lieber ran an Ihren Mixer. Füttern Sie den messerscharfen Kameraden vor allem mit Gemüse – ganz nach Gusto und Saison. Obst enthält recht viel Zucker, eignet sich daher super als natürlicher Süßspender, der den Smoothie abrundet.

Landet der frische Trunk dann im Bauch, vollführt Ihr Körper Freudensprünge. Obst und Gemüse fluten uns regelrecht mit Vitaminen, Mineralstoffen, sekundären Pflanzenstoffen plus Antioxidantien … bei gleichzeitig wenigen Kalorien und viel Volumen im Magen. Unser Sättigungsmarker funkt also schon nach einem Glas ans Gehirn: «Danke, ich hab genug!»

> «SMOOTHIES SIND DIE SHOOTINGSTARS AM OBST- UND GEMÜSE-HIMMEL. SIE FLUTEN UNS REGELRECHT MIT VITAMINEN UND HABEN GLEICHZEITIG SEHR WENIG KALORIEN.»

Und das Beste: Weil Obst und Gemüse für den Smoothie nur gemixt statt erhitzt werden, bleiben die lebenswichtigen Enzyme – anders als beim Kochen – erhalten. Unser Organismus braucht Enzyme zum Beispiel zur Verdauung sowie für das Immunsystem.

Grün ja grün?

Viele Smoothie-Befürworter schwören auf die grüne Variante des Gesunddrinks. Vorwiegend aus Pflanzengrün gemacht, sind grüne Smoothies reich an Chlorophyll, werden deshalb von manchen zum Vitalwunder erklärt. Bisher allerdings ohne wissenschaftliche Grundlage. Nachgewiesen ist hingegen, dass Smoothies unabhängig von ihrer Farbe oder der Farbe der Zutaten ein Segen für die Gesundheit sind. Wie bei einem Orchester entsteht die Wirkung erst im Zusammenspiel verschiedener Elemente – und eben nicht nur durch primär grüne Zutaten.

Mein Tipp: Geben Sie ruhig regelmäßig Grünes mit in den Mixer, zum Beispiel Zucchini. Sie ist im Smoothie absolut geschmacksneutral, bringt viele tolle Inhaltsstoffe und kaum Kalorien.

Ordentlich Watt drauf: Für optimales Trink-Vergnügen benötigen Sie einen starken Mixer. Sonst bleiben die Smoothies stückig statt cremig. Ihr motorisierter Küchenhelfer sollte mindestens 600 Watt unter der Haube haben.

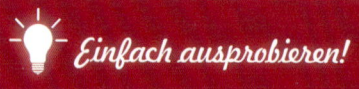

Einfach ausprobieren!

FIX GEMIXT & EXTREM LECKER:

SCHOKO-SCHMEICHLER

- 1 reife Banane, 125 g tiefgefrorene Heidelbeeren, eine Handvoll frischer Spinat, ½ reife Avocado (gibt eine supercremige Konsistenz und ist eine extrem gute Fettquelle).

- Für den Geschmack noch ein gutes Kakaopulver dazu (extrem viele Antioxidantien) und 4–5 getrocknete Datteln für die Süße. Wer möchte, ergänzt 1–2 EL Leinsamen (Omega-3-Fette und zusätzliche Ballaststoffe).

- Die Zutaten mit einem Schuss Wasser im Mixer glatt rühren und genießen. So «tanke» ich schon zum Frühstück vier Portionen Obst und Gemüse in einem Smoothie!

Schwärm-Faktor: hoch! Durch Heidelbeeren, Spinat und Kakao sieht das Ganze am Ende aus wie Schokopudding. Und dank der Avocado zergeht es auch genauso zartschmelzend auf der Zunge. Mmmh … Kaum zu glauben, dass Gesundes so lecker sein kann! Weil man den Spinat nicht rausschmeckt, ist dieser Smoothie übrigens mein Geheimtipp für alle Eltern.

Mehr saftige Rezepte gibt's auf:

www.100-Jahre-gesund.de

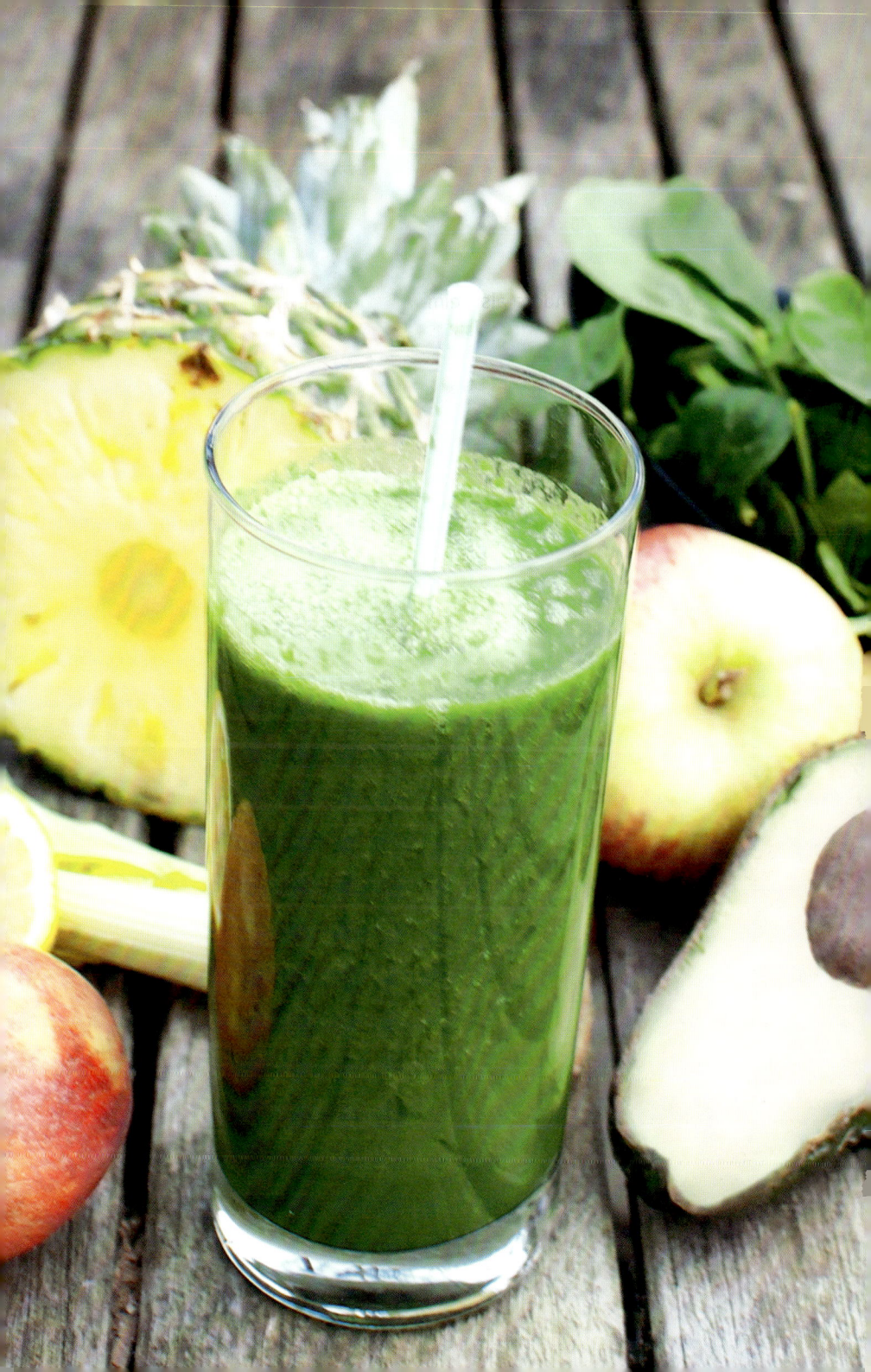

Fotomodelle AUF DEM TELLER

Sie wissen jetzt, wie die 100-Jährigen rund um den Globus es schaffen, fit und lebensfroh bis ins hohe Alter zu bleiben. Vielleicht denken Sie: «Das will ich auch! Ab sofort stelle ich meine Ernährung um!» Ein guter Vorsatz, doch schon steigen Zweifel in Ihnen auf: Wie fangen Sie es richtig an? «Alle Dinge sind schwer, bevor sie leichter werden», sagt ein Sprichwort, das sich besonders in Diätzirkeln großer Beliebtheit erfreut. Welchen Weg sollen Sie also wählen, damit Sie vom Schweren zum Leichten gelangen?

Tagebuch verführt zum Schummeln

Gerade in den ersten Tagen und Wochen brauchen viele eine äußere Stütze, um sich umzustellen und in den neuen Rhythmus zu finden. Einige setzen sich deshalb abends in Ruhe hin und füllen Ernährungsprotokolle aus oder führen ein sogenanntes Ernährungstagebuch. Allerdings sind die Aufzeichnungen aufwendig und gleichzeitig alles andere als exakt. Man vergisst gerne mal was, beschummelt sich selbst oder verdrängt diese oder jene kleine Zwischenmahlzeit aus den sonst sauber geführten Akten. In der Ernährungswissenschaft spricht man in solchen Fällen von «Underreporting», dem Gegenstück zum «Overreporting». Die Befragten verschweigen, ob bewusst oder unbewusst, Angaben oder untertreiben in Bezug auf dieses oder jenes. Vor allem wenn man sich schämt, sich etwas nicht eingestehen kann oder eigenes Verhalten für anormal hält, stellt sich dieses Phänomen ein. Gerade im Hinblick auf die Ernährung hat das Underreporting also beste Chancen …

Bitte recht köstlich

Abgesehen davon ist es mit recht viel Arbeits- und Zeitaufwand verbunden. Viel einfacher, aber nicht weniger wirksam ist etwas sehr Naheliegendes, etwas so Einfaches, dass man kaum darauf kommt. Mein Vorschlag lautet: Nehmen Sie Ihr Fotohandy und knipsen Sie alles, was Sie essen, vor dem Verzehr. Nur ein Klick, keine langwierige schriftliche Aufzeichnung.

Das Buffet der Bilder ...

Was Sie dann mit Ihren fotografischen Meisterwerken anstellen, bleibt Ihnen überlassen. Sie brauchen sie nicht analysieren, nicht ausstellen oder vor irgendeinem inneren Gericht rechtfertigen. Bloß fotografieren. Sonst nichts. Der Witz dabei: Die Dokumentation an sich macht bewusster gegenüber dem Sachverhalt. Manche Dinge, Sie werden es sehen, werden Sie gar nicht mehr kaufen. Auch wenn Sie sich die Fotos nie mehr ansehen: Allein dass man sie wieder ansehen könnte, reicht, um das Bewusstsein für das eigene Essverhalten nachhaltig und stark zu beeinflussen. Erst werden die Portionen schlanker – sozusagen zu Fotomodellen auf dem Teller –, dann sind Sie dran.

«ERST WERDEN DIE PORTIONEN SCHLANKER, DANN SIND SIE DRAN!»

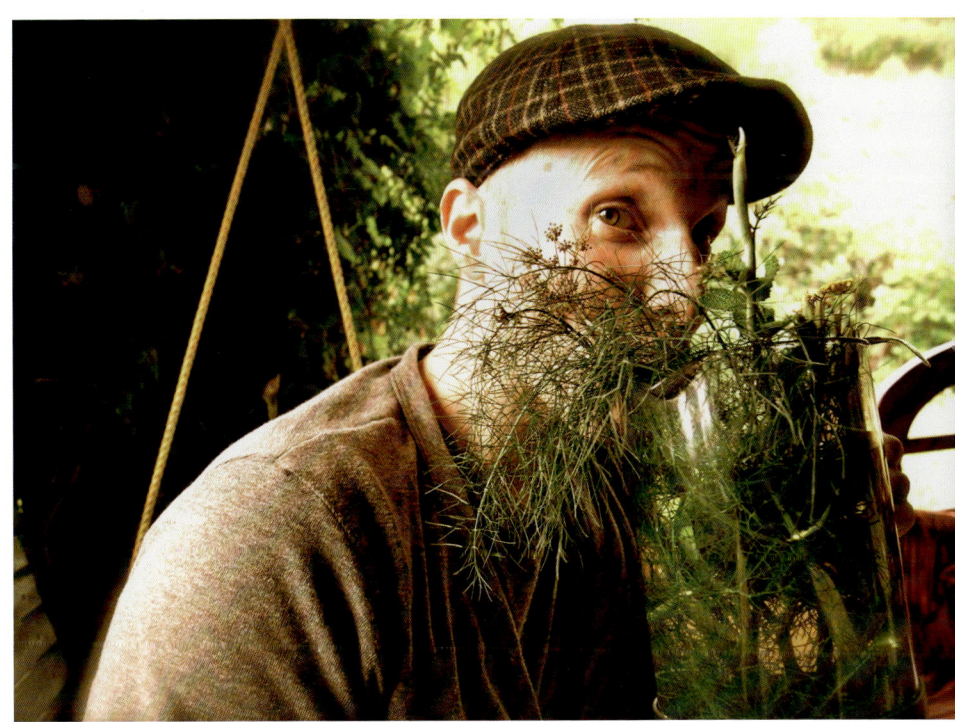

Verzicht WAR GESTERN

seit ein paar Jahrtausenden, wer heute behauptet, er habe jetzt den Stein der Weisen gefunden, der möchte womöglich bloß ein großes Stück vom Aufmerksamkeitskuchen.

Genusskultur und Schokoladentorte

Trauen wir beim Essen wieder mehr unseren eigenen Sinnen als dem Störfeuer von außen. Franzosen zum Beispiel denken beim Wort «Schokoladentorte» an etwas Positives, ihnen läuft das Wasser im Munde zusammen, genauso wie uns Deutschen. Wir verbinden aber Negatives damit und bekommen Schuldgefühle. Älter werden übrigens die Franzosen, die eine Genusskultur entwickelt haben, während man bei uns eher von einer Esskultur sprechen müsste.

Ich schlage keine neue Modediät vor, sondern eine Ernährungsweise. Modediäten sind immer mit Verzicht verbunden. Es gibt etwas, das man eigentlich essen möchte, aber darauf muss man verzichten und stattdessen etwas anderes zu sich nehmen, das weniger Lust bereitet. Eine Ernährungsweise hat diesen Makel dagegen nicht. Sie bietet alles und ist keine Verzichtsfolter.

Lust auf Schweinebraten

Mir geht es darum, die Einstellung zum Essen zu entkrampfen. Sie haben Lust auf Schweinebraten? Kein Problem, auf Okinawa würde es niemandem einfallen, dagegen Einspruch einzulegen. Gegen natürlich aufgewachsene Schweine und Rinder sowie ihre Produkte ist nichts zu sagen – wenn man es nicht übertreibt, aber das gilt schließlich für alles. Man sollte grundsätzlich etwas Skepsis walten lassen und den vielen Moden gegenüber gelassen bleiben. Gegessen wird schon

«WIR SOLLTEN ANSTREBEN, EBENFALLS ZU EINER GENUSSKULTUR ZU FINDEN. DANN GÄBE ES VIELLEICHT AUCH EIN DEUTSCHES PARADOX: MEHR GENUSS, MEHR GESUNDHEIT UND EIN LÄNGERES LEBEN.»

Wir sollten anstreben, ebenfalls zu einer Genusskultur zu finden. Dann gäbe es vielleicht auch ein deutsches Paradox: mehr Genuss, mehr Gesundheit und ein längeres Leben. Was wiederum bedeutet, dass man das Essen nicht nebenbei wie eine lästige Pflicht erledigt, sondern sich ihm mehr zuwendet. Viele Kochstellen fristen leider ein traurig-schauriges Dasein, das von Fertiggerichten geprägt ist. Das lässt sich ändern. Wir können unserem Herd das «Du» anbieten und mit ihm Freundschaft schließen.

Geschmack treibt neue Blüten

Auch unsere Geschmacksknospen brauchen unter Umständen etwas Training. Zu sehr haben wir uns über die Jahre an Geschmacksverstärker und «natürliche» oder «naturidentische» Aromen gewöhnt. Um uns von der Diktatur des Industrie-Geschmacks zu befreien, müssen wir uns darauf besinnen, was wirklich echt ist. Eine Aufgabe, die sich lohnt, denn am Ende werden Sie feststellen, dass der natürliche Geschmack sehr viel befriedigender ist.

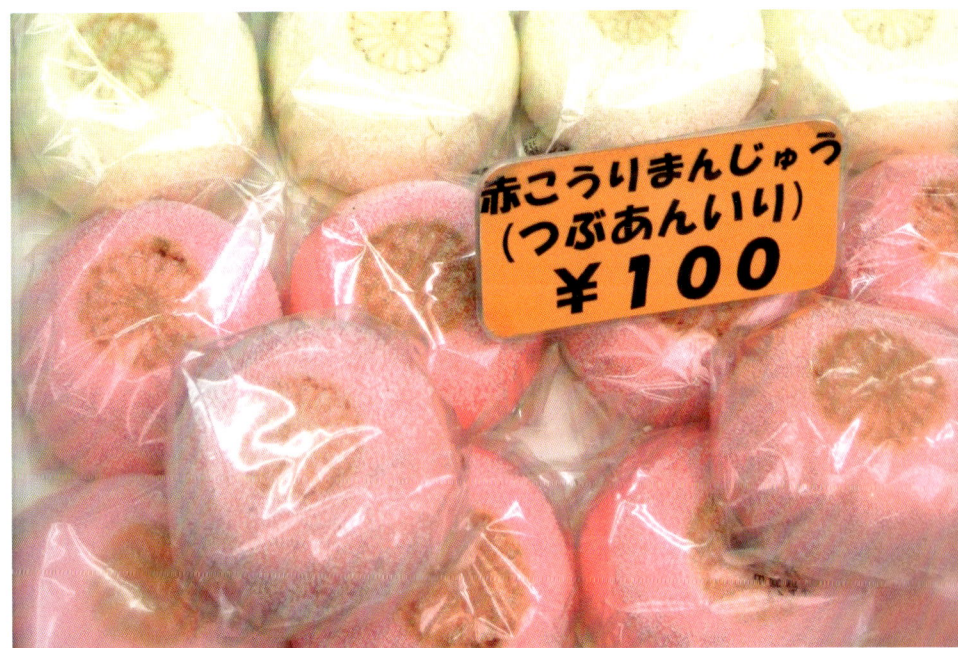

ESSEN SIE MEHR
Schokolade

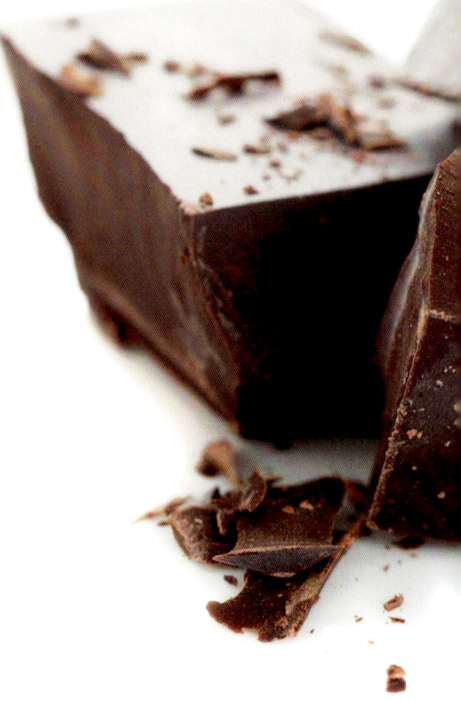

Um es zurückhaltend zu sagen: Schokolade hat keinen guten Ruf. Vielleicht zu Unrecht. Das Wort Schokolade leitet sich vom aztekischen *Xocólatl* ab, was so viel heißt wie «bitteres Wasser». Das damit bezeichnete kakaohaltige Getränk war also nicht in erster Linie süß, sondern bitter. Kein Wunder, schließlich ist reiner Kakao genau das.

In der Schokolade werden die Bitterkeit des Kakaos und die Süße des Zuckers kombiniert und zur Harmonie gebracht. Eigentlich. Doch Kakao ist vergleichsweise teuer, Zucker unendlich billig. Also produzieren die Süßwarenkonzerne Schokolade mit möglichst wenig Kakao und viel Zucker. In Kombination mit gehärteten Fetten wird daraus ein echtes Gesundheitsrisiko. Zudem stammt der Kakao noch immer häufig von Plantagen mit Kinderarbeit.

Viele Argumente gegen Schokolade? Kann man eigentlich gar nicht mehr essen? Doch! Essen Sie Schokolade! Essen Sie wegen mir sogar mehr Schokolade!

Hauptsache Kakao

Wie das gehen soll? Es geht, aber dann kostet die Tafel nicht mehr 65 Cent, sondern das Drei-, Fünf- oder Achtfache. Der Kakaoanteil sollte erheblich höher sein als bei herkömmlicher Billigware, der Zuckergehalt geringer, «naturidentische Aromastoffe» sollten in der Zutatenliste überhaupt nicht auftauchen. Und es gibt Anbieter, die ihre Rohstoffquellen auf der Verpackung transparent machen und fairen Handel garantieren.

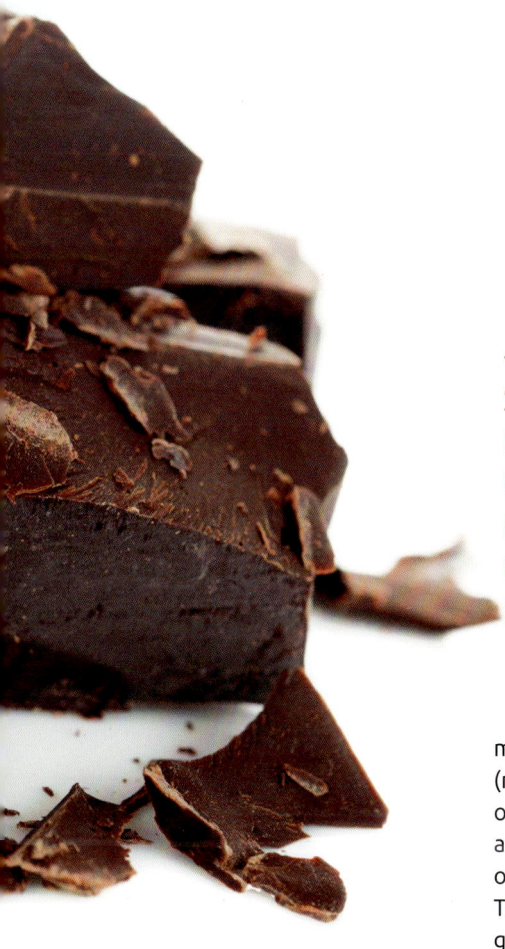

«KAKAO UND SCHOKOLADE SIND ‹ÜBERLEBENSMITTEL›. LAUT STUDIEN SENKEN SIE DAS RISIKO VON HERZ-KREISLAUF-ERKRANKUNGEN UND SCHLAGANFÄLLEN ERHEBLICH.»

Kakao und Schokolade sind «Überlebensmittel». Laut Studien senken sie das Risiko von Herz-Kreislauf-Erkrankungen und Schlaganfällen in erheblichem Maße. Zusätzlich enthält die Kakaobohne große Mengen Antioxidantien, die unsere DNA vor Schäden durch freie Radikale schützen.

Wärmstens zu empfehlen

Übrigens: Im Kaffee stecken ebenfalls besonders viele Antioxidantien. Das macht ihn absolut empfehlenswert (natürlich ohne Zucker – und vielleicht ohne Milch). Aber auch hier kommt es auf die Qualität an. Bio-Kaffee wird ohne Pestizide angebaut, bei Fair-Trade-Kaffee werden die Bauern einigermaßen angemessen entlohnt.

Und in jedem Fall sollte Kaffee langsam und qualitativ hochwertig geröstet werden, weil nur dann die in den Bohnen enthaltene Chlorogensäure abgebaut wird. Das macht den Kaffee verträglicher, und er schmeckt besser. Stellen Sie sich vor, Sie sitzen in einem Café. Die Sonne scheint, ein Espresso und ein Stück gute Schokolade stehen vor Ihnen. Kein Grund, ein schlechtes Gewissen zu bekommen. Sondern vielmehr ein doppelter Grund zur Freude. Genau hier und jetzt beginnt Ihr Gesundprogramm!

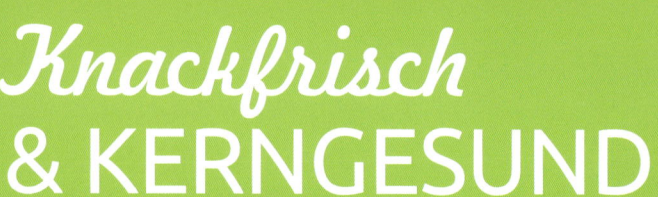

Knackfrisch
& KERNGESUND

Auf kulinarischer Weltreise mit Sternekoch Anton Schmaus

Überlebensmittel gibt es auf der ganzen Welt, nicht nur in den vier Langlebigkeitszonen. Kombinieren Sie beste traditionelle Zutaten zu einem raffinierten Remix, der Ihre Geschmacksknospen tanzen lässt …

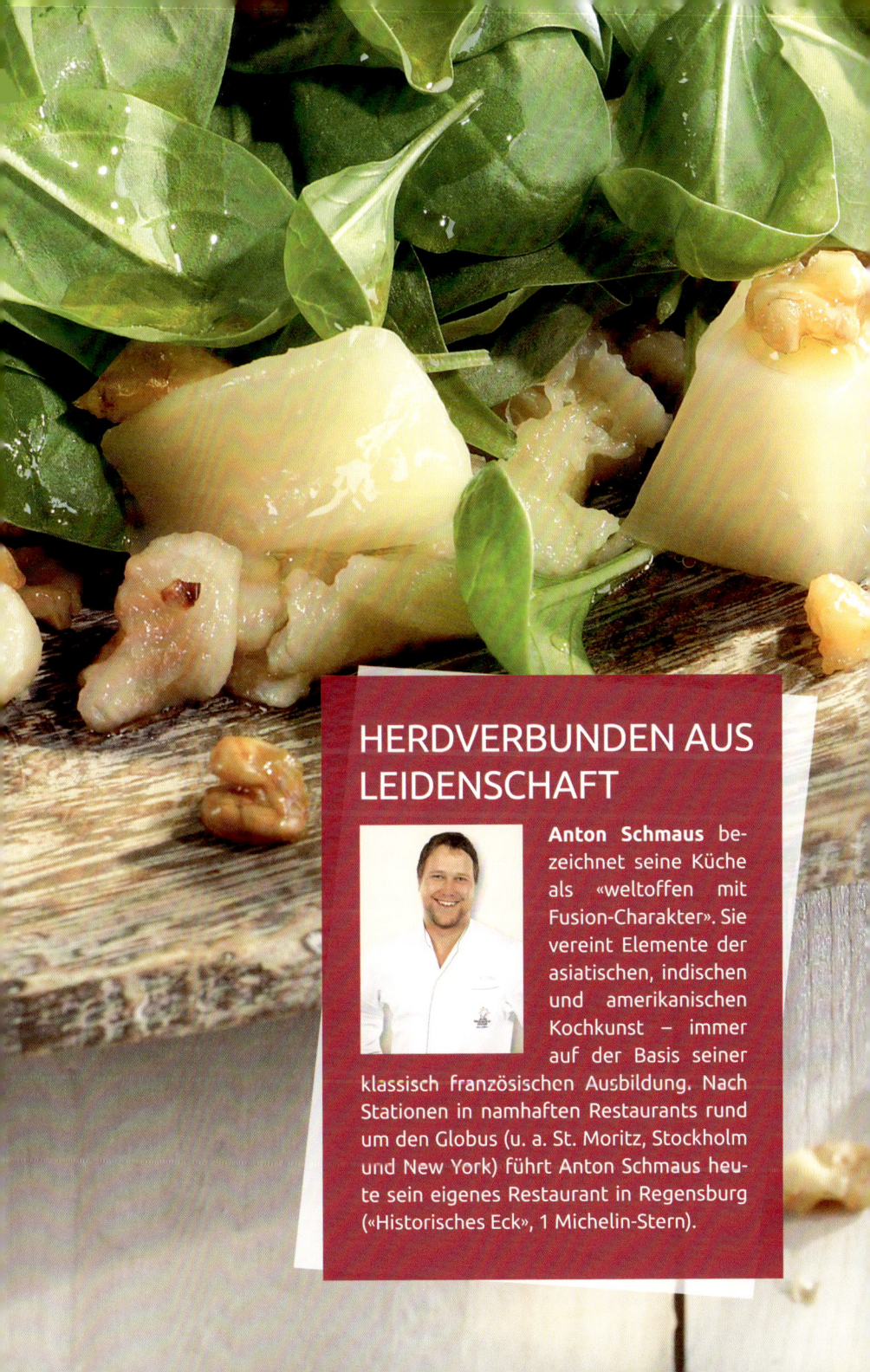

HERDVERBUNDEN AUS LEIDENSCHAFT

Anton Schmaus bezeichnet seine Küche als «weltoffen mit Fusion-Charakter». Sie vereint Elemente der asiatischen, indischen und amerikanischen Kochkunst – immer auf der Basis seiner klassisch französischen Ausbildung. Nach Stationen in namhaften Restaurants rund um den Globus (u. a. St. Moritz, Stockholm und New York) führt Anton Schmaus heute sein eigenes Restaurant in Regensburg («Historisches Eck», 1 Michelin-Stern).

ZARTER LAMMRÜCKEN MIT KOKOS-MANGO-CURRY

ZUTATEN FÜR 2 PERSONEN

300 g Lammrücken
2 Mangos
500 ml Kokosmilch
1 Zehe Knoblauch
einige Zweige Thai-Basilikum und
Koriander
4 EL Butter
2 EL Zitronensaft (frisch gepresst)

2 EL Limettensaft (frisch gepresst)
4 Limonenblätter
3 Stängel Zitronengras
mild-fruchtiger Curry
scharfer Curry
Salz
Pfeffer

ZUBEREITUNG

Für das Curry: Koriander und Thai-Basilikum zupfen und die Stiele aufheben. Das untere Ende des Zitronengrases abschneiden, die äußeren harten Blätter entfernen und die Stängel der Länge nach halbieren. Eine Mango schälen und in möglichst gleich große Würfel schneiden. Die andere Mango ebenfalls schälen, das Fruchtfleisch vom Kern lösen und fein pürieren.

Die Kokosmilch mit den Limonenblättern, der Knoblauchzehe, den Stielen von Thai-Basilikum und Koriander sowie dem Zitronengras aufkochen und ca. eine Stunde ziehen lassen. Anschließend durch ein feines Sieb passieren.

Das Mangopüree hinzugeben und mit Salz, mild-fruchtigem und scharfem Curry abschmecken. Für die Frische etwas Zitronen- und Limettensaft hinzugeben. Nochmals aufkochen und die Mangowürfel in das Curry geben.

Für den Lammrücken: Den Lammrücken kräftig mit Salz und Pfeffer würzen, in einer Pfanne rundherum scharf anbraten und in den auf 130 Grad vorgeheizten Ofen geben. Das Lamm ca. 15 Minuten garen (Kerntemperatur 56 Grad), herausnehmen und in Alufolie einwickeln. Darin ca. 10 Minuten ruhen lassen. Anschließend das Lamm in schäumender Butter nachbraten und aufschneiden. Das Curry in der Mitte des Tellers verteilen, mit den Koriander- und Thai-Basilikumblättern garnieren und das rosa gebratene Lamm daraufsetzen.

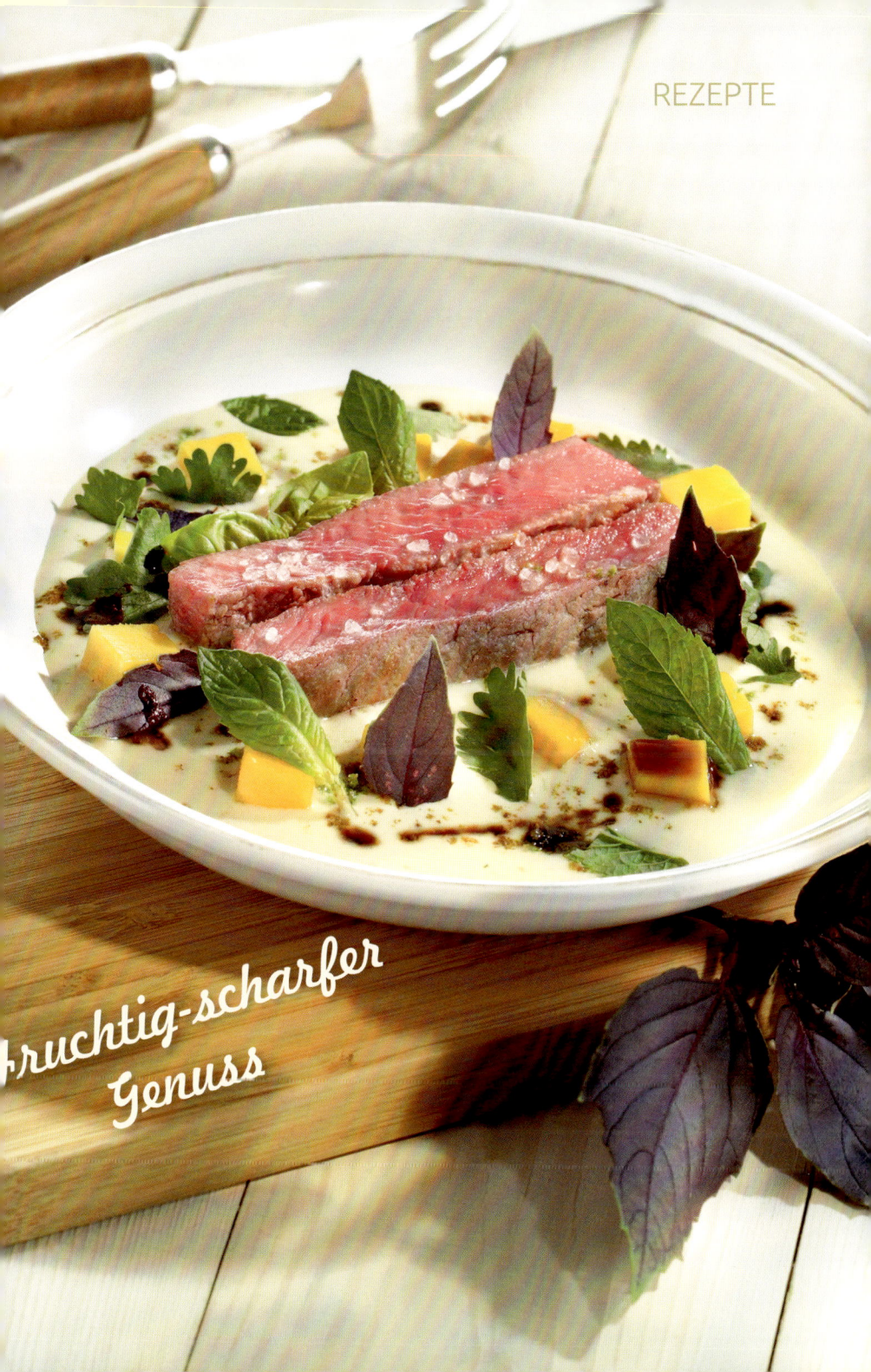

fruchtig-scharfer
Genuss

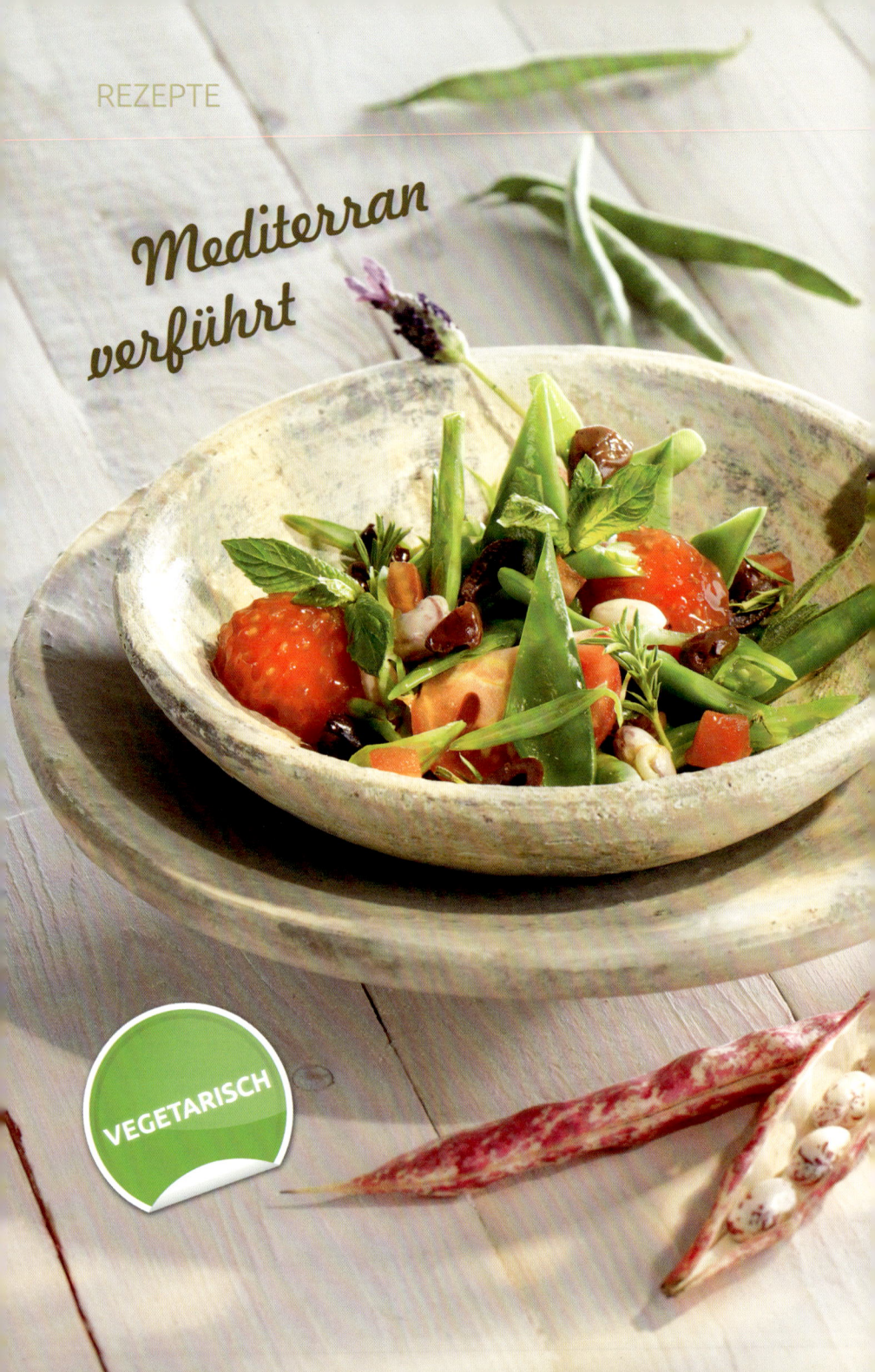

Mediterran verführt

VEGETARISCH

BOHNENSALAT «GREEK STYLE»
MIT OLIVEN, TOMATEN UND TSATSIKI

ZUTATEN FÜR 2 PERSONEN

50 g weiße Bohnen (getrocknet)
50 g gepulte dicke Bohnen (frisch/TK)
50 g Zuckerschoten (frisch/TK)
100 g grüne Bohnen (frisch/TK)
100 g griechischer Joghurt
30 g hochwertige Oliven (grün oder schwarz)
2 Tomaten

½ Salatgurke
1 Bund Minze
1 Bund Bohnenkraut (falls erhältlich)
1 Zehe Knoblauch
1 EL Olivenöl
2 EL Zitronensaft (frisch gepresst)
Salz
Pfeffer

ZUBEREITUNG

Die weißen Bohnenkerne über Nacht mit einer eingedrückten Knoblauchzehe in Wasser einweichen und dann am nächsten Tag in diesem Wasser weich kochen. Das Wasser nicht salzen, da sonst die Bohnen matschig werden.

Dicke Bohnen und grüne Bohnen sowie Zuckerschoten nacheinander in Salzwasser bissfest kochen und mit kaltem Wasser abschrecken. Die Tomaten an der Unterseite kreuzförmig einritzen und ebenfalls in Salzwasser ca. 10 Sekunden abkochen, damit sich die Haut löst. Die Haut abziehen und die Tomaten in Achtel schneiden. Die Oliven in Würfel oder Ringe schneiden. Die Gurke schälen und mit einer Vierkantreibe aufhobeln.

Die grünen Bohnen in gleich große Stücke schneiden, die Zuckerschoten in feine Streifen schneiden.

Alle Bohnen, die Tomaten und die Oliven miteinander vermengen, das Bohnenkraut und die Minze fein hacken und unterziehen. Abschmecken mit Olivenöl, Salz und Pfeffer und einem Spritzer Zitronensaft.

Die gehobelten Gurken leicht einsalzen und unter den Joghurt ziehen. Joghurt dann mit etwas fein geriebenem Knoblauch, frischem Zitronensaft, Salz und Pfeffer abschmecken. Das Tsatsiki in der Mitte des Tellers platzieren und den Bohnensalat darauf verteilen, mit Bohnenkraut und Minzeblättern garnieren.

TATAKI VOM LACHS
MIT EDAMAME UND CURRY-ANANAS

ZUTATEN FÜR 2 PERSONEN

200 g Lachsfilet
50 ml Fischfond
100 g gepulte Edamame (grüne Soja-
bohnen, Asiamarkt)
1 Ananas
6 EL Limettensaft (frisch gepresst)

2 EL Sake
3 EL Sojasauce
1 EL Rapsöl
einige Zweige Thai-Basilikum
mild-fruchtiger Curry
Salz

ZUBEREITUNG

Lachs in ca. 2 cm dicke Scheiben schnei-den. Fischfond mit Sake, Salz, Limetten-saft und etwas Sojasauce abschmecken und aufkochen. Der Fond sollte leicht fruchtig und leicht salzig schmecken.
Die Ananas schälen und in 3 cm dicke und ca. 6 cm lange Streifen schneiden. Die Streifen ohne Fett in einer Pfanne von beiden Seiten grillen, mit etwas Li-mettensaft beträufeln und mit Curry bestreuen. Den Lachs mit etwas Salz würzen und mit wenig Rapsöl auf einer Seite kurz und scharf anbraten. Den Fisch nun wieder herausnehmen und mit grob gehacktem Thai-Basilikum bestreuen.
Die Edamame mit Salz, Pfeffer, Li-mettensaft und etwas Sojasauce ma-rinieren.
Drei Ananasstreifen auf dem Teller anrichten, den gebratenen Lachs dar-aufsetzen und die Edamame ebenfalls am Teller verteilen. Anschließend den heißen Fischfond in den Teller gießen.

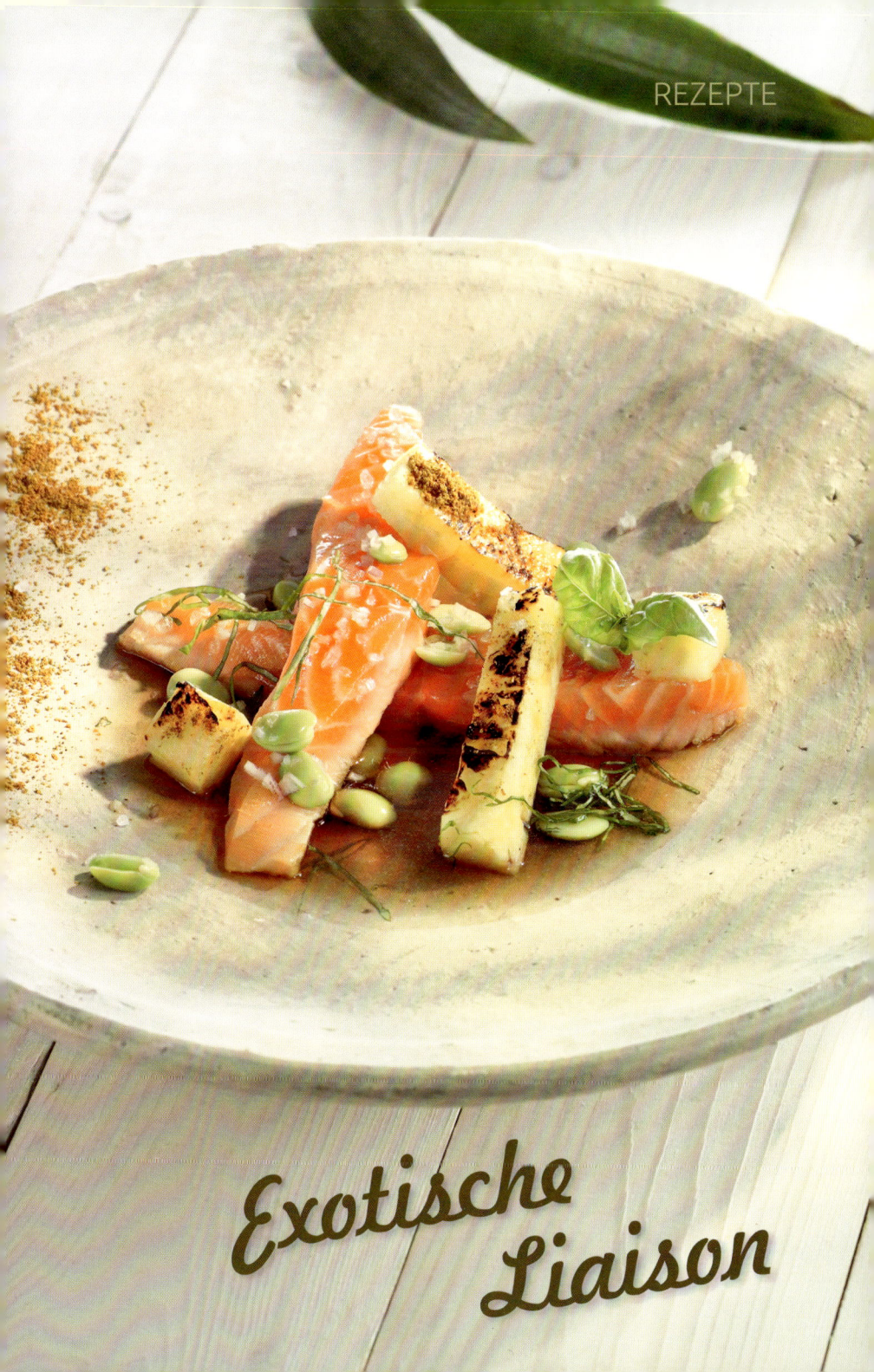

Exotische
Liaison

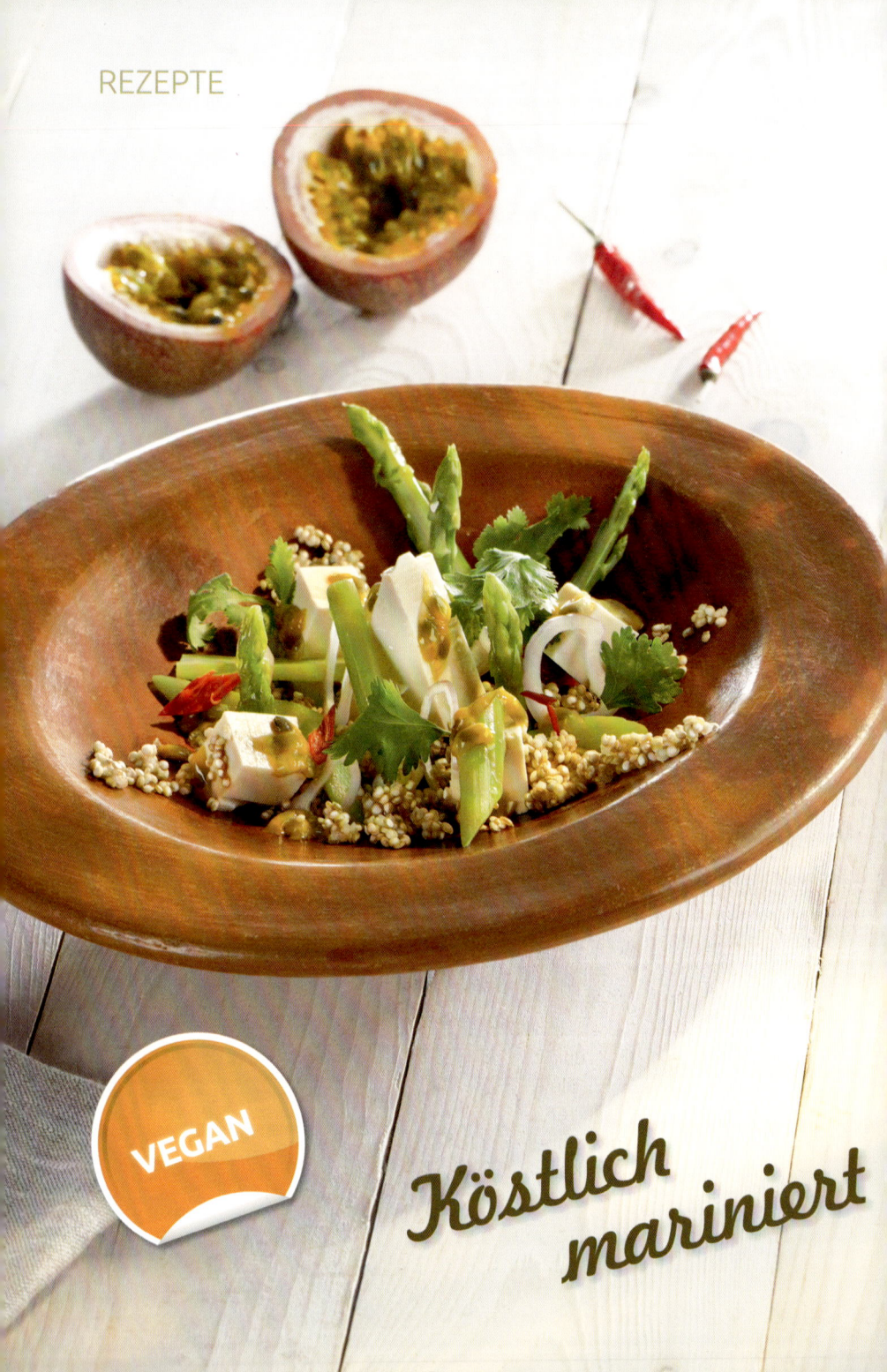

VEGAN

Köstlich
mariniert

QUINOA-TOFU-SALAT
MIT GRÜNEM SPARGEL UND MARACUJA

ZUTATEN FÜR 2 PERSONEN

50 g Quinoa (hell)
150 g schnittfester Tofu
100 g grüner Spargel
(alternativ: Brokkoli)
2 Maracujas
150 ml Sojasauce
1 rote Chili

½ Schalotte
2 Limetten
1 TL Honig
einige Zweige Koriander
1 EL Olivenöl oder Leinöl
Salz
Pfeffer

ZUBEREITUNG

Quinoa in Salzwasser kochen, bis er bissfest ist, kalt abspülen und auf einem Sieb abtropfen lassen.

Die Sojasauce mit dem Saft einer Limette, etwas Honig und einer halben Chili abschmecken. Den Tofu in ca. 1 cm große Würfel schneiden und am besten über Nacht in der Sojamarinade einlegen.

Die Maracujas halbieren und das Fruchtfleisch herauskratzen. Die Schalotte schälen und in feine Würfel schneiden. Die andere Hälfte der Chili ebenfalls ganz fein schneiden. Den Koriander grob hacken. Spargel in Salzwasser bissfest kochen, abschrecken und anschließend in gleich große Stücke schneiden. Nun den Spargel, das Maracuja-Fruchtfleisch, den Tofu (ohne Marinade), den Koriander, Chili und die Schalottenwürfel vermengen, sparsam mit Salz und Pfeffer würzen. Nach eigenem Geschmack in etwas Öl marinieren.

Quinoa mit einem kleinen Teil der Tofu-Marinade abschmecken und in die Mitte des Tellers setzen. Den Tofu-Spargelsalat darauf platzieren, die Marinade über den Salat geben und auch ein bisschen außen herum verteilen. Das Ganze mit frischem Koriander ausgarnieren.

PECORINO-SPINAT-ENSEMBLE
MIT BIRNE UND KANDIERTEN WALNÜSSEN

ZUTATEN FÜR 2 PERSONEN

200 g frischer Pecorino
200 g Spinatsalat
50 g Walnüsse
50 ml Weißwein
2 Birnen

1 Zehe Knoblauch (fein gerieben)
1 TL Zitronensaft (frisch gepresst)
3 EL Olivenöl
Zucker
Salz

ZUBEREITUNG

Die Schale des Pecorino entfernen und den Käse in nicht zu große Stücke schneiden. Spinatsalat gut waschen und abtropfen lassen. Die Birnen schälen, halbieren, entkernen und grob würfeln. Nun etwas Zucker in einem Topf karamellisieren lassen und die Birnenstücke hinzugeben, mit dem Weißwein ablöschen und den Topf abdecken. Die Hitze reduzieren und die Birnen langsam schmoren lassen.

Wenn die Birnen weich sind, auf einem Sieb abschütten und den Schmorsaft auffangen. Die geschmorten Birnen mit Hilfe einer Gabel grob zerdrücken.

Den Schmorsaft mit einem Spritzer Zitrone, etwas Salz sowie Knoblauch abschmecken und mit Olivenöl aufrühren. Die Walnüsse mit 25 ml Wasser und 30 g Zucker zusammen so lange kochen, bis der Zucker karamellisiert und die Walnüsse goldbraun sind. Dann leicht salzen und aus dem Topf nehmen, abkühlen lassen und fein hacken.

Den Pecorino mit etwas Olivenöl marinieren und in den auf 60 Grad vorgeheizten Backofen geben. Darin ca. 10 Minuten erwärmen, herausnehmen und auf den Tellern verteilen. Den Spinatsalat mit dem Birnensaft-Dressing marinieren und auf den Pecorino setzen. Die kandierten Walnüsse darüber geben und das Ganze nochmals mit etwas Olivenöl beträufeln.

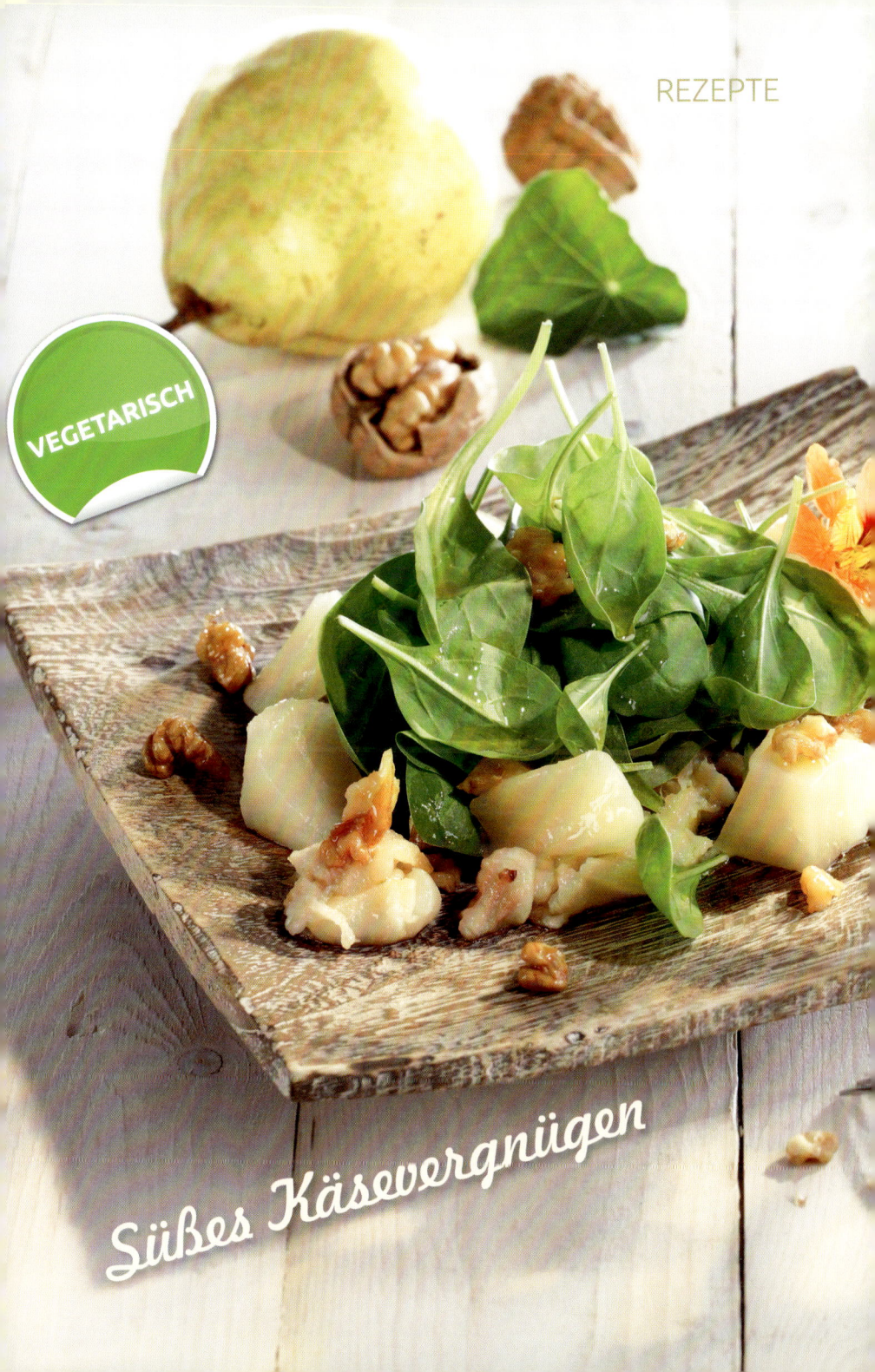

VEGETARISCH

Süßes Käsevergnügen

Scharfe Chili-Note

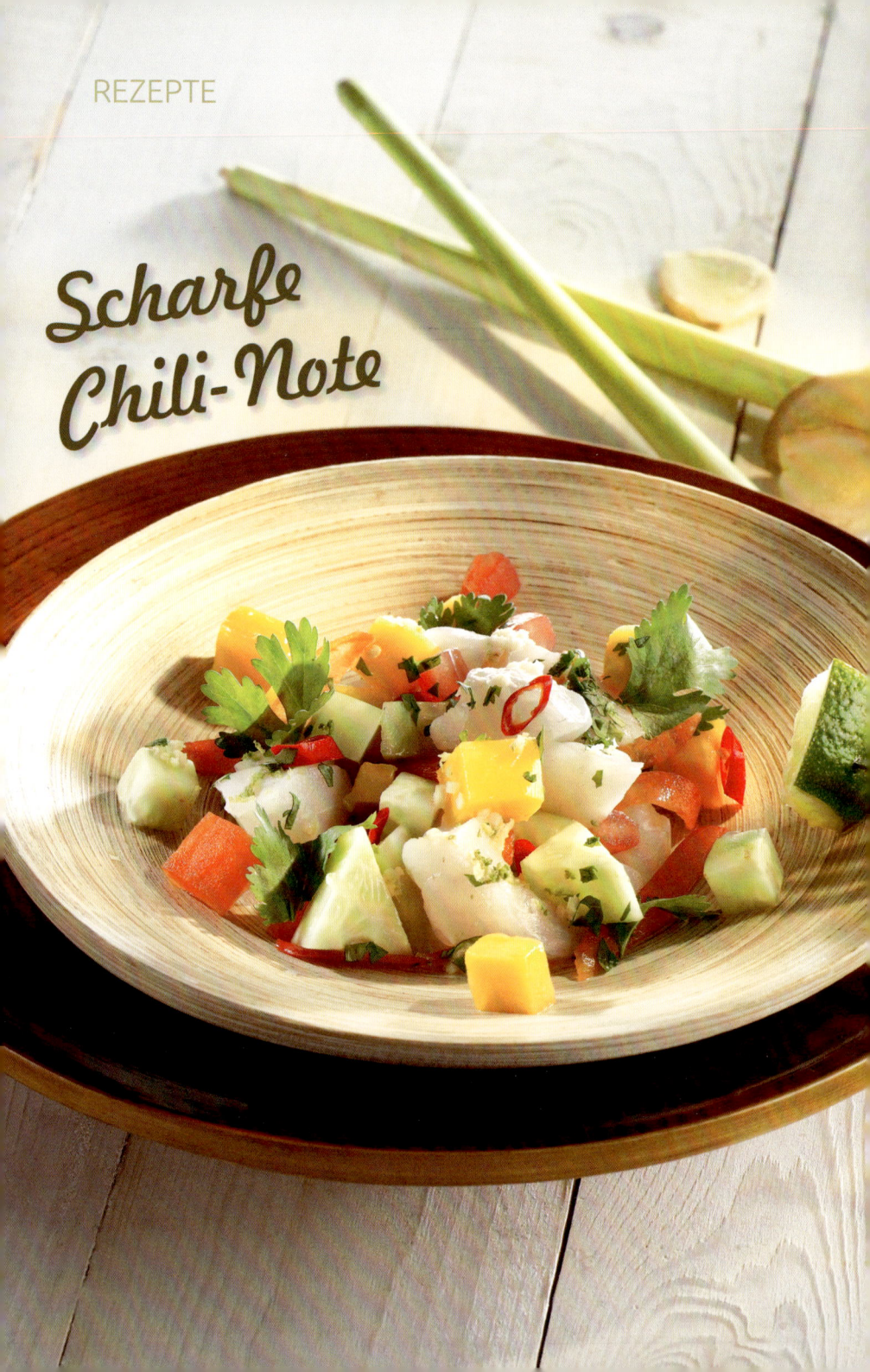

FEINES FISCHRAGOUT «CEVICHE» AUF MANGO-GURKEN-BETT

ZUTATEN FÜR 2 PERSONEN

250 g weißes Fischfilet
(Kabeljau oder Wolfsbarsch)
1 Mango
½ Salatgurke
2 Tomaten
1 rote Paprika
5 Bio-Limetten

4 Bio-Zitronen
1 Chili
2 Stängel Zitronengras
20 g frischer Ingwer (Wurzel)
2 Zweige Koriander
Salz

ZUBEREITUNG

Beim Fisch, falls nötig, die Haut abziehen. Dann das Filet in gleich große Würfel schneiden.

Die Schale von 2 Limetten und 2 Zitronen fein reiben. Dann den Ingwer schälen und ebenfalls fein reiben, mit dem Zitronengras genauso verfahren. Nun den Saft aus allen Limetten und Zitronen pressen.

Die Chili halbieren, das Kerngehäuse herausnehmen und ganz fein schneiden.

Alles zusammen mit etwas Salz vermengen und den Fisch für ca. 1 Stunde in die Marinade legen.

Mango, Gurke und Paprika schälen und in möglichst gleich große Würfel schneiden. Die Tomaten häuten, indem man sie an der Unterseite kreuzförmig einritzt und ca. 10 Sekunden in kochendes Wasser gibt. Die Tomaten nun vom Kerngehäuse befreien und ebenfalls in gleich große Würfel schneiden.

Das Obst und das Gemüse vermengen, Koriander grob hacken und ebenfalls dazugeben. Anschließend den Fisch mit dem Salat vermischen und gegebenenfalls nochmals mit Salz nachschmecken. Gut gekühlt servieren.

GEMÜSE-CHAMPURU MIT APFEL-PAPAYA-SALAT

ZUTATEN FÜR 2 PERSONEN

2 Zucchini oder 1 Goya
(im Asia-Markt erhältlich)
1 grüner Apfel
½ Papaya
4 Eier
100 g schnittfester Tofu
50 ml Sojasauce
1 Limette

1 TL Rapsöl
1 EL Honig
20 g frischer Koriander
2 g frisch geriebener Ingwer
Meersalz
schwarzer Pfeffer
nach Belieben 1 frische Chili-Schote

ZUBEREITUNG

Die Papaya schälen, halbieren, entkernen und in feine Streifen schneiden. Den grünen Apfel waschen und ebenfalls in feine Streifen schneiden. Den Koriander grob hacken und darunter geben.

Für die Marinade Sojasauce mit Honig, Limettensaft, Ingwer und – wer es scharf mag – mit etwas frischer Chili abschmecken. Den Apfel-Papaya-Salat mit der Marinade vermengen und nach Belieben mit Salz nachwürzen.

Nun für das Champuru den Tofu und die Zucchini grob würfeln, mit Salz und Pfeffer würzen und in Rapsöl anschwitzen, bis alles leicht gebräunt ist. Wenn Sie Goya anstelle von Zucchini benutzen: gut waschen, die Enden entfernen und der Länge nach halbieren. Weißes Inneres mit den Kernen entfernen. Anschließend das vorhandene Fruchtfleisch in sehr dünne Streifen schneiden und einsalzen. Nach ca. 10 Minuten das Fruchtfleisch gut abspülen. Grob würfeln, mit Salz und Pfeffer würzen und in heißem Rapsöl leicht anbräunen lassen.

Die Eier aufschlagen und mit einer Gabel verquirlen. Dann zu den anderen Zutaten des Champuru in die Pfanne geben und mitbraten.

Das Champuru in die Mitte des Tellers setzen und den Apfel-Papaya-Salat mit der Marinade darauf anrichten. Mit etwas Koriander garnieren.

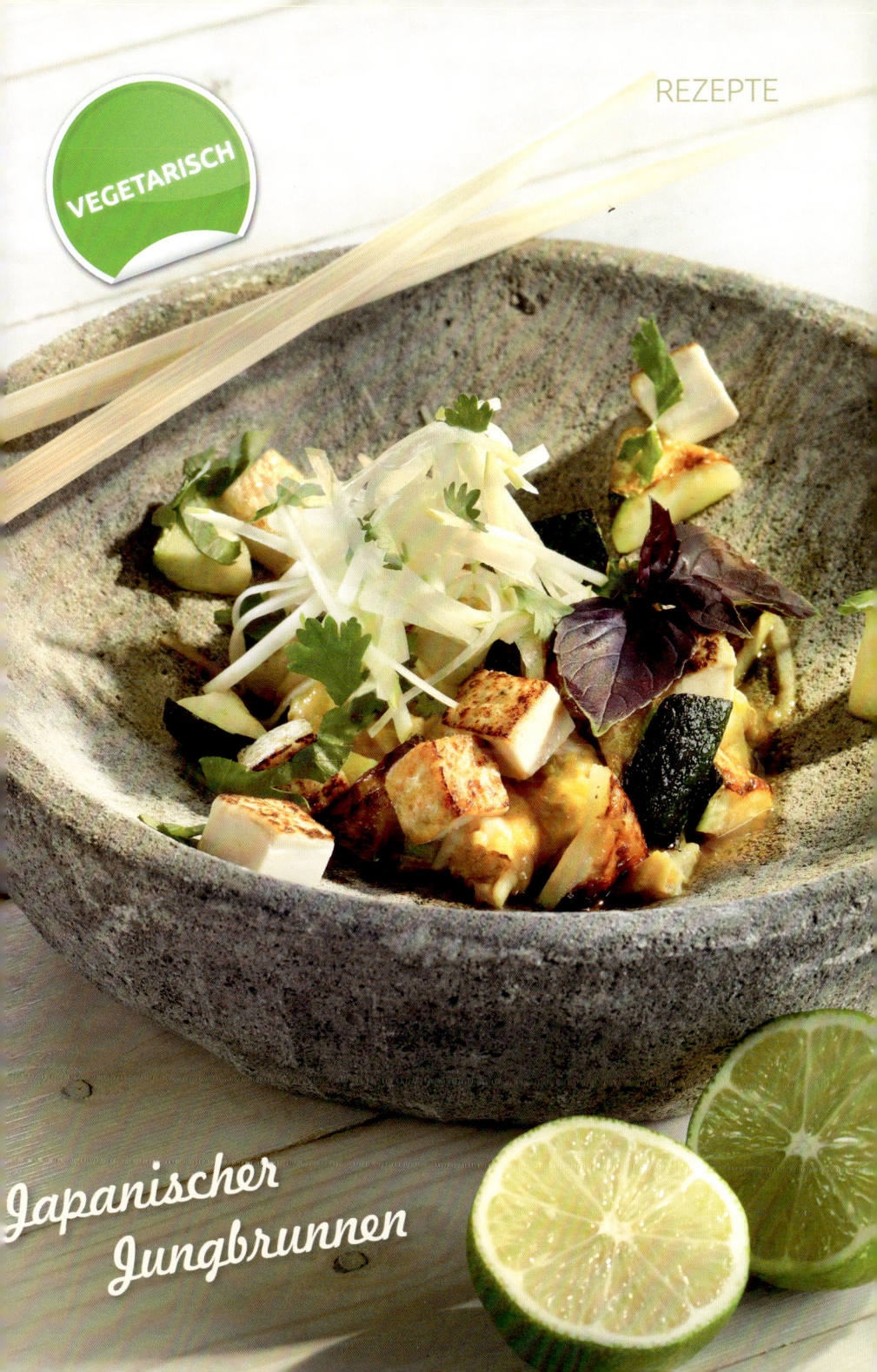

VEGETARISCH

Japanischer
Jungbrunnen

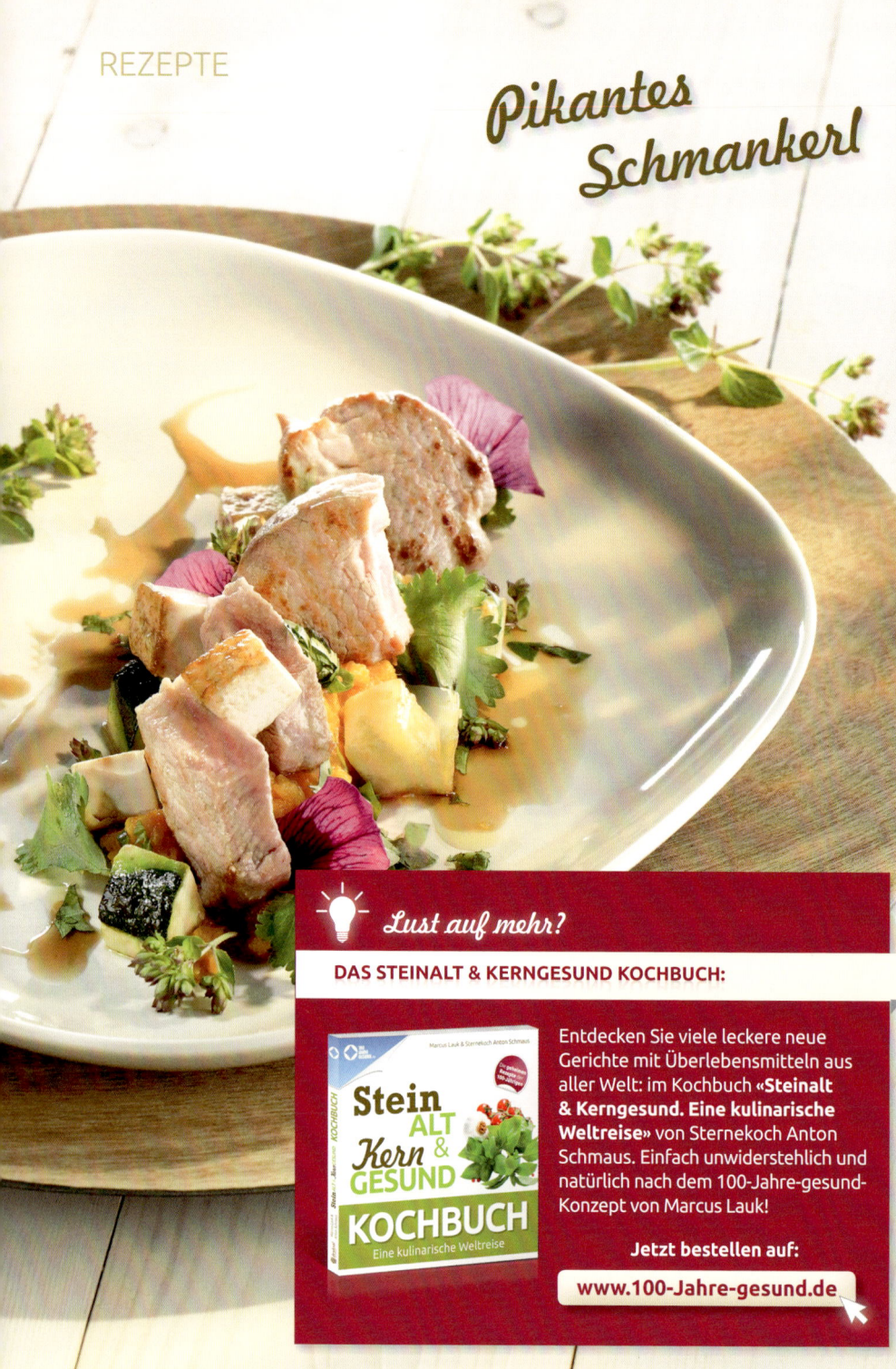

Pikantes Schmankerl

Lust auf mehr?

DAS STEINALT & KERNGESUND KOCHBUCH:

Entdecken Sie viele leckere neue Gerichte mit Überlebensmitteln aus aller Welt: im Kochbuch «**Steinalt & Kerngesund. Eine kulinarische Weltreise**» von Sternekoch Anton Schmaus. Einfach unwiderstehlich und natürlich nach dem 100-Jahre-gesund-Konzept von Marcus Lauk!

Jetzt bestellen auf:

www.100-Jahre-gesund.de

SHABU-SHABU VOM SCHWEIN MIT SÜSSKARTOFFEL UND TOFU-VINAIGRETTE

ZUTATEN FÜR 2 PERSONEN

200 g sehr dünn geschnittenes Schweinefilet
150 g Süßkartoffeln
1 Zucchini oder 1 Goya (Asiamarkt)
80 g Tofu schnittfest
50 ml Sojasauce
1 EL Sake

1 EL Honig
3 EL Zitronensaft (frisch gepresst)
2 EL Rapsöl
1 Zweig Koriander
Salz
Pfeffer

ZUBEREITUNG

Die Süßkartoffeln waschen und in Salzwasser weich kochen. Anschließend schälen und mit einer Gabel zerdrücken. Nun den Süßkartoffelstampf mit Honig, Salz, Pfeffer und etwas Zitronensaft abschmecken.

Die Zucchini und den Tofu in gleich große Würfel schneiden, mit Salz und Pfeffer würzen. Die Zucchini dann in Rapsöl anschwitzen, den Tofu nach 1 Minute dazugeben und leicht Farbe annehmen lassen. Nun alles aus der Pfanne heben und in einer Schüssel mit etwas Sojasauce, Sake, Honig, Zitronensaft und grob gehacktem Koriander marinieren.

Wenn Sie Goya anstelle von Zucchini benutzen: gut waschen, die Enden entfernen und der Länge nach halbieren. Das weiße Innere mit den Kernen entfernen. Anschließend das vorhandene Fruchtfleisch in ganz dünne Streifen schneiden und einsalzen. Nach ca. 10 Minuten das Fruchtfleisch gut abspülen. Nun wie mit der Zucchini fortfahren.

Das Schweinefilet ebenfalls mit Salz und Pfeffer würzen und in einer ganz heißen Pfanne mit wenig Rapsöl nur kurz von beiden Seiten anbraten (die gewünschte Garstufe ist hier Medium). Das Fleisch einfach länger in der Pfanne lassen, wenn es durch sein soll.

Nun den Süßkartoffelstampf in der Mitte des Tellers verteilen. Das Fleisch darauf anrichten und die Zucchini und den Tofu mit der Marinade lauwarm darüber geben.

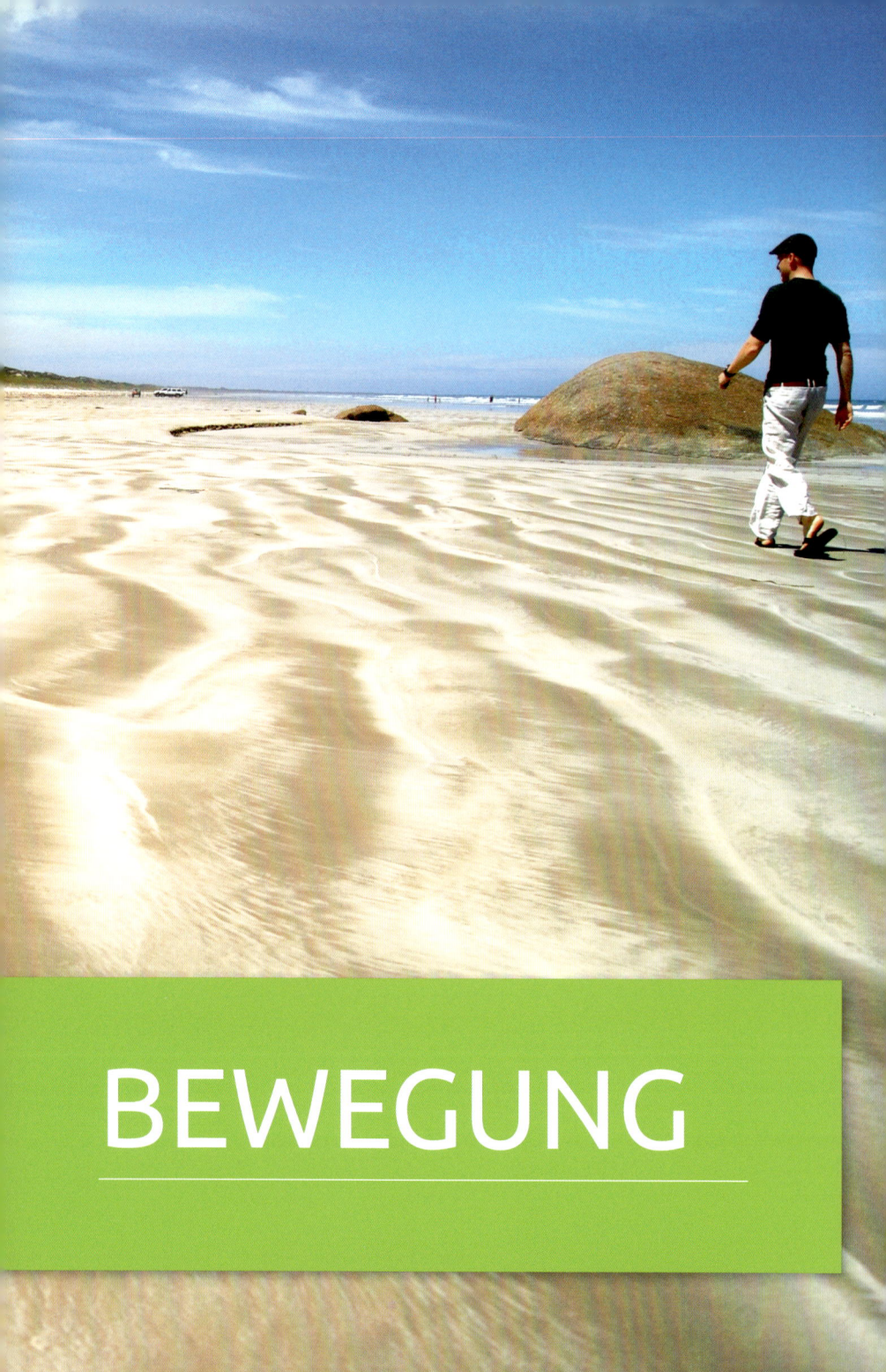

BEWEGUNG

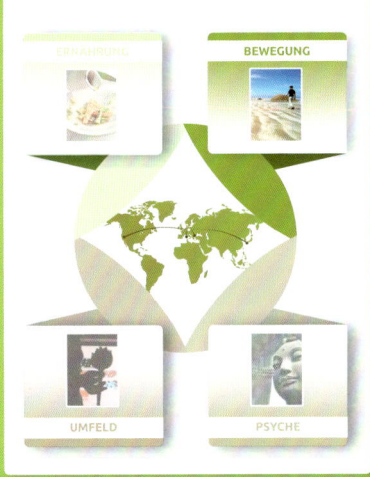

«ZU UNSERER NATUR GEHÖRT DIE BEWEGUNG. DIE VOLLKOMMENE RUHE IST DER TOD.»

BLAISE PASCAL

Schon mehr als 160.000 Jahre lang wandert der Mensch über die Erde. In letzter Zeit allerdings immer seltener. Seit ein bis zwei Jahrhunderten, einer im direkten Vergleich verschwindend geringen Zeitspanne, verzichtet die Menschheit zunehmend darauf, sich mittels Muskelkraft fortzubewegen. Autos, Eisenbahnen und Flugzeuge, Aufzüge, Rolltreppen und Treppenlifte, E-Bikes, Mofas und Motorräder, Motorboote, Yachten und Ozeandampfer erlauben uns einen Alltag fast ohne körperliche Anstrengung. Das ist bequem, doch evolutionär ein echtes Problem, denn zum genetischen Programm des Menschen gehört die tägliche Bewegung.

AUS EIGENEM *Antrieb*

In Loma Linda gehen die Menschen gerne in die Natur, um zu wandern. Oder sie treiben aktiv Sport, selten allerdings so exzessiv wie in Los Angeles, dem Mekka der Bodybuilder. Auf Okinawa gibt es in den Städten zwar Fitnessstudios, in Ōgimi, dem Eldorado der Langlebigkeit, sind solche Einrichtungen aber ebenso unbekannt wie in den ländlichen Gegenden der Mittelmeerinseln Ikaria und Sardinien. Hier wie da ist «Sport» ein weitgehend exotisches Phänomen. Harte Arbeit und ein karges Leben dagegen nicht, und so kommen die Menschen dort im Alltag und bei der Arbeit auf ihr tägliches Bewegungspensum. Giorgios, der Imker, wandert jeden Tag viele Kilometer, um zu seinen Bienen und wieder zurück zu kommen. Wir modernen Stadtmenschen bringen es dagegen auf knapp zehn Gehminuten täglich. Unser Körper ist jedoch auf ein bewegtes Leben ausgelegt. Fehlt es uns daran, verkümmert unser Bewegungsapparat, der Stoffwechsel kommt nicht in die Gänge, Herz und Kreislauf machen schneller schlapp.

Von der Bewegung zum Sport

Laut *Adventist Health Studies* von Gary Fraser und Co. erhöht regelmäßige Bewegung die Lebenserwartung um 2,73 Jahre – kaum ein anderer Faktor hat statistisch gesehen so großen Einfluss. Früher fand alle oder fast alle Bewegung während der Arbeit und im Alltag statt. Als im 19. Jahrhundert Tätigkeiten und Berufe aufkamen, bei denen man sich kaum oder gar nicht bewegen musste, wurde Sport immer wichtiger. Die Turn-, Sport- und Fußballvereine haben ihre Wurzeln in dieser Zeit. Heute ernähren «sitzende Tätigkeiten» in Großraumbüros und anderswo erhebliche Teile der Bevölkerung. Menschen, die sonst kaum oder gar nicht mehr die eigenen Gliedmaßen benutzen, bringen sich durch das Training an Geräten im Studio auf Trab.

«UNSER KÖRPER IST AUF EIN BEWEGTES LEBEN AUSGELEGT. FEHLT ES UNS DARAN, MACHEN WIR SCHNELLER SCHLAPP.»

Rasten oder rasen?

Wer rastet, der rostet, sagt der Volksmund und hat damit wie so oft recht. Wer statt zu rasten dagegen rast, der begeht auch einen Fehler. Sowohl wenig Bewegung als auch zu viel sind der Gesundheit und einem langen Leben abträglich. Eine Langzeitstudie ergab: Am gefährlichsten leben Menschen, die sehr wenig Kalorien (unter 1.000 pro Woche) durch Bewegung verbrennen. Ihr Herzinfarktrisiko ist sehr hoch. Zwischen 1.000 und 2.000 Kilokalorien bessert sich die Lage schon erheblich. Das geringste Risiko haben Menschen, die pro Woche zwischen 2.000 und 3.000 Kilokalorien durch Bewegung verbrennen, darüber steigt es wieder leicht an. Die Schlussfolgerung liegt auf der Hand. Es scheint ideal zu sein, im Bereich zwischen 2.000 und 3.000 Kilokalorien jede Woche durch Bewegung zusätzlich zum Grundumsatz zu verbrennen. Dafür, das ist klar, muss man keinen Leistungssport treiben.

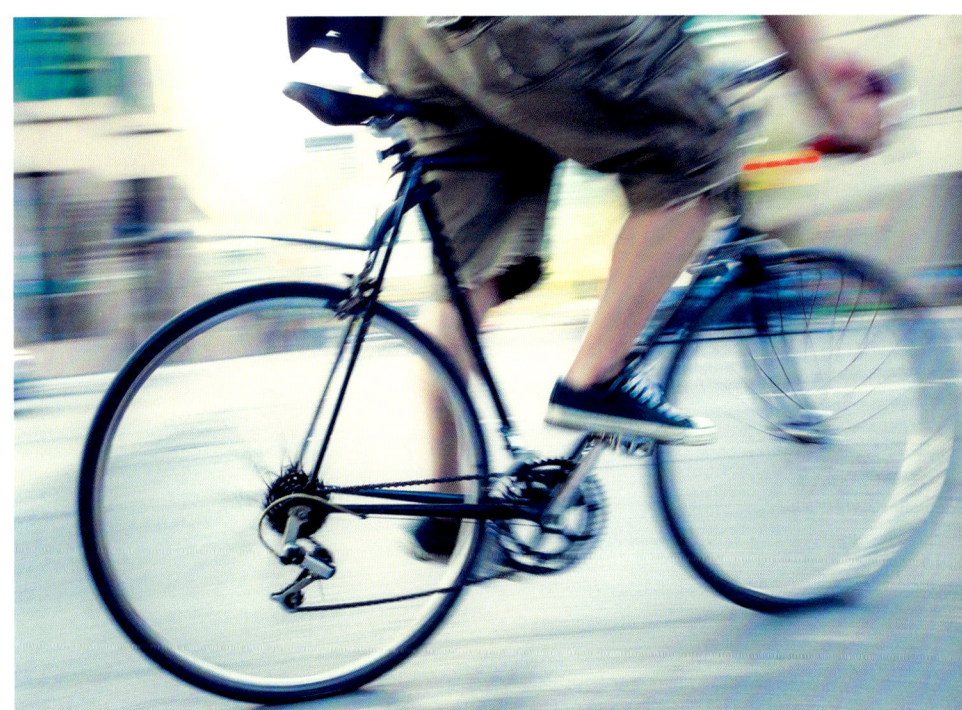

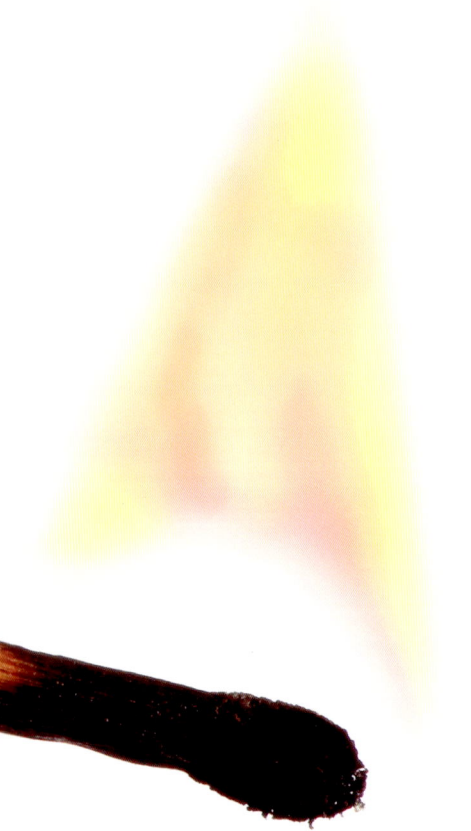

ORDENTLICH
Feuer

Der Mensch ist ein kalorienverbren-nendes Wesen. Dafür, dass ihm seine «erneuerbaren Energien» auch dann zur Verfügung stehen, wenn er sie ge-rade nicht durch Nahrung einspeisen kann, lagert er sie in Form von Fett. Ei-gentlich sehr praktisch und ausgespro-chen überlebenswichtig – allerdings verfügt der Mensch, zumindest in den reichen Ländern, heute über derart lückenlose Versorgungssysteme, dass sein körpereigenes nahezu überflüssig geworden ist. Und zum steten Quell des Ärgernisses, denn Fettpolster werden von der Mehrheit nicht gerne gesehen, ob am eigenen Leib oder an anderen.

Im Grundumsatz glimmt es

Der menschliche Körper ist ein Ofen. Er verbrennt ständig Kalorien. Auch wenn er nichts, aber auch rein gar nichts tut. Auch wenn er nur auf dem Rücken liegt und die Decke anstarrt. Der sogenann-te Grundumsatz bezeichnet das Glim-men im Ofen bei absoluter Inaktivität, unbekleidet, mit nüchternem Magen und bei 28 Grad Celsius Raumtempera-tur. Genau die Energiemenge, die der Körper dann benötigt, um seine Funk-

«DER MENSCHLICHE KÖRPER IST EIN OFEN. ER VERBRENNT STÄNDIG KALORIEN.»

tionen aufrechtzuerhalten, nennt man Grundumsatz. Wie hoch er tatsächlich ausfällt, hängt von einer ganzen Reihe von Faktoren ab, zum Beispiel Alter, Größe und Gewicht, Geschlecht, Muskulatur und Fettgewebe, Körperfettanteil, schneller oder langsamer Stoffwechsel.

Heizen, bis der Löschtrupp kommt

Kommt man dann doch – ob wider Erwarten oder plangemäß – in Bewegung, heizt der Ofen hoch. Es werden ein paar Scheite in die Flammen gelegt, und die Gegenmaßnahmen, Löschen durch Transpiration, lassen nicht lange auf sich warten. Auch das jeweilige Maß der Energieverbrennung durch Bewegung ist von zahllosen Faktoren mehr oder weniger abhängig. Auszurechnen, was genau man tun muss, um zusätzlich zum wöchentlichen Grundumsatz 2.000 bis 3.000 Kilokalorien zu verbrennen, ist möglich, aber wenn man es ganz genau wissen will, muss man sehr lange, sehr komplizierte Formeln durchrechnen.

Nach unserem Pareto-Ferriss-Prinzip zu viel Aufwand. Und in diesem Fall spricht ja auch nichts dagegen, das Ganze Pi mal Daumen zu berechnen. Ob man 1.800, 2.700 oder 3.400 Kilokalorien wöchentlich verbrennt, spielt nicht die ganz große Rolle, und selbst wenn man nur 1.000 Kilokalorien in den Ofen schippt, ist das immer noch um ein Vielfaches besser, als träge mit dem Sofa zu verschmelzen. Ein paar einfache Rechenbeispiele reichen aus, um ein ungefähres Gefühl dafür zu bekommen, was das heißt: 2.000 bis 3.000 Kilokalorien.

Kalorien? Ab durch den Kamin!

Eine 80 Kilogramm schwere Person kann schon mit einer Stunde Badminton pro Woche einen großen Gesundheitsnutzen auf ihr Konto buchen. Etwa 12,6 Kilokalorien pro Kilo Gewicht werden dabei verbrannt, in der Summe sind das ungefähr 1.000 Kilokalorien, die als Brennstoff durch den Kamin gehen. Das Minimalziel ist damit erreicht, denn bereits diese Menge reicht, um die gesundheitlichen Risiken stark abzusenken. Wer in der gleichen Gewichtsklasse drei Mal die Woche mit dem Fahrrad zur Arbeit fährt (halbe Stunde hin, halbe zurück) dürfte auf knapp 1.300 Kilokalorien kommen.

Es ist also kein Hexenwerk, sich im optimalen Bereich zu bewegen. Wer Badminton spielt *und* Fahrrad fährt, hat eher schon zu viel als zu wenig getan, denn jede einzelne Alltagstätigkeit vom Treppensteigen bis zum Wäschebügeln geht ja auch einher mit dem Verbrauch von Kalorien.

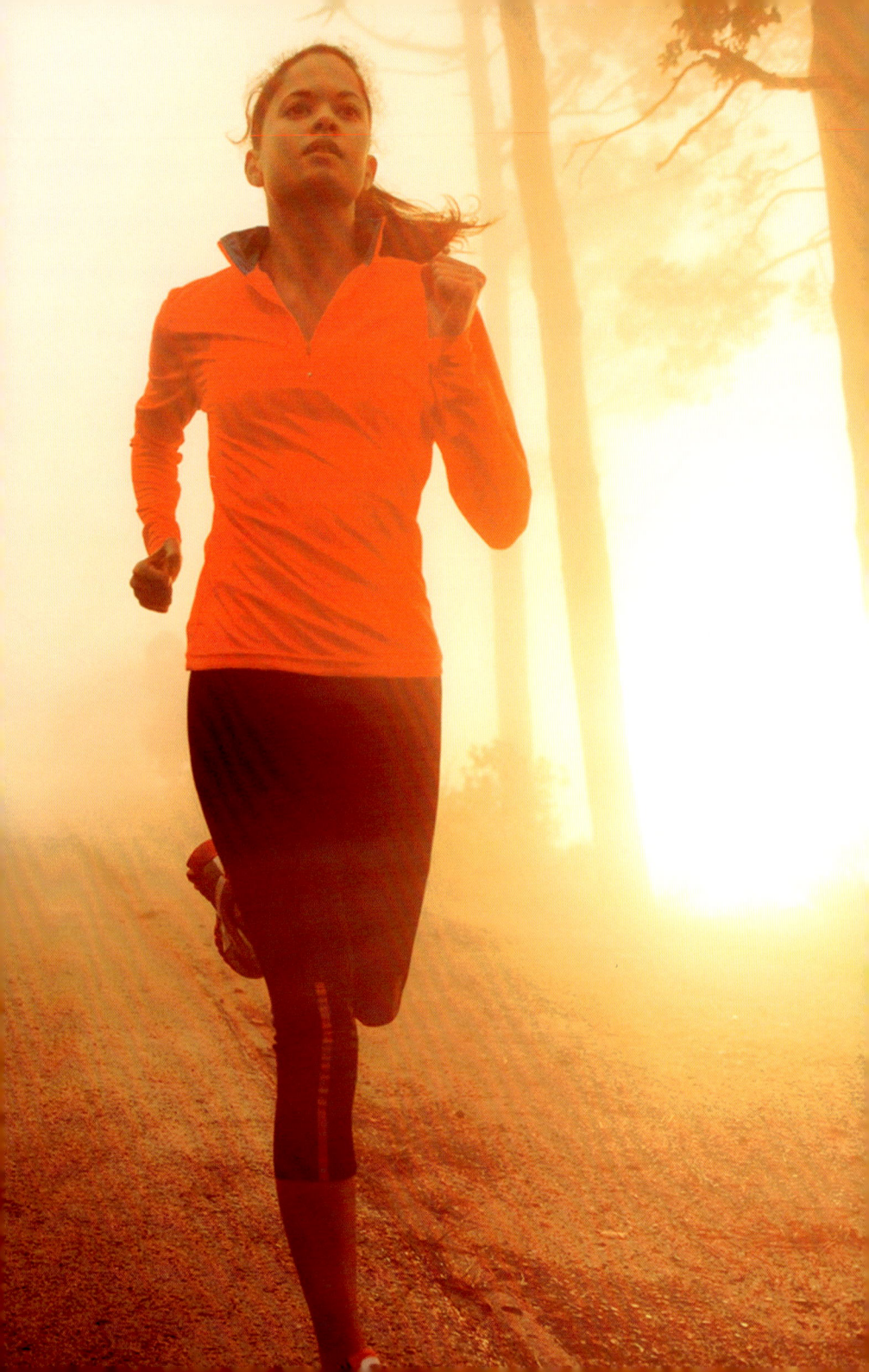

Für das Optimum reichen ein bis zwei sportliche Bewegungsaktivitäten pro Woche. Idealerweise natürlich Beschäftigungen, die Spaß machen, weil dadurch die Wahrscheinlichkeit steigt, dass man dauerhaft dabeibleibt und nicht wieder zum Passivsport auf dem Sofa zurückkehrt.

Schwer gebügelt wirkt wie leicht geradelt

Menschen mit einem höheren Körpergewicht müssen ein geringeres Zeitbudget investieren, um die gleiche Anzahl Kalorien zu verbrennen. So würde zum Beispiel eine 120 Kilogramm schwere Person nur halb so viel Zeit benötigen, um die gleichen Kalorien zu verbrennen, wie eine 60 kg schwere Person. Der 120-kg-Mann verbraucht während einer einstündigen Bügel-Session genau so viele Kalorien wie der 60-kg-Mann bei einer einstündigen Radtour im sehr gemütlichen Tempo (9km/h).

Ein Leben ohne Sport ist möglich ...

Solche Zahlen sind aber Schall und Rauch. Mit dem Taschenrechner durchs Leben zu laufen, macht alles nur komplizierter und schwieriger. Die einfache Essenz, die man daraus

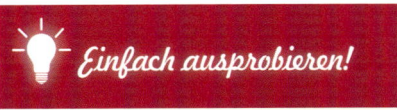

Einfach ausprobieren!

51 WOCHEN IM JAHR SPORTFREI:

Pi mal Daumen ist knapp eine Woche Sport im Jahr völlig ausreichend – natürlich nicht am Stück, sondern gut verteilt. Die restlichen 51 Wochen können Sie dann etwas anderes tun. Pareto wäre stolz auf Sie!

Was verbraucht wie viel?
Sie schwanken noch, ob Ihnen Walken oder Staubsaugen mehr bringt? Hier finden Sie den durchschnittlichen Kalorienverbrauch der gängigsten Aktivitäten:

www.100-Jahre-gesund.de

ziehen kann, lautet: Wer sich schon im Alltag einigermaßen bewegt, muss sich keine Gedanken über den Minimalverbrauch von 1.000 Kilokalorien pro Woche machen. Und wer zusätzlich regelmäßig Sport treibt, wird den Optimalbereich von 2.000 bis 3.000 kaum grob verfehlen. Die Menschen in den Gesundheits- und Langlebigkeitszonen bewegen sich übrigens im Alltag schon so viel, dass sie auch ganz ohne Sport in der idealen Zone, eher sogar darüber landen. Ein gesundes, langes Leben ist in bestimmten Fällen also auch ganz ohne Sport möglich.

DIE *Zeit* IST DA

Wie finden Sie das ideale Maß an Bewegung, ohne zu über- oder untertreiben? Sportler mit und aus Leidenschaft, für die ein Tag ohne Bewegung ein verlorener ist, haben die Grenze zum Zuviel schnell überschritten. Nach den Prinzipien von Pareto und Ferriss müsste man an dieser Stelle von vergeudeter Zeit und Energie sprechen, schließlich steht der Einsatz der «Leistungssportler» in keinem ausgewogenen Verhältnis zu den Zielen Gesundheit und Langlebigkeit, während «Breitensportler» in der Idealzone zu Hause sind.

Nichts für Blender

Der moderne Leistungssport beschert uns gemeinsam mit den Medien Körperideale, die oft blendend, aber eben auch blenderisch sind. Gutes Aussehen und körperliche Attraktivität sind nicht per se ein Indikator für Gesundheit und ein langes Leben; gesund sein oder gesund scheinen heißt diesbezüglich die entscheidende Frage. Wer mit Herz und Seele dem Sport verfallen ist, sollte sich seine Leidenschaft nicht nehmen lassen. Aber Pareto würde sagen: Weniger bedeutet mehr – mehr Zeit für anderes!

Rauchen Sie Kette?

Das gegenteilige Extrem kommt allerdings deutlich häufiger vor. Viele, die wissen, dass sie eigentlich müssten, bleiben beim Training nach Dr. Null Bock. Dabei vergessen sie: Wöchentlich nicht drei Mal zu trainieren, ist so schädlich wie jeden Tag eine Schachtel Zigaretten zu rauchen. Das heißt: Körperliche Anstrengung ist nicht nur gut für die Gesundheit, sondern es schadet sogar, wenn sie unterbleibt. Um gigantische 64 Prozent senkt jemand, der zwei- bis dreitausend Kilokalorien pro Woche verbrennt, im Vergleich zum Bewegungsverweigerer sein Risiko, an typischen Zivilisationsleiden zu erkranken. Wenigstens ein bisschen Bewegung, ob in Form von Sport oder nicht, ist absolut essentiell. Bewegung bildet einen der Grundpfeiler des gesunden Lebens. Viele sagen: «Ich habe keine Zeit für eine halbe Stunde Studio oder anderen Sport.» Ich glaube, das stimmt nicht. Jeder würde die Zeit finden, es kommt bloß darauf an, wie die Prioritäten gesetzt werden. Man sollte sich klarmachen, was einem wichtig ist.

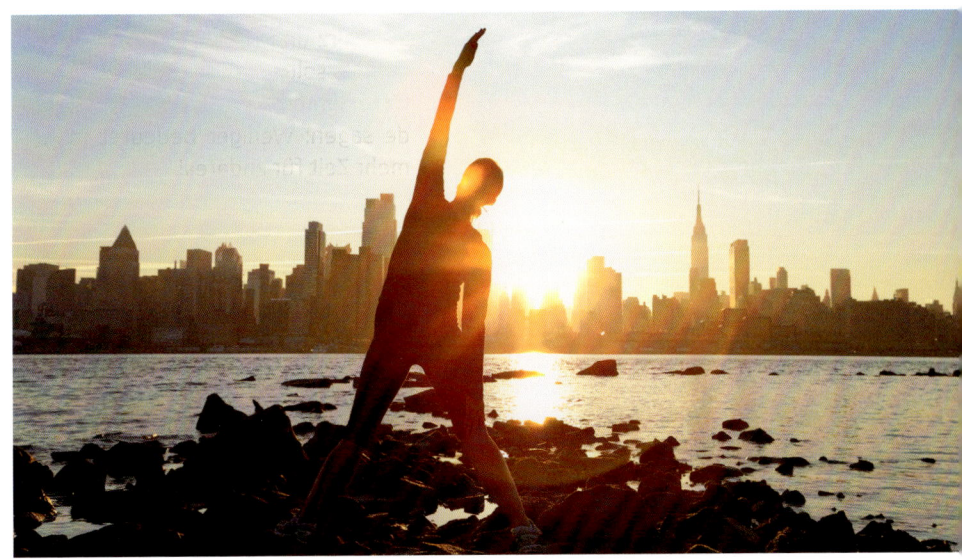

Morgensport macht das Glas halbvoll

Stellen Sie sich folgendes Experiment vor: Sie haben ein leeres Glas vor sich, und ihre Aufgabe lautet, Steine, Sand und Wasser hineinzubekommen. Wenn Sie zuerst den Sand einfüllen, dann mit Wasser aufgießen, wird es für die Steine eng. Wenn Sie aber mit den Steinen beginnen, den Sand dazurieseln lassen, dann ist am Ende noch reichlich Platz für das Wasser. Sehen Sie dieses Glas als Bild für Ihren Alltag. Was kommt zuerst rein? Ich empfehle Bewegungsmuffeln den Morgensport, danach geht alles andere leichter. Also: drei Mal die Woche Steine reinlegen – mit einem kurzen, gezielten Trainingsprogramm.

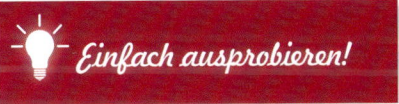

SPONTAN UND SPASS DARAN:

In Bewegung kommen und bleiben: Egal was Sie tun, haben Sie Spaß dabei. Foltern Sie sich nie mit Sport, den Sie nicht ausstehen können, nur weil man dabei angeblich schlank wird oder weil das jetzt alle machen. Hören Sie immer auf Ihr Körpergefühl und toben Sie sich ganz nach Lust und Laune aus, z. B. beim Gartenumgraben oder mit einer spontanen Tanzeinlage im Regen. Lassen Sie Bewegung zu einem Teil Ihres Alltags werden, dann kommt die Motivation von allein.

Kraft AUF DAUER

Abwehrkräfte auf Zack und sorgen dafür, dass Ihnen nicht so schnell die Puste ausgeht. Regelmäßiges Krafttraining stärkt dagegen die Lungenfunktion, flutet den ganzen Körper mit Sauerstoff. Und kräftige Muskeln steigern Ihre Knochendichte, beugen Osteoporose vor.

Kraft oder Ausdauer, was nützt der Gesundheit mehr? Ich lege Ihnen wortwörtlich beide ans Herz, denn außer unserer «Pumpe» hält dieses Duo auch den Kreislauf fit. Mit Ausdauersport wie Joggen, Radeln, Rudern oder Schwimmen bringen Sie zusätzlich Ihre

Wo Muskeln schwinden, wächst Fett

Pflegen Sie neben der Ausdauer immer auch Ihre Kraft, indem Sie einen Teil der zu verbrennenden Kalorien kraftorientiert verbrauchen. Entweder durch ein

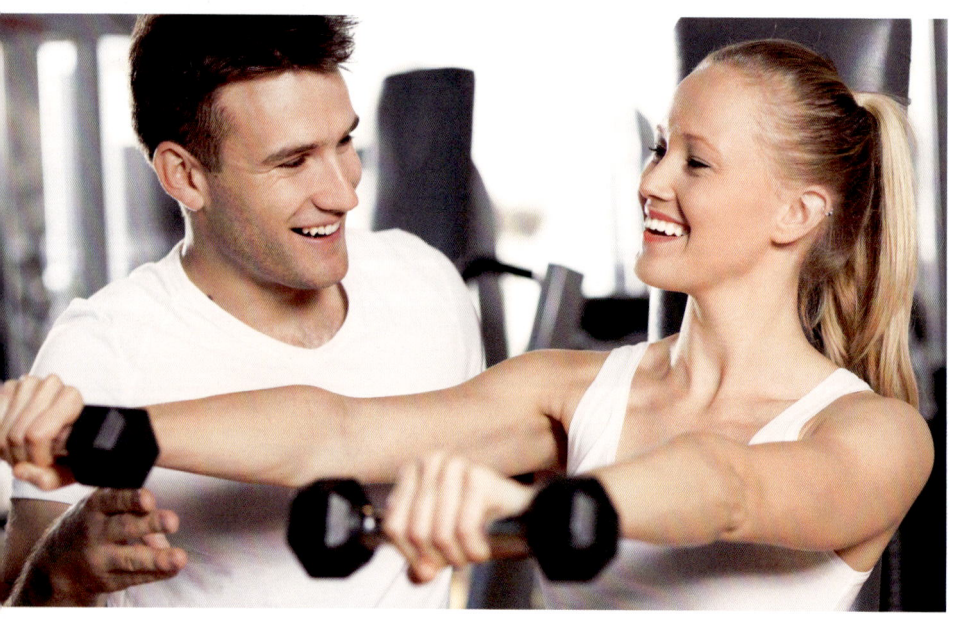

strukturiertes Krafttraining mit Gewichten oder einen «Gymnastikkurs», der Kräftigungsübungen enthält. Ansonsten macht sich Ihre Muskelpower nach dem Motto «Use it or lose it» aus dem Staub. Dann sinkt der Grundumsatz, unser Körper stellt auf kleinere Öfen um, die weniger Energie verbrennen. Und stattdessen setzt die Fettspeicherung ein. Während ein Kilo Muskeln 15 Kalorien pro Tag verbraucht, kommt ein Kilo Fett mit deutlich weniger aus. Erinnern Sie sich noch an Antonovsky und seine Salutogenese? «Krank» oder «gesund» sind demnach Pole, zwischen denen wir uns bewegen. Unterschreiten wir ein gewisses Kraftniveau, führt uns der Muskelabbau bedrohlich in Richtung Krankheit.

(K)eine Frage des Alters

Wenn wir um die 30 Jahre alt sind, ist unser Kraftniveau auf seinem Höhepunkt – wie hoch es auch immer sein mag. Danach schwindet die Kraft. Die Frage ist jedoch, wie stark. Nehmen wir das Beispiel einer Frau, die zeitlebens regelmäßig trainiert, und auf der anderen Seite eine Frau, die völlig auf kraftorientierten Sport verzichtet. Die Trainierte verliert bis zum Rentenalter etwa 10 bis 20 Prozent. Die Untrainierte, deren maximales Kraftniveau sowieso schon klar niedriger ist, verliert bis ins Alter rund die Hälfte ihrer Kraft. Eine 70-Jährige, die immer etwas für ihren Körper getan hat, kann ein deutlich höheres Kraftniveau haben als eine 30-Jährige, die über den Passivsport nie hinausgekommen ist.

Wasserkiste oder Studio?

Fürs Krafttraining braucht man nicht unbedingt Hanteln und Geräte. Ob Sie im Alltag Ihre Getränkekisten mehrmals die Treppe hoch, wieder runter und noch mal rauf tragen oder darauf bestehen, Ihr Kind auch dann noch auf dem Arm zu tragen, wenn es selbst längst nicht mehr will, bleibt Ihrer Fantasie überlassen. Sie können aber natürlich auch in ein Studio gehen. Der Vorteil: Die Geräte sind fürs Krafttraining gemacht und haben die richtige Form, während Alltagsgegenstände orthopädisch und ergonomisch selten ideal und oft gar nicht geeignet sind. Außerdem können Sie im Studio den Trainingswiderstand der Geräte Ihrem aktuellen Leistungsniveau anpassen.

«TRAINIEREN SIE IMMER AUCH IHRE KRAFT: SIE IST FÜR EIN GESUNDES, LANGES LEBEN MINDESTENS GENAUSO WICHTIG WIE IHRE AUSDAUER.»

Schlaue SCHLINGE

Die beste Bewegung führt über Stock und Stein, querfeldein, bergauf und bergab. Weil der Homo urbanus jedoch typischerweise vom Autositz in den Bürosessel und von da direkt auf die Couch plumpst, braucht es Alternativen, um unsere Muskulatur bei Laune und fit zu halten. Ein neuer alltagstauglicher Ansatz dafür heißt «Functional Fitness». Die Übungen orientieren sich an den natürlichen Bewegungen, für die unser Körper ausgelegt ist. Neben den Muskeln werden so auch Bänder und Sehnen gefordert. Im Studio richten wir unser Workout häufig sehr stark und einseitig auf den Zuwachs der Muskelmasse in bestimmten Körperregionen aus. Waschbrettbauch oder Knackpo sind wohl die bekanntesten Beispiele. Das Functional Training zielt dagegen auf ganzheitliche Bewegungen ab, die mehrere Muskelgruppen und Körperpartien simultan beanspruchen – ganz so, als kletterten wir wie Schäfer Salvatore auf sardischen Hängen mit dem lieben Vieh herum.

Functional Training kommt vor allem unserer vernachlässigten Rumpfmuskulatur zugute. Besonders wer viel sitzt oder steht, profitiert von diesem Übungskonzept. Unsere Haltung wird stabilisiert und Rückenschmerzen verringern sich deutlich.

An die Schlaufen, fertig, los!

Die Functional-Fitness-Methode lässt sich mit verschiedenen Trainingsgeräten umsetzen. Mein Favorit ist der Sling-Trainer, weil er vielfältige Anwendungsmöglichkeiten bietet. Einfach an Wand, Decke oder Tür befestigen, Hände beziehungsweise Füße durch die zwei Schlaufen stecken und schon geht's los. Den Trainingswiderstand liefert das eigene Körpergewicht. Je nach Übung eignet sich das Schlingentraining für bisherige Sofaturner ebenso wie für gestandene Modellathleten, denn der Schwierigkeitsgrad ist variabel.

Weil unterschiedliche Muskelgruppen auf einmal gekräftigt werden, spart man mit dem Sling-Trainer viel Zeit. Er mobilisiert außerdem die Gelenke und verbessert die Koordination. Aus diesen Gründen erfreut sich das Schlingentraining in seinem Mutterland USA neben Fitnessstudios auch in der Physiotherapie großer Beliebtheit.

Jederzeit einsatzbereit

Während andere Fitnessgeräte oft sperrig und ortsgebunden sind, kann man den Schlaufentrainer ruck, zuck mitnehmen. Das macht ihn zum treuen Begleiter auf Reisen – und die bisherige Ausrede «Ich hab unterwegs keine Gelegenheit zum Trainieren gehabt» gehört endgültig der Vergangenheit an. Selbst im Stadtpark lässt sich nun bei entsprechender Wetterlage ein Freilufttraining anberaumen. Flugs den Sling-Trainer über die Äste eines Baums geschwungen, dann steht dem neuen Körpergefühl nichts mehr im Wege.

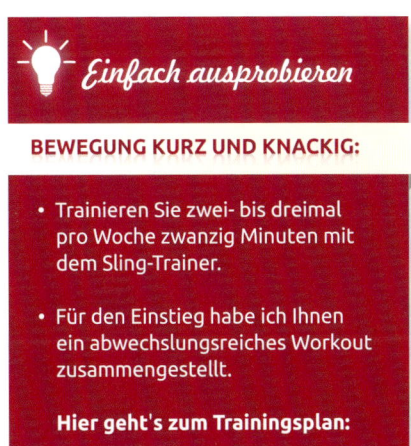

Einfach ausprobieren

BEWEGUNG KURZ UND KNACKIG:

- Trainieren Sie zwei- bis dreimal pro Woche zwanzig Minuten mit dem Sling-Trainer.

- Für den Einstieg habe ich Ihnen ein abwechslungsreiches Workout zusammengestellt.

Hier geht's zum Trainingsplan:

www.100-Jahre-gesund.de

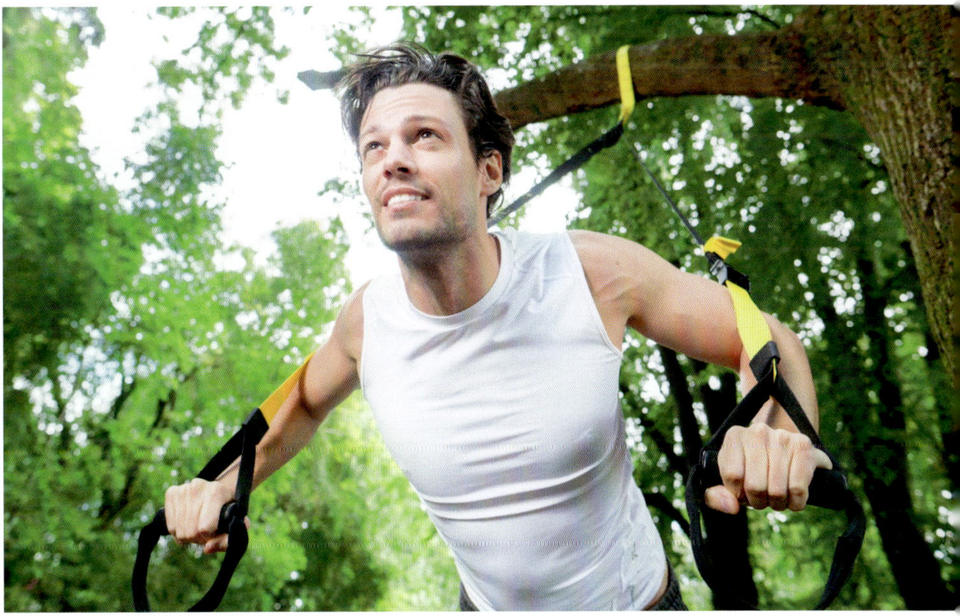

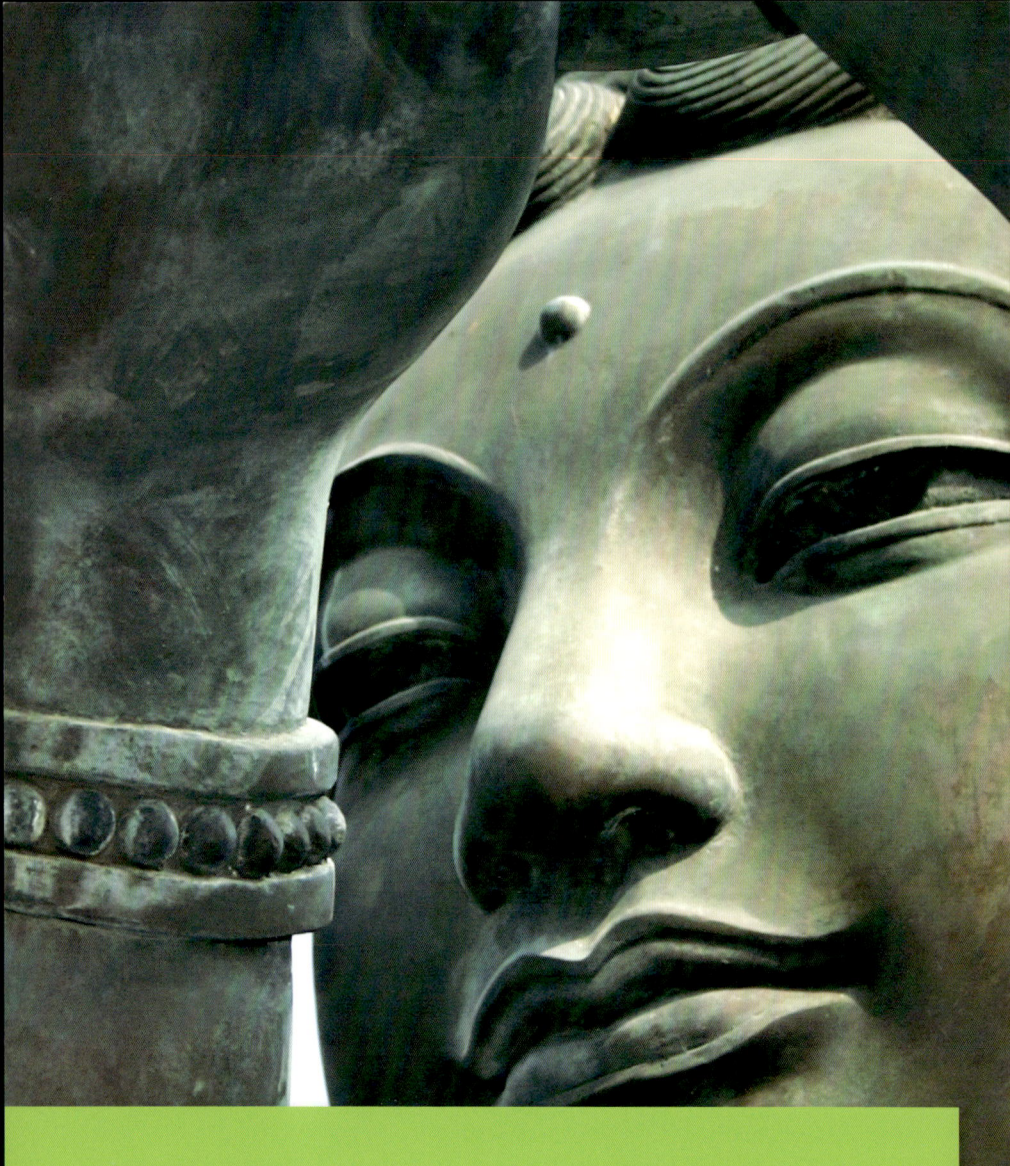

PSYCHE

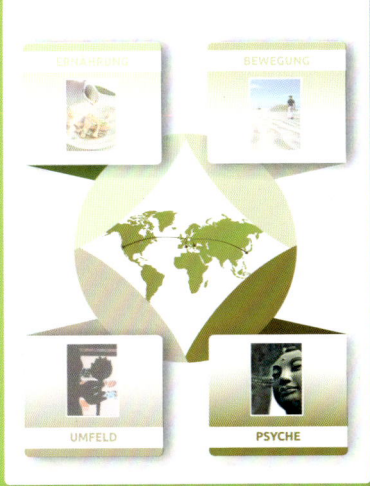

«ES IST DER GEIST, DER SICH DEN KÖRPER BAUT.»

FRIEDRICH SCHILLER

Die enge Verbindung zwischen Körper und Geist ist seit Langem sprichwört-lich. Nur wer sich einer fitten Physis rühmen kann, dem wird auch ein aufge-räumter Kopf nachgesagt. Ein Plädoyer für die Bewegung, das sich genauso gut umdrehen lässt: Mit kranker Psyche steigt zugleich die Wahrscheinlichkeit für körperlichen Verdruss enorm. Seelisches Wohlbefinden ist daher vielleicht eine der wichtigsten Voraussetzungen für ein geglücktes, langes Leben.

Reizvoller
KOMETEN-REGEN

«DIE BEFINDLICHKEIT UNSERER PSYCHE HÄNGT STARK VOM JEWEILIGEN UMGANG MIT REIZEN AB.»

Wenn es mir schlecht geht, dann schaffe ich nichts. Wenn es mir gut geht, dann kann ich alles. Und ich denke, ich bin in dieser Hinsicht keine exotische Ausnahme, sondern ein Mensch wie alle anderen auch.

Die Befindlichkeit unserer Psyche hängt stark vom jeweiligen Umgang mit Reizen ab. Mit den unzähligen Reizen, die auf uns einprasseln wie ein niemals endender Kometenregen. Was diese Reize mit uns anstellen, wie wir auf sie reagieren – das alles ist erst einmal offen. Die Reize sind neutral. Erst ihre Interpretation macht sie zu positiven Stimuli oder negativem Stress, zu Energien, die uns beflügeln, oder zu Hemmnissen, die uns lähmen. Eine Blume kann als Zeichen der Liebe verstanden werden oder einen allergischen Schock auslösen. Oder sie kann, ganz und gar profan, die Geschäftsgrundlage des Floristen sein. Ohne die Bedeutungen, die ihr zugeschrieben werden, ist sie zunächst einmal durch und durch «bedeutungslos». Ebenso wie für die Rose verschiedene «Lesarten» möglich sind, haben wir es auch in vielen Situationen selbst in der Hand, wie wir darauf reagieren; ob wir uns etwa zu einem Wutanfall hinreißen lassen oder bewusst entscheiden, tief durchzuatmen und ruhig zu bleiben.

Umgangshalber gelassen

Manche Reize können wir vermeiden oder verändern, andere entziehen sich unserer Kontrolle. Aber nur scheinbar, denn auch auf sie haben wir Zugriff – indem wir einen anderen Umgang mit ihnen pflegen. Dem US-amerikanischen Theologen Reinhold Niebuhr wird das sogenannte «Gelassenheitsgebet» zugeschrieben, das die Lage griffig auf den Punkt bringt: «Gib mir die Gelassenheit, Dinge hinzunehmen, die ich nicht ändern kann, den Mut, Dinge zu ändern, die ich ändern kann, und die Weisheit, das eine vom anderen zu unterscheiden.» Wie wir letztlich in unserer «Innenwelt» die «Außenwelt» empfinden, ist hochgradig subjektiv und durch individuelle Wahrnehmungsfilter und unsere persönlichen Interpretationen geprägt.

Hätte, wäre, wenn

Um das chaotische Treiben der Außenwelt in eine praktikable Ordnung zu bringen, ziehen wir Vergleiche. Denn Vergleiche orientieren sich an anderem, das wir schon kennen und eingeordnet haben. Nehmen wir als Beispiel die beiden Gewinner – oder Verlierer? –, die mit Silber und Bronze auf dem Treppchen stehen. Der, dem die Bronzemedaille um den Hals baumelt, scheint oftmals glücklicher zu sein als jener, der zweiter Sieger geworden ist. Aber warum? Die Psychologen Victoria Medvec und Thomas Gilovich haben darauf eine einleuchtende Antwort: Nicht, wie die Würfel letztlich gefallen sind, sondern wie sie hätten fallen können, ist oftmals ausschlaggebend für unsere Bewertung der Situation.

Silberpech und Bronzesegen

Bleibenden emotionalen Eindruck hinterlassen besonders Ereignisse, die um Haaresbreite eingetroffen wären, sich aber im letzten Moment noch anders entschieden haben. Wenn man «so kurz» davorstand, dann aber doch nur ein Wimpernschlag fehlte, damit X eintrat – das sind Situationen, die sich tief einbrennen. Wer also, um auf das sportliche Beispiel zurückzukommen, Silber gewinnt, hat soeben Gold verloren. Wer dagegen Bronze erringt, ist soeben noch einmal aufs Treppchen gelangt und der Schmach von der Schippe gesprungen, mit Blech im Gepäck die Heimreise antreten zu müssen. Silber vergleicht sich mit Gold und hat deshalb «verloren», Bronze vergleicht sich mit Blech und hat darum «gewonnen».

> «WIE DIE WÜRFEL HÄTTEN FALLEN KÖNNEN, IST OFTMALS AUSSCHLAGGEBEND FÜR UNSERE BEWERTUNG DER SITUATION.»

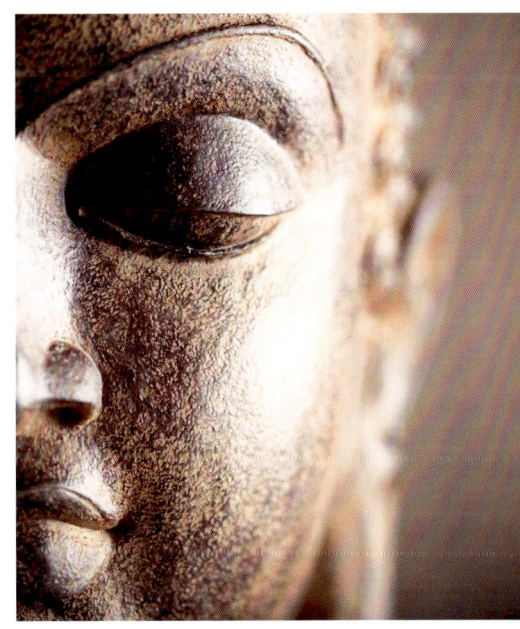

Blüte IM ROSENGARTEN

werte gilt es zu kultivieren. Zugleich sollten wir lernen, mit Problemen und Unerwünschtem umzugehen, statt es ausmerzen zu wollen. In seinem Buch *«Flourish. Wie Menschen aufblühen»* beschreibt Seligman die fünf tragenden Säulen des Wohlbefindens und des Glücks, die er mit dem Kunstwort «PERMA» abkürzt. Es ist zusammengesetzt aus den Anfangsbuchstaben der

Mit der psychischen Gesundheit verhält es sich wie mit der körperlichen: Sie kann weit mehr als die Abwesenheit von Krankheit sein, denn Glück heißt ja nicht bloß, dass man nicht depressiv ist, sondern es steht für einen positiven Ausschlag auf der «Salutogenese-Skala». Nicht nur die Frage, wie man Unglück vermeidet, sondern auch jene, wie man das Glück erreicht, rückt also in den Mittelpunkt.

Pflanzen und pflegen

Martin Seligman, der Begründer der «Positiven Psychologie», verwendet zur Veranschaulichung das Bild des Rosengartens: Wer einen blühenden Rosengarten genießen möchte, dem rät er, Rosen zu pflanzen, sich intensiv um sie zu kümmern und gleichzeitig mit dem Unkraut zu leben. Analog ermutigt die Positive Psychologie, sich auf das zu konzentrieren, was wir in unserem Leben haben wollen. Dieses Wünschens-

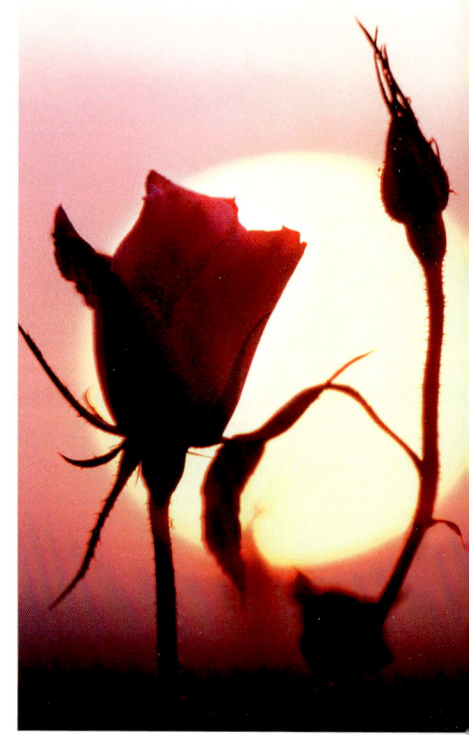

englischen Schlüsselbegriffe «Positive Emotions, Engagement, Relationships, Meaning, Accomplishments». Ins Deutsche übertragen lauten sie: Positive Gefühle, Engagement, Beziehungen, Sinn/Ziele und Erfolg.

Nach Seligman findet ein langes, gelingendes Leben sein seelisch-psychisches Fundament darin, 1. der Welt optimistisch und wohlgemut zu begegnen, 2. sich aktiv in sie einzumischen, sich ihr verbunden zu fühlen, statt sich nur um sich selbst zu drehen, 3. freundschaftliche Beziehungen zu hegen und zu pflegen, 4. im Dasein einen Sinn zu sehen sowie Ziele vor Augen zu haben und 5. diese Ziele auch zu erreichen, um sich neue setzen zu können.

Glück zum Greifen nah

Alle fünf Elemente Seligmans habe ich auf meinen Reisen beobachten können. Die grundsätzliche Bejahung des Lebens konnte ich überall spüren, in Loma Linda, Sardinien, Ikaria wie Okinawa, und das, obwohl oder gerade weil diese zum Teil ziemlich entlegenen Ecken keine Komfortzonen der Bequemlichkeit sind. In den Murales, den Wandmalereien Sardiniens, habe ich die politischste Form des Engagements gesehen, überall aber konnte ich miterleben, wie sich die Bewohner der Langlebigkeitszonen für ihre Region und Tradition einsetzen. Nicht nur der soziale Zusammenhalt,

«SINN FINDET VOR ALLEM, WER AUCH MAL SINNLOSES ZULASSEN KANN.»

sondern auch die freundschaftlichen und familiären Verbindungen sind stark ausgeprägt.

Und während wir westlichen Metropolenbewohner das Glück suchen, jedoch nicht finden, haben viele Bewohner der Langlebigkeitszonen nicht lange und nicht viel gesucht, aber vergleichsweise mühelos gefunden. Sie suchen nicht in der Ferne, sondern in ihrer nächsten Umgebung – und das mit Erfolg. Auf Okinawa ist die Kunst, den Sinn im Leben zu erkennen, in einen alltäglichen Begriff – Ikigai – geflossen. Und zuletzt haben Giorgios, Emiko, Mundica und Salvatore Ziele, die sie tatsächlich erreichen. Was auch daran liegt, dass diese Ziele klar umrissen und realistisch sind. Sie sind eben «Weltmeister des Lebens», statt sich nach Luftschlössern zu verzehren.

Aber kommen wir noch mal auf den Sinn zurück. Er ist mit den Rosen in Seligmans Garten vergleichbar. Es ist gut, ihn zu hegen, aber nicht notwendig und förderlich, sämtliches «Unkraut» zu jäten. Wer verkrampft alles nur auf den Sinn ausrichtet, verpasst ihn womöglich. Wer dagegen auch mal «Sinnloses» zulässt, gelangt am Ende schneller ans Ziel.

NUR *Fliegen* IST SCHÖNER

Mihály Csíkszentmihályi ist berühmt – für seinen Namen mit eingebauter Stolpergarantie, vor allem aber für seine Überlegungen zum Phänomen «Flow». Der ehemalige Professor für Psychologie bezeichnet mit seinem Begriff sozusagen das genaue Gegenteil von Stress, Depression und Burnout. Wer im Flow ist, geht völlig in seiner Tätigkeit auf. Sie wird nicht als Pflicht, Last oder Bürde aufgefasst, nicht als etwas, das man muss. Sie ist vielmehr etwas, das man will, darum über- oder unterfordert sie nicht. Fähigkeiten und Anforderungen entsprechen sich. Der Flow erfordert einerseits die volle Konzentration, andererseits ist es ein Zustand der vollkommenen Mühelosigkeit. Wer in den Flow gerät, vergisst alles um sich herum. Er ist in dem berühmten Tunnel – und glücklich dabei. Das Gefühl für die Zeit schwindet: Dem Glücklichen schlägt keine Stunde.

Fließend versunken

Sie kennen das Phänomen aus Ihrer eigenen Kindheit oder von anderen Kindern, die Sie bei dieser oder jener Gelegenheit beobachten. Kinder können, wenn sie in den Tunnel eines Spiels eingetaucht sind, buchstäblich alles um sich herum vergessen. Nichts, außer dem, was sie gerade tun, spielt noch eine Rolle. Auch und gerade die Zeit. Muss man sie dann möglicherweise, aus welchem Grund auch immer, aus ihrem spielerischen Flow holen, wehren sie sich mitunter mit Händen und Füßen, schließlich entreißt man sie einem Paradies – dem Glück, mit sich selbst und allem eins zu sein. In einem solchen Zustand basteln Kinder – kreativ wie sonst vielleicht nie – riesige Burgen, tolle Rennstrecken oder imposante Wolkenkratzer aus ihrem Spielzeug. Sie erschaffen ganze Fantasiewelten, die viel komplexer sind, als sie im «normalen» Spiel entstehen.

Im Flow zu sein, ist auch für Erwachsene etwas Großartiges. Man liest beispielsweise ein Buch, taucht tief in es ein und vergisst darüber buchstäblich alles. Oder man geht in einer beruflichen Aufgabe völlig auf, rechnet, schreibt, schraubt und fühlt sich ganz in seinem Element. Oder man hegt und pflegt seinen Rosengarten und merkt erst, als es dunkel wird, dass Stunden um Stunden vergangen sind. Oder, oder, oder …

Flow ein Leben lang

Bei unzähligen Gelegenheiten ist es möglich, in den Flow zu geraten. Ob es dann tatsächlich passiert, hängt nicht zuletzt von der Einstellung ab, mit der man an die Sache herangeht. Hält man seine Arbeit beispielsweise für sinnvoll und geht gerne hin, oder geht es bloß um die Erledigung einer lästigen Pflicht, ums blanke Geldverdienen? Auf meinen Reisen ist mir immer wieder aufgefallen, dass die Menschen der Langlebigkeitszonen zwischen Beruf und Berufung kaum unterscheiden. Gary Fraser liebt die Forschungsarbeit in seinem Labor. Giorgios würde es nicht im Traum einfallen, seine Bienen und seine Kuh allein zu lassen. Mundica und Salvatore würden ihren Hof, die Schafe und den selbst gemachten Käse niemals freiwillig aufgeben. Und Emiko käme nicht einen Tag ohne ihre Gemüsegärten und das zugehörige Restaurant aus. Sie, die ich hier stellvertretend für viele andere nenne, leben in Harmonie mit sich selbst und ihrer Umgebung. Sie erleben die Reize, die von außen auf sie einprasseln, nicht als Stress, sondern als Anregung, Antrieb und Freude.

Davon kann man sich mindestens eine Scheibe abschneiden. In der Tat geht es aber um mehr – denn was spricht dagegen, aus dem ganzen Leben einen einzigen langen Flow zu machen?

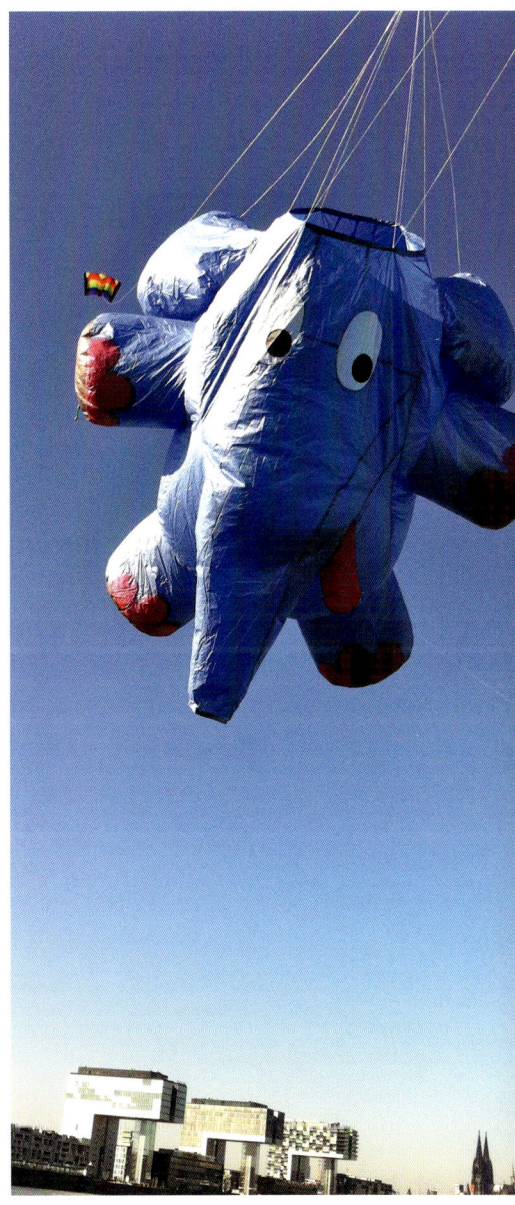

TÄGLICH EIN *kleines* LICHT

Äußere Reize sind unvermeidlich. Durch sie merkt man erst, dass man am Leben ist. Wenn uns die Reize aber «auf die Nerven gehen», erleben wir sie als Stress. Der Begriff ist heute allgegenwärtig. Wir sehen den Stress meist als Störfaktor, den wir vermeiden wollen. Schließlich lässt chronischer Stress unsere Zellen schneller altern. Eine echte Gefahr für ein langes Leben.

Heute Ruhetag

Dem Stress dauerhaft aus dem Weg zu gehen, ist jedoch keine gute Idee. Stattdessen müssen wir (wieder) lernen, kompetent mit ihm umzugehen. Genau das tun die Menschen in den vier Zonen des langen Lebens:
In Loma Linda spielt der Sabbat eine entscheidende Rolle. Er ist Ruhetag und dient der Stressregulierung. An diesem Tag machen die Loma Lindaner in schöner Regelmäßigkeit

einen Spaziergang oder eine Wanderung ins Grüne. Während hier der Samstag heilig ist, ist es für den Großteil der christlich geprägten Welt der Sonntag. Allerdings verschwimmt seine stresshygienische Funktion immer mehr. Früher gab es einen festen Ablauf: das gemeinschaftliche Frühstück, den Gottesdienstbesuch, den anschließenden Spaziergang. Statt gemeinschaftlicher, ritualisierter Erholung wenden wir uns heute verstärkt individuellen Formen der Entspannung zu. Beispielsweise gehen wir zweimal die Woche zum Yoga. Oder wir opfern unsere dringend nötige Auszeit gleich ganz der Arbeit.
Auf Ikaria und Sardinien gönnen sich die Menschen seit Jahrhunderten ihren Mittagsschlaf. Das traditionelle Gegenstück zum modernen «Power-Napping» sozusagen. Die Öffnungszeiten der Geschäfte sind denn auch weniger ausgerichtet auf die optimale ökonomische Effizienz als vielmehr auf die bestmögliche Stressregulation. In den ländlichen Gebieten von Okinawa führt die Orientierung am Ikigai, am Lebenssinn, weit verbreitet zu Wohlbefinden und Lebensfreude. Die Okinawaner haben einen untrüglichen Instinkt dafür entwickelt, was wirklich wichtig ist und was nur so tut. Aber sie machen auch ganz profane Dinge, die für den Stressabbau ideal sind, zum Beispiel arbeiten sie mit großer Freude in ihrem Garten. Tipp: Versuchen Sie es doch auch ein-

mal mit *Slow* oder *Lazy Gardening,* der Selbstentschleunigung im Grünen, und finden Sie einen Ruhepol, der der Hektik des Lebens das Bedrohliche nimmt.

Fernab der Hektik

Überall auf meinen Reisen habe ich etwas gespürt, das ich als gesunden Rhythmus des Lebens bezeichnen möchte. Die «Ortszeit Okinawa» beziehungsweise das «Okinawa-Tempo», der sonnig-friedliche Groove Loma Lindas, die nicht aus der Reserve zu lockende Selbstgenügsamkeit und Weltabgewandtheit Bergsardiniens, die verschlafen-ausgeschlafene Gelassenheit Ikarias.

Wir für unseren Teil stehen immer unter Strom, versuchen uns als «Einzelkämpfer» durchzuschlagen, ständig zur Verteidigung bereit. Die Kulturen der Langlebigkeit verfügen hingegen über auffällig viele Formen des sozialen Miteinanders, der familiären Bande und der schützenden Gemeinschaft. Ob beim Essen, auf dem Dorfplatz, bei Festen, zum Teetrinken, zum gemeinsamen Kochen – oder denken Sie nur an den Bauarbeitertrupp, den ich in Naha bei der gemeinsamen Morgengymnastik beobachtet habe: Anstelle unseres Individualismus stehen in den Zonen des langen Lebens ausgeprägte Rituale der Gemeinschaft und des Zusammenseins im Mittelpunkt.

Immun gegen Stress

Als Menschen versuchen wir, den Stress bestmöglich zu verarbeiten. Damit das klappt, brauchen wir Wege und Muster, um die übertriebene Anspannung loszuwerden. Während sie bei den Bewohnern der Langlebigkeitszonen noch zur Grundausstattung gehören, sind unsere Fähigkeiten in dieser Hinsicht stark verkümmert. Im Namen der absoluten Freiheit des Ichs haben wir mehr oder weniger alle Tradition von uns gestoßen, sind dadurch zu Opfern des Stressgespensts geworden.

Der Druck in unserer Arbeitswelt hat inflationär zugenommen, unsere kulturell geprägten Schutzschirme wirken jedoch nur noch schwach. Hier liegt die Ursache, warum sich Depression und Burnout gleich einer Epidemie über die gesamte «Leistungsgesellschaft» ausbreiten.

Ganz anders der Arbeitsalltag der Menschen, die ich auf meinen vier Reisen getroffen habe. Diesen Stress, den wir inzwischen fast für normal halten, habe ich dort nirgendwo so stark gefühlt, wie ich es von hier kenne. Vielmehr spürte ich oft Gelassenheit und Ausgeglichenheit.

Wie eine Fata Morgana

Stress – gab es das früher auch schon? Soziologisch gesehen ist Stress typisch für den Übergang zur Wissensgesell-

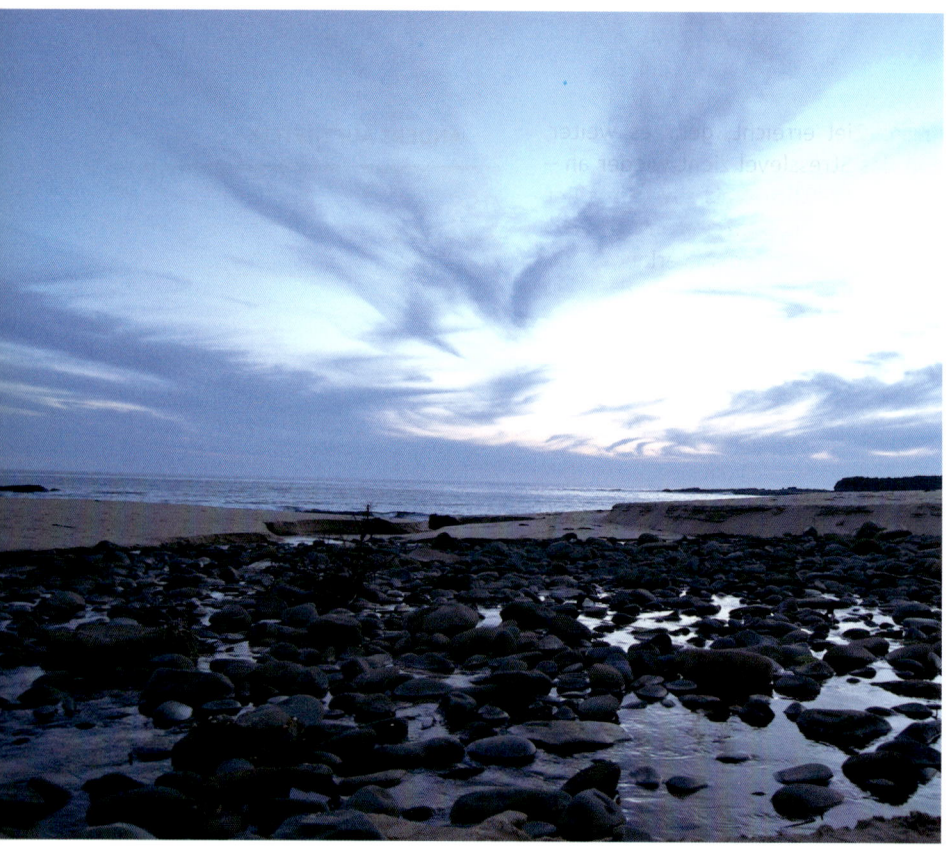

schaft und den Dienstleistungssektor. Wer ein Feld bestellt oder mit Hilfe von Maschinen produziert, weiß am Ende des Tages, was er getan hat. In einer Kultur von Dienstleistung und Kopfarbeit verschwimmen die Grenzen dagegen. Die Produkte der Arbeit werden zur Fata Morgana, sind nicht mehr recht greifbar. Hinzu kommt die Unsicherheit flüchtiger Arbeitsver-hältnisse. Ein perfekter Nährboden für Stressphänomene.

Fragen Sie sich doch einmal, woher Ihr Stress stammt. Bringen Sie ihn von der Arbeit mit oder ist er privater Natur? Hängt er mit der Arbeit zusammen, sollten Sie Ihre Situation in gewissen Aspekten oder sogar grundsätzlich überdenken. Übermäßiger Leistungsdruck höhlt unsere Ressourcen aus.

Wir trösten uns dann damit, dass es zwar jetzt hart sei, aber ein Ende in Sicht. Aber siehe da, kaum haben wir dieses Ziel erreicht, geht es weiter, und das Stresslevel zieht wieder an – noch unerbittlicher als zuvor. In einer völlig durchökonomisierten Welt, in der Effizienz von jedem verlangt wird, müssen wir damit rechnen, dass die Stresszumutungen immer hoch bleiben. Im Extremfall sollte man sich eingestehen, dass statt eines Reförmchens vielleicht der große Schnitt kommen muss. Ich jedenfalls habe mich so entschieden. Als der Arbeitsstress mich auffraß, schnappte ich zurück, fraß meinerseits ihn (und noch vieles andere) in mich hinein – bis ich die Notbremse zog und ausstieg ...

Ventil für Dauer-Druck

Kurzzeitiger Stress ist völlig in Ordnung. In Momenten der Gefahr kann er sogar Leben retten, dafür ist er schließlich da – als urzeitliches Notprogramm, das uns entweder kämpfen oder flüchten lässt. Wird aus der vorübergehenden Anspannung aber Dauerstress, sollten wir dringend etwas unternehmen. Ventile unter Überdruck explodieren sonst irgendwann ... Um Dampf abzulassen, gibt es tausend Möglichkeiten. Ob Gärtnern, Yoga oder Angeln, ob Familie, Buch oder Freundschaftspflege, ob Natur

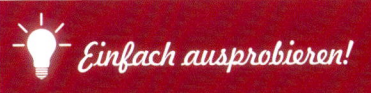

Einfach ausprobieren!

ANDERS AUFTRETEN:

Innerlich abschalten können, mal ganz zur Ruhe kommen – dabei hilft uns Achtsamkeit. Der Begriff steht für die bewusste Hinwendung zum Hier und Jetzt, indem man mit voller Aufmerksamkeit den eigenen Körper und die Umgebung wahrnimmt, ohne zu bewerten. Das bloße sinnliche Erleben lässt uns frei werden im Kopf. Zum Beispiel bei der **Gehmeditation:** Suchen Sie sich ein stilles Plätzchen, etwa eine Wiese im Park oder ein Wäldchen. Gehen Sie dort 10 bis 15 Minuten langsam umher und achten Sie auf jede einzelne Ihrer Bewegungen. Wie fühlt es sich an, wenn Sie den Fuß aufsetzen, auf welche Weise heben oder senken Sie die Arme, wie ist Ihre Atmung?

oder Kultur, ob alleine oder mit anderen, ob im Kloster oder in der Disco – schaffen wir uns konsequent kleine und große Fenster, durch die unsere Seele atmen kann! Konfuzius soll gesagt haben: «Es ist besser, ein einziges kleines Licht anzuzünden, als auf die Dunkelheit zu fluchen.» Finden Sie Ihre persönliche Form, mit dem Stress umzugehen.

ZURÜCK INS
Gleichgewicht

Stress, Depression, Burnout – drei Begriffe, die heute allgegenwärtig sind. In der Buchhandlung: mindestens ein prall gefülltes Regal mit Ratgebern rund ums Thema. In der Firma: Der Soundso ist nicht mehr da, völlig ausgebrannt und nicht mehr arbeitsfähig. Und Sie sollen an einem Seminar teilnehmen, damit Ihnen das nicht auch passiert …

Wenn gut nie genug ist

Für einen handfesten Burnout muss sich das Bewusstsein Entscheidungssituationen mit vielen Optionen schaffen, sich extrem abhängig von Ergebnissen machen und sich immer wieder an Zukunftsfantasien messen, die so hoch gehängt sind, dass man daran nur scheitern kann. Der Ist-Zustand, den man sich, ob zu Recht oder zu Unrecht, zuschreibt, besteht in Unzulänglichkeit und Unlösbarkeit. Die Schlussfolgerungen, die man daraus zieht: Man tut nie genug, egal wie viel man tut, man legt Nachtschichten ein, sich Schlaf-

störungen zu, greift zu Aufputschmitteln und eröffnet Nebenschauplätze; man vergleicht sich endlos mit anderen und orientiert sich an Zielen, die man nicht erreichen kann. Man kann es sich selbst nie recht machen.

Der Friede mit dem Zweitbesten

Um die Schieflage zwischen Anspruch und Wirklichkeit aufzuheben, ist es nötig gegenzusteuern. Systematische Selbstüberforderung gehört zu den direktesten Wegen in die psychische Misere, das Zulassen von zweitbesten Lösungen zu den Königswegen zur Besserung. Das heißt auch, sich immer nur erreichbare Ziele zu stecken, anstatt sich am Unmöglichen zu orientieren. Das große Ziel, das «Sehnsuchtsziel», muss man dabei nicht einmal abschreiben, man kann es sich bewahren. Aber erreichbare Ziele sollten in der täglichen Praxis die alleinige Bemessungsgrundlage bilden. Man sollte akzeptieren, nicht immer in allen Bereichen alle Erwartungen erfüllen zu können. Es muss nicht immer Gold sein – Bronze und Silber sind auch große Erfolge. Nicht die Abwehr der äußeren Reize und des Stresses führt zur Gesundheit. Wer in der Welt etwas erreichen und sich in sie einbringen will, wird Stressfreiheit als Verlust erleben. Statt die Reiz-Energien zu blocken, gilt es, sie in die richtigen Bahnen zu lenken und als Antriebskraft zu mobilisieren.

Morgen geht's weiter

«Ich habe heute 14 Stunden gearbeitet, aber eigentlich müsste ich bei meiner Familie sein, mein Sportprogramm ist ausgefallen und meine Freunde habe ich heute schon wieder versetzt.» Wer so denkt, hat ein Problem. Jemand, der sich dagegen erst gar keine unrealistischen Soll-Vorstellungen macht, stellt das, was er getan hat, in den Mittelpunkt, nicht das, was er nicht getan hat: «Ich habe heute 14 Stunden gearbeitet. War 'ne Menge zu tun, wurde nicht alles fertig, egal, morgen geht's weiter ...» Kommt Ihnen das bekannt vor? «Deshalb hat Gott uns morgen gegeben», sagte mir ein Ikarier über seine Arbeit, die irgendwie auch nie fertig wird, was aber kein Problem, sondern eben halt so ist. Ich übersetze sein Motto in meine Worte: Ich habe heute das getan, was in meiner Macht stand. Und morgen, wenn ich mich erholt habe, mache ich weiter. Im Prinzip also genau das Gleiche wie bei der Ernährung: Es geht darum, nicht komplizierte, von außen kommende Regeln zur Grundlage des Handelns zu machen, sondern auf sich selbst zu vertrauen. Darum, nicht Spitzensport, sondern Breitensport zu betreiben; darum, Weltmeister des Lebens zu werden.

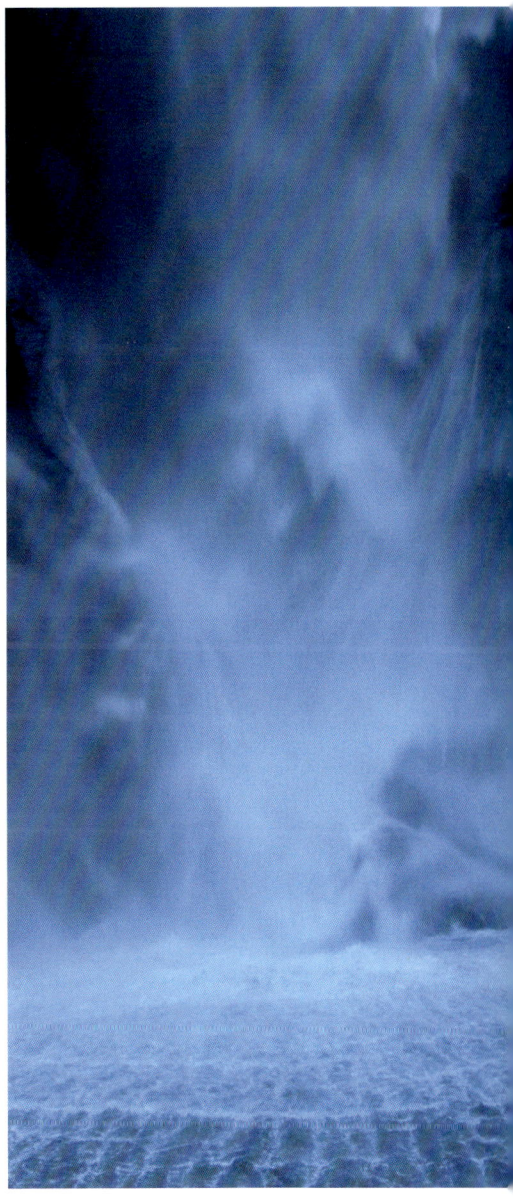

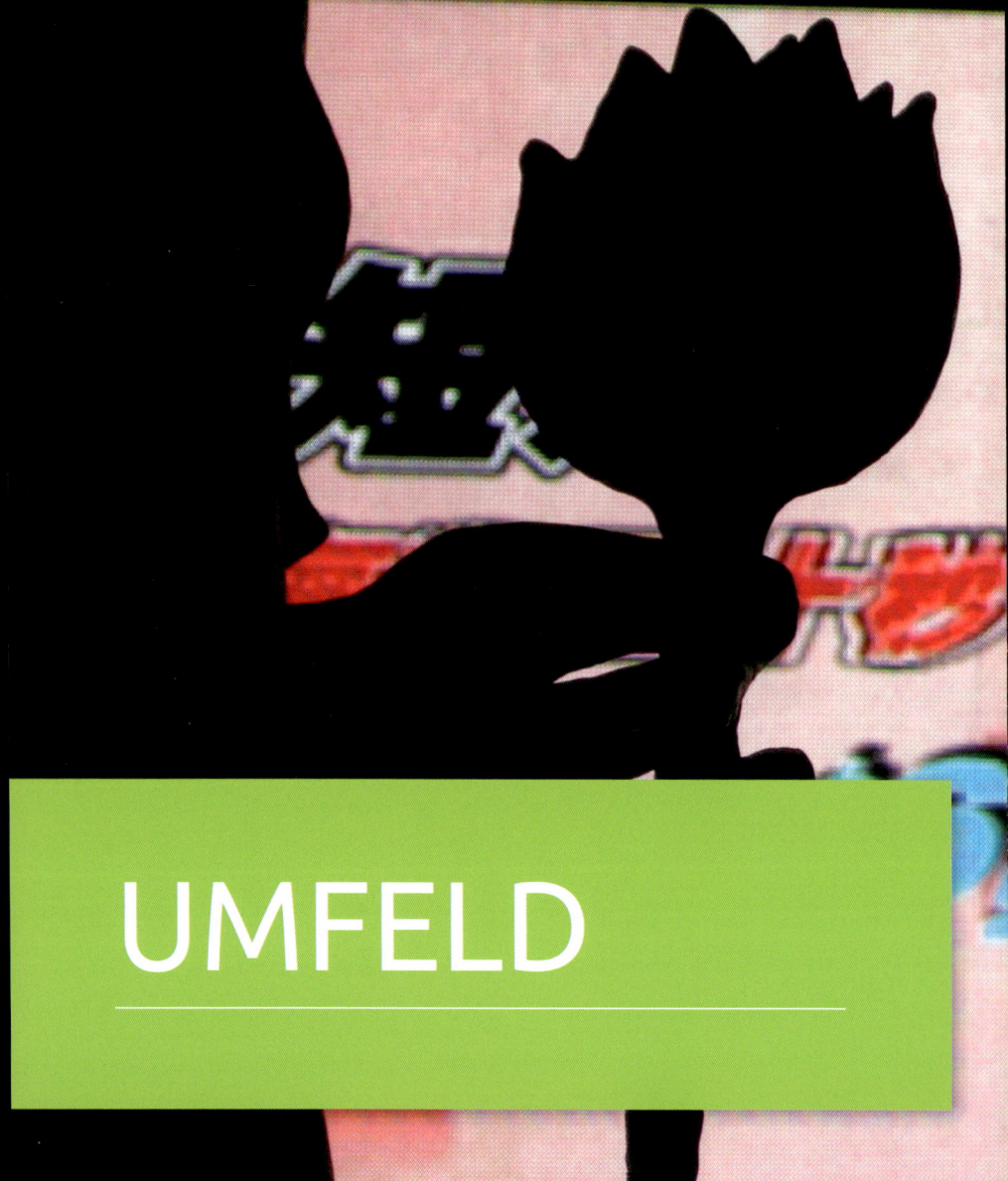

UMFELD

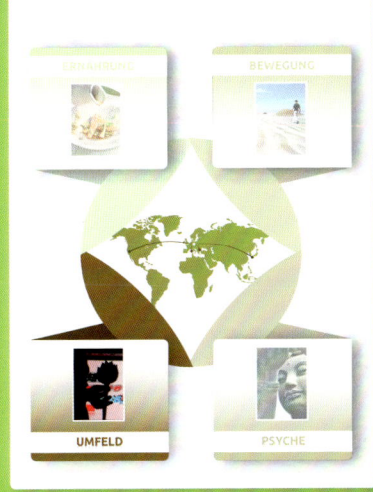

«DIE UMGEBUNG, IN DER SICH DER MENSCH DEN GRÖSSTEN TEIL DES TAGES AUFHÄLT, BESTIMMT SEINEN CHARAKTER.»

THOMAS VON AQUIN

Die Umgebung formt vielleicht langfristig unseren Charakter, kurz- und mittelfristig bestimmt sie jedoch erst einmal darüber, ob wir uns wohlfühlen. Eine Pflanze, die in gutem Boden wächst, ein Tier, das in seinem Element ist, ein Mensch, bei dem es rundherum einfach «stimmt» – sie alle gedeihen besser und leben länger, glücklicher und kraftvoller als andere. Schauen wir uns daher ruhig etwas genauer an, was sich im Bereich des Umfelds grob- und feinjustieren lässt.

LUFT UND
Liebe

senschaftlichen Studien gestützt. Sie alle kommen zu dem Ergebnis: Wer gut eingebunden ist in ein Netz aus freundschaftlichen und sozialen Beziehungen, lebt deutlich länger. Dagegen stellt Alterseinsamkeit als Faktor für ein frühes Ableben «klassische» Risiken wie Rauchen, übermäßigen Alkoholkonsum oder Übergewicht locker in den Schatten.

Gerne alt – dank Zusammenhalt

Bei meinen Reisen nach Loma Linda, Sardinien, Ikaria und Okinawa stieß ich auf vieles, das die Menschen dort alt – und gerne alt – werden lässt. In allen vier Langlebigkeitszonen ist der Respekt vor den Hundertjährigen riesengroß. Während die Hochbetagten in Loma Linda aus religiösen Motiven heraus großes Ansehen genießen, sichern in den anderen Ballungszentren der Langlebigkeit intakte Traditionen den Zusammenhalt. Feste werden dort generationenübergreifend gefeiert. Und nicht nur die besonderen Ereignisse teilt man miteinander, sondern auch den Alltag; mehrere Generationen unter einem Dach bilden die Regel, nicht die Ausnahme.

Der Mensch lebt nicht vom Brot allein. Sondern auch von Luft und Liebe. Davon, dass es ihm gut geht. Von sozialer Anerkennung, von familiärem Schutz, von kultureller Hintergrundsicherheit. Wohlbefinden ist keine Sache bloß des Inneren, sondern genauso abhängig von äußeren Faktoren. Arbeit, Familie, Freundeskreis – auch in diesen Bereichen sollte es stimmen, denn nur wenn wir eine gewisse Zufriedenheit mit unserem Leben fühlen, gehen wir positiv gestimmt in die Zukunft … und damit ins Alter.

Dass gute soziale Beziehungen statistisch zu einem längeren Leben führen, ist leicht dahingesagt. Aber diese Behauptung wird von zahlreichen wis-

Auf Sardinien sind die 100-Jährigen die Centerfolds einer gelungenen Alterskultur. Auf Ikaria konnte ich keine Anzeichen dafür entdecken, dass ir-

> «GUT EINGEBUNDEN IN EIN NETZ AUS FREUNDSCHAFTLICHEN UND SOZIALEN BEZIEHUNGEN LEBT ES SICH DEUTLICH LÄNGER.»

«DAS BERÜHMTE ‹ABSTELLGLEIS› FÜR SENIOREN IST IN ALLEN LANGLEBIGKEITSZONEN SO GUT WIE UNBEKANNT.»

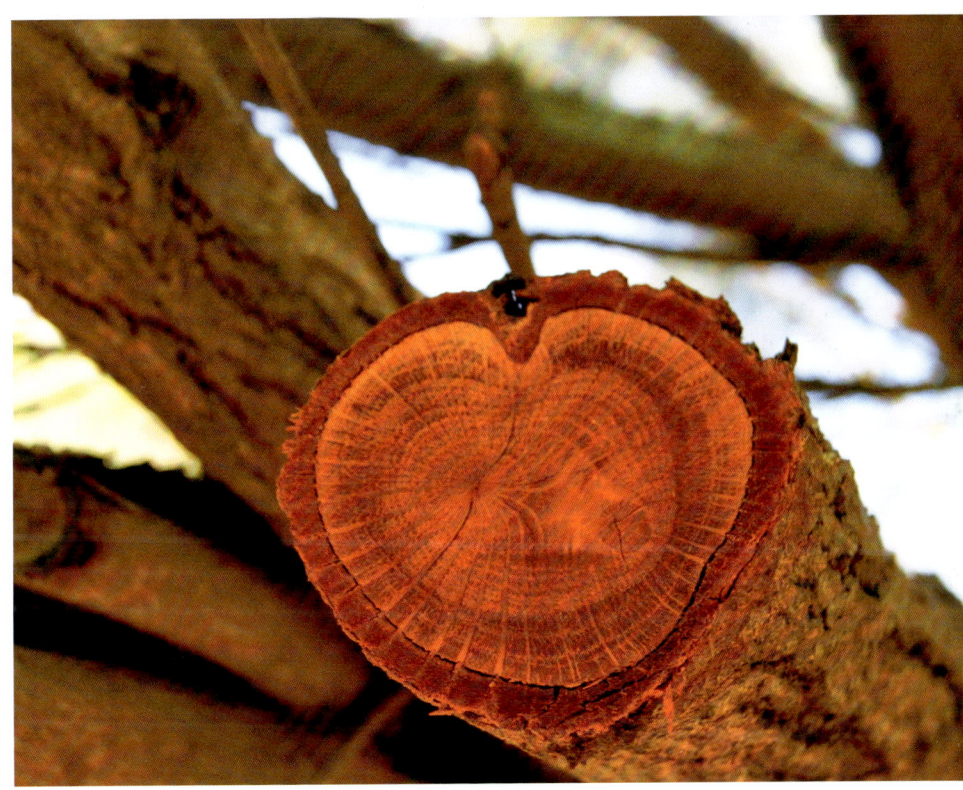

gendein Unterschied zwischen «Jungen» und «Alten» gemacht würde. Und auf Okinawa hat man, ich erwähnte es bereits, gar kein Wort für «Ruhestand». Apropos Ruhestand. Das berühmte «Abstellgleis» für Senioren ist in allen Langlebigkeitszonen so gut wie unbekannt. Die 90- oder 100-Jährigen von Okinawa pflegen noch selbständig ihre Gärten; Giorgios, der wackere Ikarier, wandert täglich zu seinen Bienen. Die älteren Menschen leben nicht nur selbstbestimmt, sondern haben auch Aufgaben und Ziele über das Renteneintrittsalter hinaus. Sie tragen ihren Teil zum Wohle aller bei und sind von der Spitze der Familienhierarchie nicht wegzudenken. Immer wieder ist mir das hohe Maß an Zufriedenheit aufgefallen, das noch den Ältesten eigen ist. Viele von ihnen haben nach wie vor einen Beruf, alle aber eine Berufung.

Mit 99 Jahren ...

In Deutschland könnte man dagegen meinen, mit 100 fangen die Probleme erst so richtig an. Wer dreistellig an Jahren wird, «darf» so einiges nicht mehr. «Mensch ärgere dich nicht» und andere Gesellschaftsspiele haben die Altersbeschränkung «6 bis 99 Jahre». Kinderbuchverlage bewerben ihre Bücher mit der Altersbeschränkung «0 bis 99 Jahre». Museen bieten «Familienführungen für 6- bis 99-Jährige» an. Man könnte diese Reihe endlos fortsetzen. Oder man wendet sich Angelegenheiten zu, die mit 99 Jahren erst richtig interessant werden. So wie der indisch-britische Marathonläufer Fauja Singh. Er zog jenseits der 80 nach London und fing an zu laufen. Nicht nur ein paar Meter, sondern immer weiter. Rechtzeitig zum Millennium – da war er 89 – nahm er am London-Marathon teil. Seinem ersten, aber nicht letzten. Ende 2011 trug sich der «Torpedo mit Turban» endgültig in die Geschichtsbücher des Sports ein, als er in Frankfurt als erster 100-Jähriger die magischen 42,195 Kilometer zurücklegte. Was wäre aus ihm geworden, wenn es geheißen hätte: nur bis 99 Jahre?

Ganz schön paradox!

Vereinzelung ist in den westlichen Ländern längst die Regel. Traditionelle dörfliche, familiäre Gemeinschaften und lebenslange Freundschaften sind rar geworden. Viele kennen nicht einmal mehr den Nachbarn, manche leben sogar in totaler sozialer Isolation. Ich nenne dies das Paradox der Bevölkerungsdichte: Je enger man beisammenhockt, desto höher ist die Wahrscheinlichkeit der Isolation.
Die Methusalems der Langlebigkeitszonen leiden nicht an Alterseinsamkeit. Sie bleiben gesellig. Im japanischen Okinawa gibt es dafür ja sogar ein schönes Wort: Moai – lebenslanger Freundeskreis. Die Okinawaner treffen sich nicht nur zum Tee, sie helfen einander auch mit gutem Rat und beherzter Hand bei allen alltäglichen und außer-alltäglichen Fragen. Wer körperlich irgendwann doch gebrechlich wird, bleibt wertvoll dank seines Erfahrungsschatzes. Wie entscheidend ein soziales Netz ist, zeigt die japanische Selbstmordrate. Sie liegt auf Okinawa erheblich niedriger als in anderen Präfekturen, besonders in der Gruppe der über 65-Jährigen.

Erfüllende Aufgabe

Alter und Altern haben viel mit den Vorstellungen zu tun, die wir damit verbinden. Wir leben in einer Kultur des um sich greifenden Jugendwahns, und die erste Aufgabe sollte sein, sich innerlich davon zu befreien. Die bunte Werbewelt animiert uns mit allen Mitteln dazu, das zu vergessen und gering zu schätzen. Wir sollten der Versuchung nicht erliegen – und wieder lernen, das Alter zu würdigen. Und wenn es an der Zeit ist, selbst nicht einfach «in Rente gehen», sondern uns eine erfüllende, gesellschaftlich wertvolle Aufgabe suchen, uns nach vorne drängeln, anstatt im Hintergrund vergessen zu werden. Das Alter sollte präsent sein, sein Recht auf Teilnahme am Leben einfordern.

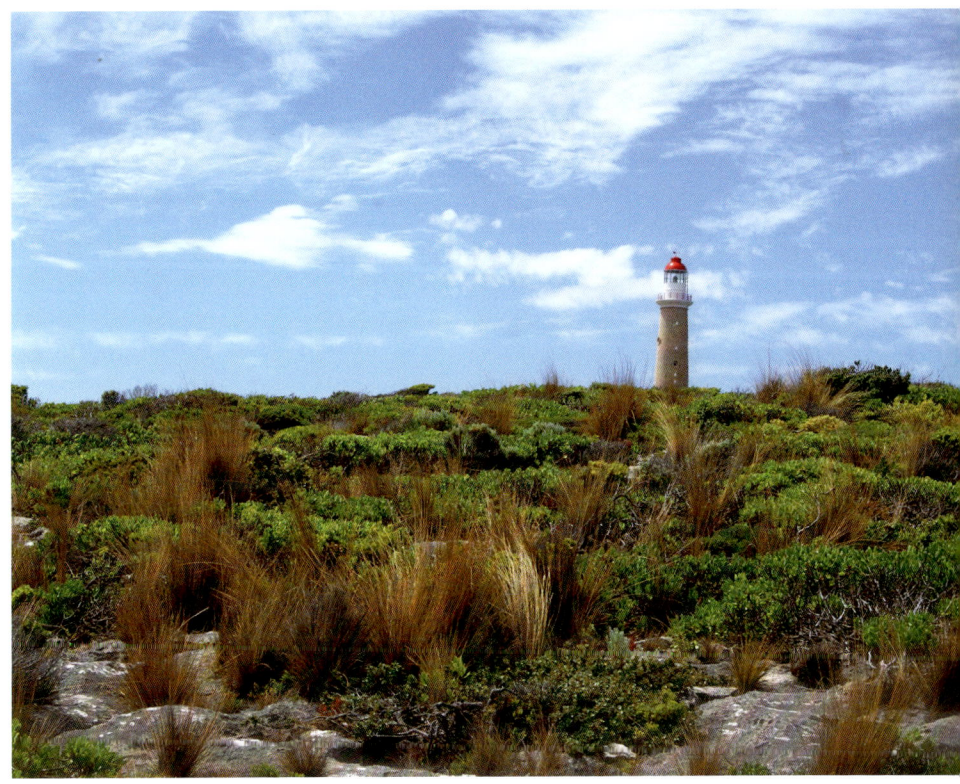

ICH BAU MIR *meine* WELT ...

Viele Menschen fragen: «Wozu soll ich gesund leben? Meine Gene bestimmen doch darüber, wie alt ich werde.» Man kann das mit der Diskussion vergleichen, ob die menschliche Intelligenz angeboren oder erworben ist. Der amerikanische Evolutionsbiologe Richard Lewontin sagt ganz klar: Die Umweltbedingungen und das Umfeld sind wichtiger als die Gene. Er veranschaulicht das mit seinem Zweifelder-Gleichnis:

Stellen Sie sich vor, Sie haben einen Sack voller Weizenkörner. Sie teilen die Saat in zwei Hälften. Die erste säen Sie in fruchtbaren Boden, in regelmäßigen Abständen wässern, düngen und pflegen Sie das Feld; die zweite verteilen Sie auf einen kargen, unwirtlichen Acker und kümmern sich nicht weiter darum.

Feld-Versuch

Nach ein paar Monaten sind die Pflanzen auf dem ersten Feld verschieden gut und hoch gewachsen. Weil die direkten Umweltbedingungen für alle Pflanzen identisch waren, wird man die Unterschiede innerhalb des Feldes vor allem auf die Gene zurückführen. Das gleiche Bild auf Feld zwei: auch hier verschieden gut gediehener Weizen, innerhalb des Feldes identische Bedingungen, folglich genetische Unterschiede.

Das erklärt aber noch lange nicht die auffälligen Unterschiede zwischen den beiden Feldern. Denn auf dem einen recken sich die prallen Ähren der Sonne entgegen, während auf dem anderen ein paar traurige Hälse schlapp und geknickt zur Seite hängen.

Weizenähren und Intelligenzquotienten sind, so Lewontin, im Prinzip das Gleiche. Wobei es im zweiten Fall nicht auf die Bodenqualität ankommt, son-

«EIN UMFELD ZU FINDEN, IN DEM MAN SICH WOHLFÜHLT – DAS IST EINER DER ENTSCHEIDENDEN SCHLÜSSEL DAFÜR, WIE GESUND MAN IST UND WIE LANGE MAN LEBT.»

dern auf das soziale Umfeld. Und wir können dieses Bild auch auf die Frage der Langlebigkeit anwenden. Lewontin beruft sich auf Adoptionsstudien, auf Fälle, wo Zwillinge nach der Geburt voneinander getrennt wurden und in verschiedenen Milieus aufwuchsen. Ihre Gene blieben gleich, ihr Umfeld nicht. Und daraus resultieren frappante Unterschiede. Nur ein geringer Teil unserer Lebens- und Gesundheitserwartung ist in unseren Genen vorgezeichnet, der weitaus größere Teil hängt ab von unserem Lebensstil, unserem Verhalten und den Verhältnissen, in denen wir leben. Also zweifelsohne auch davon, in welches Feld wir gepflanzt werden …

Architekt in eigener Sache

Ein Umfeld zu finden, in dem man sich pudelwohl fühlt – das ist einer der entscheidenden Schlüssel dafür, wie gesund man ist und wie lange man lebt. Niemand kann Ihnen sagen, wann und wo Sie in Ihrem Element sind. Nur Sie selbst können es herausfinden. Ich habe bei vielen Begegnungen mit älteren Menschen gefühlt, dass ihnen genau das gelungen ist. Natürlich hatten sie auch große Sorgen, und ihnen sind in den historischen Stürmen des 20. Jahrhunderts schlimme Sachen zugestoßen. Und doch ist ihr Leben zu einem glücklichen Fließen gewor-

den. Man ist nie nur passives Opfer des reißenden Stroms, sondern immer auch selbst Architekt des Flussbettes. Bei diesen älteren Menschen hatte ich jedenfalls nie das Gefühl, sie seien nur zufällig, ohne eigenes Zutun so lange gesund und am Leben geblieben. Ich war mir vielmehr sehr sicher, dass sie ihr Schicksal aktiv in die eigenen Hände genommen haben.

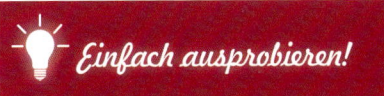

Einfach ausprobieren!

OHNE UHR, DAFÜR MIT HERZ:

Anders als die Weizenähren können wir uns ein neues Umfeld suchen, wenn uns das alte nicht behagt. Fühlen Sie sich z. B. unwohl im Beisein bestimmter Menschen, reduzieren Sie den Kontakt auf ein Minimum. Verbringen Sie lieber mehr Zeit mit jenen, in deren Gegenwart Ihnen das Herz aufgeht und wo Sie ganz Sie selbst sind. Wen wollten Sie schon längst mal wieder anrufen? Tun Sie es einfach innerhalb der nächsten 24 Stunden. Pflegen Sie Ihre Beziehungen mit Hingabe und ohne auf die Uhr zu schauen. Wer stets für seine Lieben zur Stelle ist, findet bei Bedarf auch selbst ein offenes Ohr oder zupackende Hände, die aushelfen. So entsteht Ihr ganz persönlicher Moai, ein lebenslanger Freundeskreis, der Sie durch dick und dünn begleitet.

DER LANG-LEBIGKEITS-KOMPASS

Finden Sie Ihren persönlichen Weg

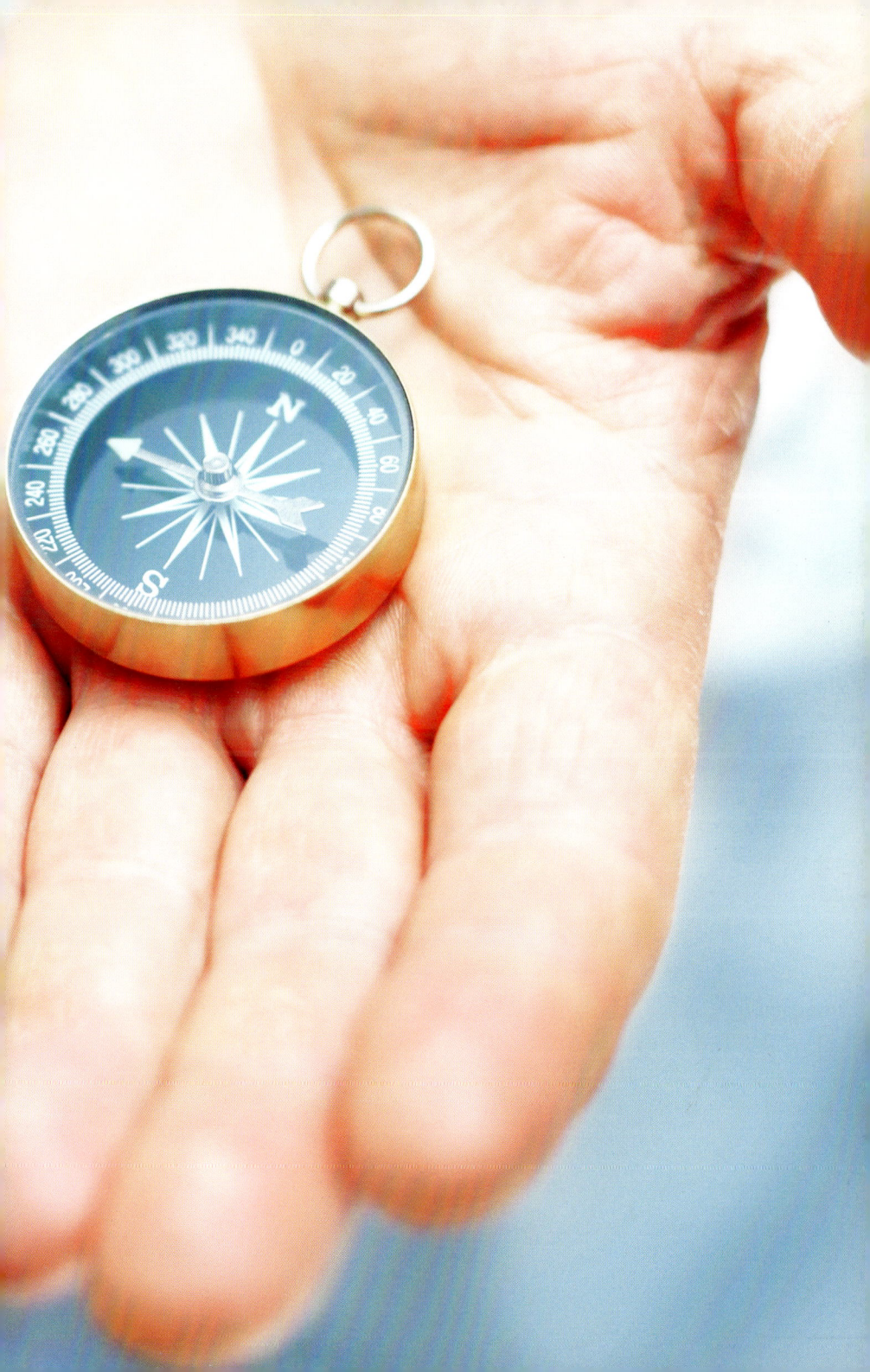

Sie kennen vielleicht die sogenannte Ernährungspyramide mit ihren Empfehlungen, wie oft und wie viel man von diesem oder jenem essen soll. Die Basis bilden – sehr grob und vereinfacht – Getränke, vor allem Wasser, sowie Obst und Gemüse, die oft und in beliebiger Menge genossen werden sollen. Den Mittelbau bilden Getreide- und Milchprodukte sowie Fisch, Fleisch und Eier. Ganz oben stehen Süßigkeiten und Fast Food. Die Pyramide stellt also eine Hierarchie auf, indem sie den Genuss verschiedener Lebensmittel in «oft» oder «selten», «viel» oder «wenig» einteilt.

Abschied von den Pyramiden

Ich selbst habe lange an den Sinn einer solchen Pyramide geglaubt, war allerdings von den gängigen Modellen nie ganz überzeugt. Nach meinen vier Reisen habe ich mich von der Idee überhaupt verabschiedet. Meine Begegnungen in Kalifornien, am Mittelmeer und im Land des Lächelns haben mir klargemacht, dass es Ernährungsweisen geben kann, die sämtlichen pyramidalen Empfehlungen zuwiderlaufen und dennoch viel erfolgreicher sind als diese. Außerdem erkannte ich, dass nicht allein unsere Ernährung über Gewicht, Gesundheit und Lebensdauer bestimmt. Deshalb ziehe ich anstelle der Ernährungspyramide einen «Langlebigkeits-Kompass» vor, mit seinen vier Quadranten Ernährung, Bewegung, Psyche und Umfeld. Das Bild eines derartigen Gesundheits-Wegweisers scheint mir nicht nur vollständiger und sinnvoller, sondern auch praktikabler. So wird auf einen Blick deutlich, welcher Region Ihrer persönlichen Gesundheits-Karte Sie dringend einen Besuch abstatten sollten.

Zwerge und Riesen

Warum das wichtig ist? Nun, Sie haben bereits viele Seiten gelesen, damit Sie aber nicht zum Wissensriesen und Handlungszwerg werden, möchte ich Sie nun aktiv einbeziehen. Greifen Sie bitte zu Stift und Papier und malen Sie einen Kreis mit vier Quadranten, die Sie mit den Begriffen Ernährung, Bewegung, Psyche und Umfeld beschriften. Stellen Sie sich die Frage, wie es bei Ihnen in dem jeweiligen Bereich so läuft. Denken Sie sich dafür eine Skala von 1 bis 10, wobei 10 «alles großartig» bedeutet und 1 «total katastrophal».

Sollten Sie beispielsweise meinen, dass Sie sich ideal ernähren und auf diesem Gebiet nichts mehr verbessern können, geben Sie sich die Bestnote. Falls Sie aber seit Jahren nichts anderes als Tiefkühlpizza und Hamburger in sich hineinstopfen, sehen Sie der 1 todesmutig ins Auge. Das letzte Mal freiwillig bewegt haben

Sie sich vor mehreren Jahrzehnten im verhassten Schulsport? Oder machen Sie mit großer Freude regelmäßig ein strukturiertes Krafttraining sowie ein Ausdauertraining an der frischen Luft? Negativen Stress kennen Sie nur vom Hörensagen, und Sie sind die personifizierte Ausgeglichenheit und Glückseligkeit? Oder stehen Sie schon morgens am Rande des Nervenzusammenbruchs? Ihr Freundeskreis und Ihre Familie geben Ihnen Sicherheit, Ihr Be-

ruf ist zugleich Berufung, besser könnte es gar nicht sein? Oder würden Sie Ihre einsame, freudlose und prekäre Existenz am liebsten zurückgeben und umtauschen?

Sobald Sie diese Fragen – ohne Eile und wirklich ehrlich – beantwortet haben, zeichnen Sie Ihren individuellen Kompass. Je höher die Zahl, die Sie sich in einem der Bereiche gegeben haben, desto voller der Quadrant. Ein Beispiel:

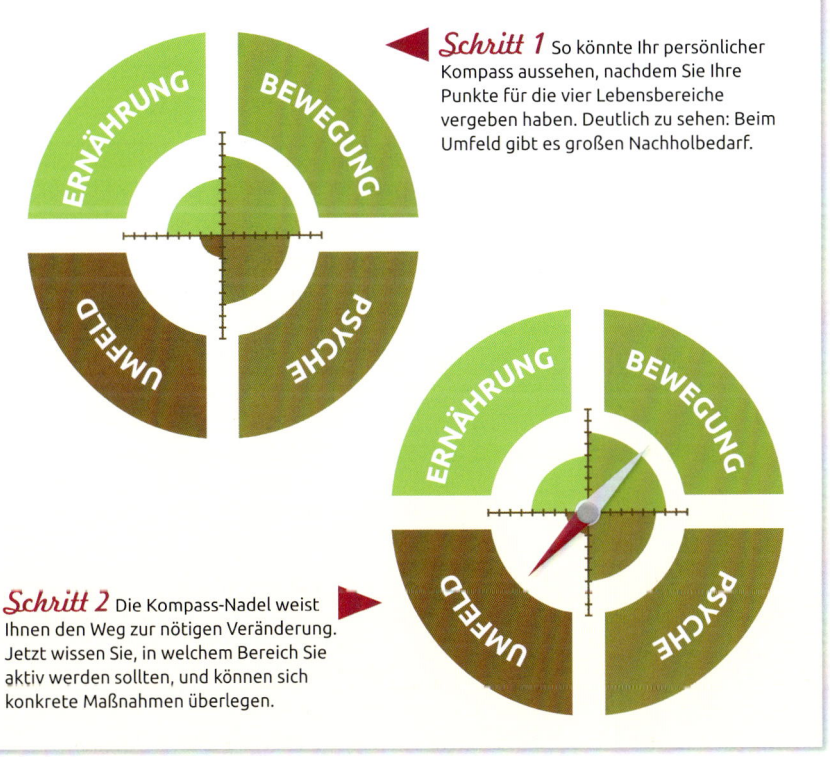

Schritt 1 So könnte Ihr persönlicher Kompass aussehen, nachdem Sie Ihre Punkte für die vier Lebensbereiche vergeben haben. Deutlich zu sehen: Beim Umfeld gibt es großen Nachholbedarf.

Schritt 2 Die Kompass-Nadel weist Ihnen den Weg zur nötigen Veränderung. Jetzt wissen Sie, in welchem Bereich Sie aktiv werden sollten, und können sich konkrete Maßnahmen überlegen.

Kurs-Kontrolle

Was zeigt Ihr Kompass an? Wo halten Sie Kurs auf ein langes, erfülltes Leben? Wo sollten Sie gegensteuern? Auf der Gesundheits-Karte vorn im Umschlag dieses Buches finden Sie noch einmal alle Geheimnisse der 100-Jährigen auf einen Blick. Nutzen Sie diese als Inspiration, um sich die folgenden Fragen zu beantworten und Ihren ganz individuellen Weg zu gehen:

1 Welches ist der **Bereich,** in dem Sie zuerst etwas ändern müssen, um voranzukommen?

2 Woran würden Sie erkennen, dass Sie in dem schwächeren Bereich auf dem angestrebten **Level angekommen sind?**

3 Wie würde sich Ihr **ganzes Leben verbessern,** wenn Sie die anstehenden Herausforderungen in diesem Bereich tatsächlich meistern?

4 **Wie hoch ist der Preis,** den Sie dafür bezahlen müssten, wenn Sie alles beim Alten ließen?

5 Was hat Sie in der Vergangenheit davon **abgehalten,** die nötigen Schritte zu unternehmen?

6 Wie können Sie **in Zukunft anders** darauf reagieren?

7 Durch welche **konkreten Schritte** können Sie die Ziele, die Sie haben, auch erreichen?

«MANCH EIN FALSCHER SCHRITT WIRD GETAN, INDEM MAN STEHEN BLEIBT.»

Chinesische Weisheit

DIE 72-STUNDEN-REGEL

Wer beschließt, sein Leben in dieser oder jener Hinsicht zu ändern, tut dies in den ersten 72 Stunden nach dem Entschluss – oder gar nicht. Nach drei Tagen tendiert die Wahrscheinlichkeit, sich auf den Weg zu machen, bereits gegen null. Also frisch ans Werk: Fangen Sie *jetzt* an!

Richtungsweisend

Ihre Reise durchs Leben wird sehr viel erfüllter verlaufen, wenn Sie Ihrem inneren Kompass folgen. Legen Sie regelmäßig einen Zwischenstopp ein, um zu prüfen, ob Sie sich noch auf Kurs befinden. Ein guter Zeitpunkt hierfür ist alle drei Monate. Innerhalb dieser Zeit können Sie messbare Veränderungen erreichen. Und sollten Sie vom Weg abgekommen sein, lässt sich die Richtung mit wenig Aufwand korrigieren. Sie müssen nicht überall Spitzenwerte schaffen, sondern sollten die vier Bereiche auf einem guten Niveau, mit dem Sie zufrieden sein können, angleichen. Für unser Beispiel hieße das, besonders bei Umfeld und Ernährung anzusetzen – und möglicherweise könnte diese offensichtlich sehr sportliche Person die Bewegung sogar einmal ein wenig in den Hintergrund stellen, um die gesparte Zeit in die schwächeren Bereiche umzubuchen. Sollten dann alle Quadranten, sagen wir im Bereich um 7 herum, gleich groß sein, kann man immer noch daran arbeiten, in den Bereich von 8 oder sogar 9 zu kommen. Priorität hat aber der Ausgleich. Falls Sie sich übrigens in allen Bereichen eine 1 oder 2 gegeben haben, brechen Sie die Lektüre dieses Buches ab und suchen Sie schleunigst Ihren Hausarzt auf.

Lebenstauglich

Ich glaube, dass das eine oder andere «Fehlverhalten» kein Fehler ist. Eine Jumbo-Pizza macht noch keine Zivilisationskrankheit und stürzt keineswegs in den Tod. Perfektion ist eine Illusion. In allen vier Bereichen die 10 zu erreichen, wird niemand schaffen. Das wäre übermenschlich und vielleicht auch gar nicht wünschenswert. Die Menschen der Langlebigkeitszonen sind keine Extremsportler, sondern Weltmeister des Lebens – und ich möchte Sie animieren, es ihnen gleichzutun.

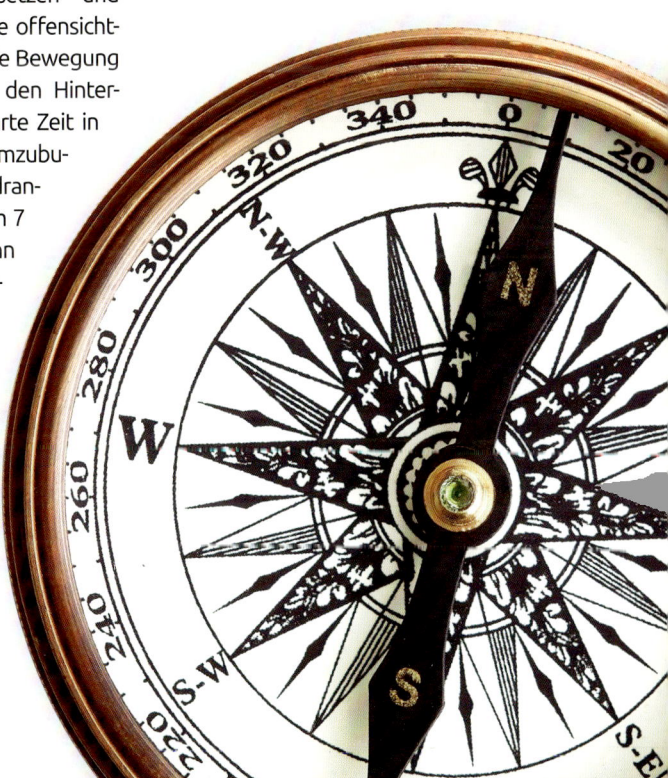

DAS *Glück* DES WEGES

«AKTIVIEREN SIE IHREN EINGEBAUTEN TURBO: DIE MOTIVATION. IST SIE HOCH, DANN ERREICHEN SIE IN WINDESEILE IHRE ZIELE.»

«Menschen stolpern nicht über Berge, sondern über Maulwurfshügel», soll Konfuzius gesagt haben. Mehr als 50 Prozent aller Menschen, die ihr Leben ändern wollen, scheitern in den ersten sechs Monaten, danach trifft es nur ein paar wenige Prozent mehr. Was passiert in diesem verflixten halben Jahr? Nun, die meisten tun einen falschen Schritt, indem sie keinen tun. Sie starren auf das Gebirge am Horizont und stolpern so über den harmlosen Maulwurfshügel vor ihren Füßen.

Motivations-Turbo zünden

Mit dem Kompass in der Hand kennen Sie nun die Richtung, die Sie auf Ihren ganz persönlichen Pfad des langen und erfüllten Lebens führt. Damit Ihnen nicht schon nach wenigen Kilometern die Puste ausgeht, aktivieren Sie Ihren eingebauten Turbo: die Motivation. Ist sie hoch, dann erreichen Sie Ihre Ziele in Windeseile. Für nachhaltigen Erfolg hilft es, zwischen Nah- und Fernzielen zu unterscheiden. So gehört etwa «20 Kilogramm abnehmen» eindeutig zur Kategorie Fernziel, denn das dauert im Normalfall etwas länger. Zusätzlich sollte man sich Nahziele stecken, zum Beispiel «Heute Sport machen und lecker-gesund essen». Damit schrumpft die Fallhöhe sofort auf ein Minimum. Erreicht man wieder und wieder die Nahziele, stellt sich die tagtägliche Motivation von selbst ein. Man fühlt und erlebt, dass man vorankommt. Und damit werden auch die dahinter liegenden Fernziele greifbar.

Wie heißt es so schön im Sprichwort: «Man muss das Glück unterwegs suchen, nicht am Ziel, da ist die Reise zu Ende.» Ein Musiker spielt sein Lied ja auch nicht, um möglichst schnell ans Ende zu kommen. Nein, er liebt den Prozess, das Gefühl, das Spielen selbst – den Weg. Fixieren Sie sich nicht auf die allzu hohen Ideale und wenden Sie sich der Realität zu. Lieber ein mittelprächtiges Training, das wirklich umgesetzt wird, als eines auf sehr hohem Niveau, das zu kompliziert für die Praxis ist.

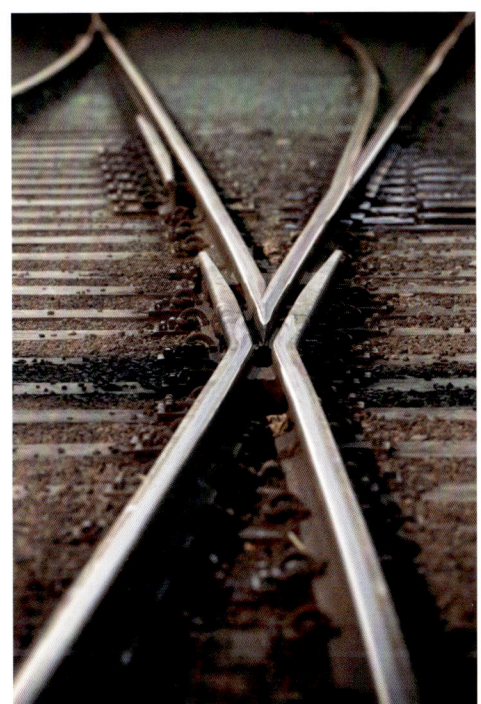

Über Stock und Stein

Um an Weggabelungen die richtige Richtung zu finden, sollten wir das Teleobjektiv einmotten und uns auf Nahaufnahmen konzentrieren. Ideale in der Ferne sind Stolpersteine, nur der Fokus auf Realisierbares in nächster Nähe macht den Weg frei. Die beste Methode, auf einer *Mission impossible* schnellstmöglich zu scheitern, ist, sich allein auf rationale Argumente zu verlassen und die Emotionen auszu-

klammern. Wer dagegen etwas aus tiefstem Herzen will, kann es erreichen, auch ohne den Weg zu kennen, denn «Dem Gehenden legt sich der Weg unter die Füße.» Sollte sich dieser Weg dann doch als steinig erweisen, leistet Ihnen ein Wanderstock wertvolle Unterstützung. Gerade in der schwierigen Anfangszeit kann er in unwegsamem Gelände Halt geben. Disziplin ist dieser Wanderstock, mit dem man auch unter erschwerten Bedingungen über die ersten sechs Monate kommt.

«Disziplin ist die Fähigkeit, sich zu merken, was man will», heißt ein Sinnspruch, den ich einmal gehört habe. Ich verstehe ihn so, dass Disziplin die Kunst des konsequenten Am-Ball-Bleibens ist. Aber nicht nur das. Normalerweise sehen wir Disziplin als etwas Fremdes, von außen Kommendes. Disziplin ist eine Pflicht, die wir erfüllen müssen. Im genannten Sprichwort ist das aber nicht so, vielmehr heißt Disziplin hier, den eigenen Willen auf Dauer zu stellen (während es sonst bedeutet, etwas *gegen* den eigenen Willen auf Dauer zu stellen). Wer will, der muss nicht, und so lösen sich die negativen Seiten der Disziplin – der Selbstzwang – auf. Wer zu diesem Punkt kommt, kann riesigen Spaß im Hier und Jetzt haben und gleichzeitig seine Ziele erreichen.

Großartig
EINGESPIELT

Häufig blicken wir mit Scheuklappen auf die eigene Gesundheit, knüpfen Wohl und Wehe an einzelne Werte wie den Cholesterinspiegel. Ist dort alles im grünen Bereich, lehnen wir uns beruhigt zurück und halten das für Gesundheit. Mir jedoch geht es nicht um isolierte Parameter und Einzelaspekte, sondern um eine ganzheitliche Betrachtungsweise. Schließlich ist unser Körper keine Bratsche, keine Trompete und kein Kontrabass, sondern ein ganzes Orchester. Erst das Zusammenspiel aller Instrumente macht die Musik. Wer das Orchester hört, wird auch die einzelnen Instrumente verstehen.

Rhythmus im Blut

Die Weltmeister des langen Lebens, die ich Ihnen in diesem Buch vorstellen durfte, halten sich nicht für Großorchester, sind aber welche. Oder besser gesagt, sie leben so, wie sie eben leben, ohne alle wissenschaftlichen Einzelheiten zu kennen. Sie spielen eine großartige Symphonie, ohne Noten lesen zu können. Ihre Lebensweise ist nicht auf dem Reißbrett konzipiert. Mehr oder weniger intuitiv pflegen sie den Lebensstil, mit dem sie bis ins hohe Alter von unseren Zivilisationskrankheiten weitgehend verschont und sehr lange gesund und fit bleiben. Wie wir Elektrizität nutzen, ohne im Detail zu wissen, wie sie funktioniert, führen sie das gesunde Leben, das sie zu Methusalems in Turnschuhen macht. Sie tun es einfach.

Vielleicht können wir der Symphonie der glücklichen Alten lauschen und dadurch wieder in unseren ganz eigenen Rhythmus zurückfinden.

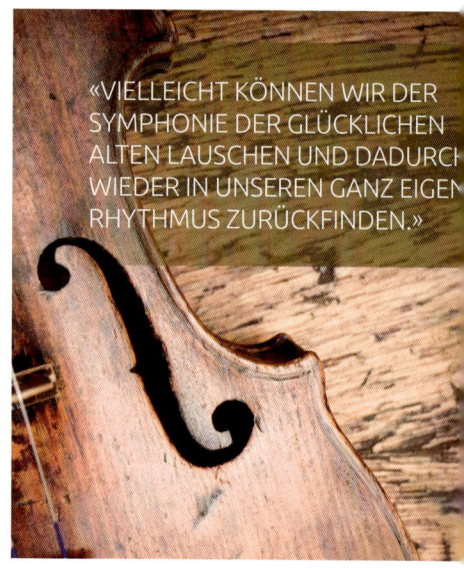

«VIELLEICHT KÖNNEN WIR DER SYMPHONIE DER GLÜCKLICHEN ALTEN LAUSCHEN UND DADURCH WIEDER IN UNSEREN GANZ EIGENEN RHYTHMUS ZURÜCKFINDEN.»

Nichts BEREUEN

Wenn man sich Bilder von Bronnie Ware anschaut, fällt einem sofort eines auf: Sie wirkt zufrieden, glücklich, mit sich im Reinen. Und im gleichen Augenblick merkt man, dass das nicht aufgesetzt ist. Die Hauptlektion, die sie dem Leben – und dem Tod – abgelauscht hat, lautet: Tue nur das, was du wirklich willst, denn tust du es nicht, dann verfehlst du dein Leben und wirst es im Sterben möglicherweise bereuen.

Bronnie Ware ist Australierin. Sie hatte in jungen Jahren eine sichere Stelle in einer Bank, glücklich wurde sie damit aber nicht. Schon mit zwanzig Jahren kündigte sie, ging zunächst in die Südsee, dann nach England und wurde schließlich Palliativpflegerin. Sie begleitete todkranke Schmerzpatienten auf dem letzten Stück ihres Weges. Immer wieder erzählten die ihr Anvertrauten aus ihrem Leben. Und nicht immer, aber doch ziemlich häufig fühlten die Sterbenden, im Leben etwas grundsätzlich falsch gemacht zu

haben. Das Leben verpasst, vergeudet, nicht gelebt zu haben.

Der Tod ist in unserer Kultur nicht unbedingt ein Tabuthema, aber er bleibt doch nahezu unsichtbar. Mediziner, Bestatter und Bürokraten sorgen für die diskrete Abwicklung der Prozesse. Und sogar das Sterben selbst findet heute viel häufiger als früher in dafür vorgesehenen Institutionen wie dem Krankenhaus, Altersheim oder Hospiz statt. Umso intensiver sind natürlich Erfahrungen wie jene, die Bronnie Ware gemacht hat. Für sie gehörte das Sterben über Jahre zum Alltag, ohne je alltäglich zu werden. Die Lehren aus ihren Erlebnissen und Gesprächen können uns, die wir im Leben wenig bis gar nichts mit dem Tod zu tun haben, viel sagen.

Fünf Wünsche fürs Leben

Über ihre Erfahrungen hat sie ein Buch geschrieben, es heißt: «5 Dinge, die Sterbende am meisten bereuen». Zusammengefasst wünschten Bronnie Wares Gesprächspartner, sie hätten im Laufe ihres Lebens …

- weniger gearbeitet,
- mehr Gefühle gezeigt,
- Freundschaften besser gepflegt,
- stärker nach ihren eigenen Maßstäben gelebt und
- sich öfter erlaubt, glücklich zu sein.

Fünf Wünsche, aus der Rückschau aufs eigene Leben formuliert. Und zugleich fünf Wünsche ohne Zukunft, ohne die Chance auf Realisierung. Bronnie Ware hat daraus eine ganz einfache Lehre gezogen: Die Wünsche jetzt verwirklichen, nicht warten, bis es zu spät ist! Nicht von der Arbeit erdrücken lassen, zu den eigenen Gefühlen stehen, mit Freunden lachen, das eigene Leben leben und das Glück zulassen. Das alles ist einfacher gesagt als getan, was aber noch lange nicht heißt, dass es unmöglich wäre. Es hilft sicherlich, das erstens zu verstehen, zweitens zu wollen und drittens anzufangen …

Ich glaube, dass Bronnie Wares Anliegen und meines, obwohl wir von ganz verschiedenen Ausgangspunkten kommen, sehr ähnlich sind. Bei ihr wie bei mir geht es um die Frage des Lebens, des gelungenen Lebens, der Verwirklichung des Lebens. Zwar sind Ernährung und Bewegung aus leicht ersichtlichen Gründen bei ihr kein Thema, aber ihre Fragen nach dem Sinn des Lebens, nach der Arbeit, den Gefühlen, der Freundschaft, dem Glück stehen auch bei mir, wenn nicht immer im Vordergrund, sind aber stets der aufgespannte Horizont meines Denkens. Wir können uns noch so gut ernähren und sportlich durchs Leben gehen, wenn wir uns auf der anderen Seite kaputtarbeiten, in Stress ersticken, unsere Gefühle verdrängen und beiseiteschieben, mit Freundschaften acht- und lieblos umgehen und unser Glück geringschätzen, dann werden wir irgendwann … bereuen – wie die Sterbenden, von denen Bronnie Ware erzählt.

«LEBE, WIE DU, WENN DU STIRBST, WÜNSCHEN WIRST, GELEBT ZU HABEN.»

Christian Fürchtegott Gellert

Weckruf im Paradies

Dass das Leben tatsächlich sehr schnell vorbei sein kann, erfuhr ich um Haaresbreite nur kurze Zeit später, bei einem Aufenthalt auf Sri Lanka.

Ich war in privater Mission dort: Sommer, Sonne, Strand hießen die drei Hauptgründe für meine Buchung. Aber ich hatte auch das Manuskript dieses Buches dabei, um es noch einmal in aller Ruhe durchzuarbeiten. Einer Ruhe, die allerdings jäh gestört wurde …

Morgens im Poolbereich. Ich genieße die klare Stille der ersten Stunden des Tages. Noch ist kaum jemand hier, wo in ein, zwei Stunden die Liegen zum knappen Gut werden, wie gestern, vorgestern und vorvorgestern auch. Aber es kommt anders. Plötzlich beginnt der Boden unter meinen Füßen zu tanzen. Nicht das erste Erdbeben, das mir auf meinen Reisen begegnet, eigentlich also Routine, aber eines, das seismologisch von herausragender Bedeutung ist. Mit einer Stärke von 8,6 ist es immerhin das elftheftigste Beben weltweit seit 1900.

Kurz nachdem die Erde gebebt hat, sammelt uns ein Hotelangestellter mit hektischen Gesten und Worten ein, bedeutet uns, in ein kleines Lastenfahrzeug einzusteigen. Er fährt uns und ein paar andere Gäste in Richtung des Landesinneren, in die Hügel der Umgebung. Schon im Normalfall ist der hiesige Verkehr der totale Wahnsinn,

ein scheinbar regelloses, anarchisches Durcheinander, bei dem man glaubt, jeden Augenblick unter die Räder zu kommen. Eigentlich nicht zu toppen, aber jetzt wird der Normalwahnsinn noch einmal deutlich überboten. Jeder Sri-Lanker, der zwei gesunde Beine besitzt, scheint auf der Flucht zu sein. Schließlich landen wir auf einem Hügel, direkt neben einem Tempel. Der Tsunami bleibt trotz der immensen Stärke des Bebens aus, und ein paar Stunden später geht es, jetzt etwas geregelter, zurück zum Hotel. Auf vielen Gesichtern sehe ich die Freude der Menschen, noch am Leben zu sein.

Die Saat der Geduld

Zum Tempel fahre ich in den folgenden Tagen regelmäßig – verkehrstechnisch gesehen in ständiger Todesgefahr –, um unter Anleitung eines buddhistischen Mönches zu meditieren. Der Mönch erklärt uns, mit Meditation zu beginnen, heiße, einen Samen in die Erde zu bringen und sich täglich darum zu kümmern. Daraus erwachse ein zartes Pflänzlein und erst nach vielen Jahren ein stattlicher Baum. Ich denke an Seligmans Rosengarten, Emikos Nutzgärten und den Garten der Natur – jetzt also der Garten der Meditation.

In der Metapher des Samens kann man eine Erinnerung an das bessere Vorankommen in kleinen Schritten sehen,

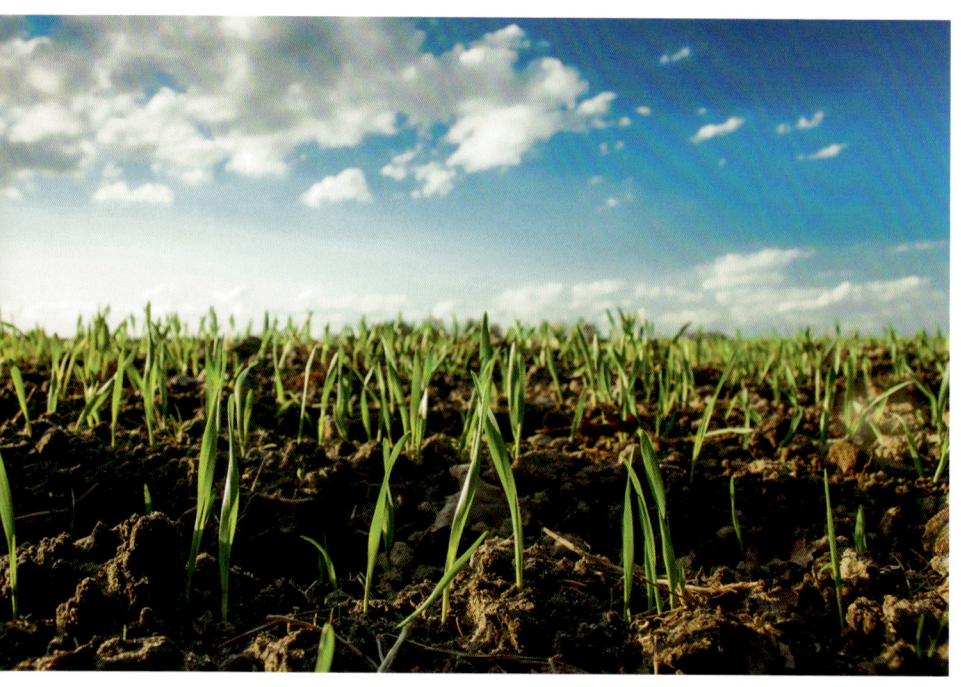

einen Aufruf zur Geduld. Also eine Haltung, die ich Ihnen in verschiedenen Facetten ebenfalls immer wieder ans Herz gelegt habe. Sie wissen schon, Lebensweltmeister statt Spitzensportler. Oder, um es «botanisch» und mit einem afrikanischen Sprichwort zu sagen: «Das Gras wächst nicht schneller, wenn man daran zieht.» Ungeduld ist ein denkbar schlechter Berater in Sachen Gesundheit und Langlebigkeit. Sie zehrt an den Nerven, ohne dass man schneller vorankommen würde.

Aber das Bild des Samens meint sehr viel mehr als die Zügelung der durchgehenden Pferde. Denn der Mönch beginnt mit etwas sehr Kleinem. «Nur» damit, einen Samen in die Erde zu bringen. Aber aus dieser «Kleinigkeit» wird etwas sehr Großes. Zunächst bildet der Baum zarte Wurzeln, die mit den Jahren immer verzweigter und kräftiger werden, dann erhebt sich der Stamm, die großen Zweige und kleineren Äste strecken sich der Sonne entgegen, tragen Laub und irgendwann schließlich Früchte. Wie bei Pareto oder Ferriss entsteht aus sehr wenig sehr viel. «Beginnen leicht gemacht», könnte man sagen.

Baumgesund mit kräftigen Wurzeln

Zudem ist das Bild vom Samen, der zum Baum wird, hervorragend geeignet, um die verschiedenen Prozesse des Lebens und es selbst darzustellen. Nicht umsonst gibt es seit Jahrtausenden das Bild vom «Baum des Lebens», in der Bibel, der Kabbala, der nordischen, der indischen und anderen Mythologien. Ein Bild, das sich ohne Weiteres auf die Gesundheit übertragen lässt.

Der Baum der Gesundheit, wie ich ihn mir vorstelle, hat vier Wurzelstränge: die gute Ernährung, die regelmäßige Bewegung, die glückliche Psyche und das harmonische Umfeld. Aus ihnen erwächst der Stamm, die Lebensführung, die in ihrer Gesamtheit für Gesundheit (oder Krankheit) entscheidend ist. Die einzelnen Verästelungen und das Blattwerk sind dann sozusagen die Früchte, die der starke Stamm und die massiven Wurzeln zu tragen fähig sind. Ich meine damit ganz persönliche und individuelle Ziele, vom Glück bis zur Selbstverwirklichung. Ziele, die freilich auch über uns selbst hinausweisen können, indem sie sich auf Familie und Freunde beziehen.

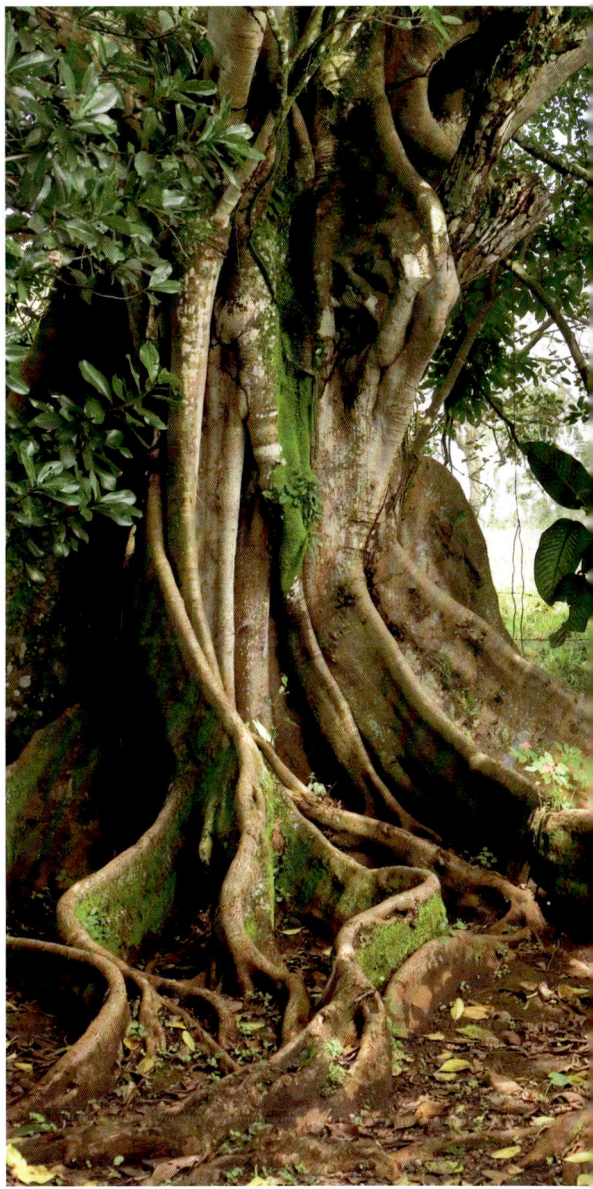

MEHR JAHRE, MEHR *Leben*

So persönlich und individuell unsere Ziele sind, so einmalig und besonders ist jeder einzelne Lebensweg. Ihr Alltag unterscheidet sich ebenso sehr wie der meine vom Alltag eines Bewohners der Langlebigkeitszonen. Wir können nicht plötzlich das Leben eines sardischen Gebirgsbewohners führen, das einer Gärtnerin aus Okinawa, eines kalifornischen Siebenten-Tags-Adventisten oder einer ikarischen Mittelmeerinsulanerin. Gewisse Rahmenbedingungen sind unausweichlich. Ein beträchtlicher Teil der heute lebenden West- und Mitteleuropäer steht beispielsweise unter erheblichem ökonomischem Druck, der Stress erzeugt. Unser soziales Umfeld können wir uns erst einmal nicht aussuchen, sondern werden in es hineingeboren. Und es ist durchaus eine Herausforderung, im deutschen Lebensmittelhandel eine Bittermelone, wilde Kräuter oder frische Ziegenmilch zu ergattern. Einige Faktoren können wir nicht einfach herausschrauben wie eine Glühlampe oder beliebig austauschen. Aber wir haben doch viel selbst in der Hand.

Kleine grüne Aliens?

Jeder von uns kann etwas dazu beitragen, dass die Altersforscher die Landkarte neu zeichnen müssen. Dass Langlebigkeitszonen dort zu kartographieren sind, wo man sie nicht vermutet hätte. Sie haben gesehen, dass die Menschen in Loma Linda oder auf Sardinien, Okinawa und Ikaria sich anders verhalten, ihr Leben anders führen, aber doch keinesfalls von einem anderen Planeten stammen. Sie leben anders, allerdings nicht unerreichbar anders. Sie leben gesünder, und doch ist ihr Verhalten kein unentschlüsselbares Geheimrezept. Die rekordverdächtig alten Ikarier, Sarden, Loma Lindaner und Okinawaner sind keine kleinen grünen Aliens, sie unterscheiden sich weder in ihren Organen noch in ihrem Blutkreislauf oder ihren Atemwegen von den Bewohnern der restlichen Welt. Alle Menschen, woher sie auch kommen und wohin sie auch gehen, sind potentielle Bewohner von Langlebigkeitsreservaten. Ob sich das auf der Landkarte widerspiegelt, hängt maßgeblich damit zusammen, wie man sein Leben führt und wie man sich ernährt.

Bitte weitergeben

«Es kommt nicht darauf an, dem Leben mehr Jahre zu geben, sondern den Jahren mehr Leben», sagte Alexis Carrel, der 1912 den Nobelpreis für Medizin und Physiologie erhielt. Ich bin der Meinung, dass man, wenn man das eine will, nicht auf das andere verzichten muss. Man kann sowohl dem Leben mehr Jahre als auch den Jahren mehr Leben geben. Nur die Verbindung von beidem führt zu einem gelungenen Leben.

Von meinen Expeditionen zu den Quellen des langen, gesunden Lebens habe ich Ihnen einen Langlebigkeits-Kompass und eine Gesundheits-Karte mitgebracht. Ein Geschenk, das nur sinnvoll ist, wenn man es weitergibt. Ich wünsche Ihnen, dass Ihre Reise eine lange, gesunde und glückliche wird. Also: Bringen Sie den Samen in die Erde; hegen und pflegen Sie Ihren Rosengarten (seien Sie nicht zu streng mit dem Unkraut); pflanzen Sie Überlebensmittel an.

Und lassen Sie es sich gut gehen …

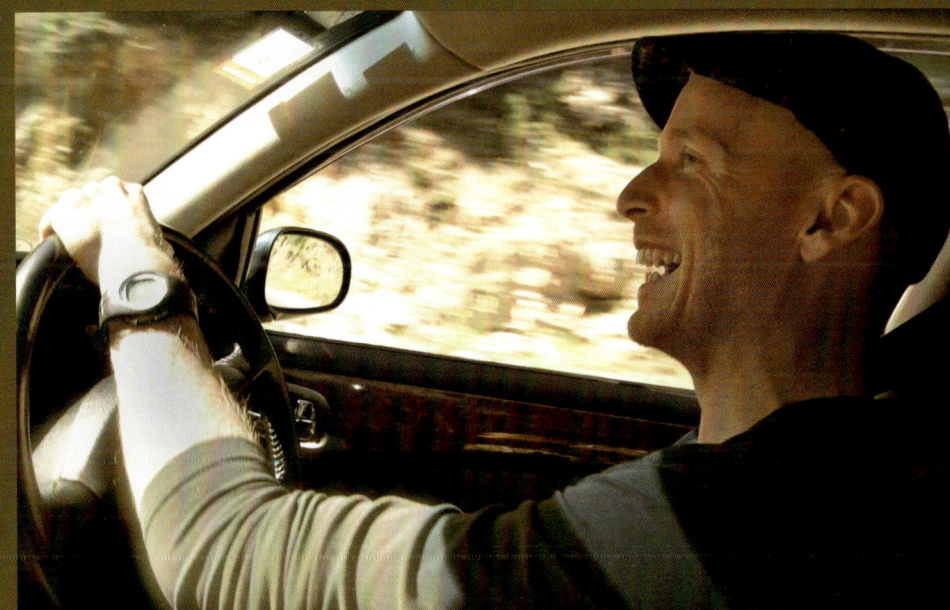

Jetzt als *Live* Event

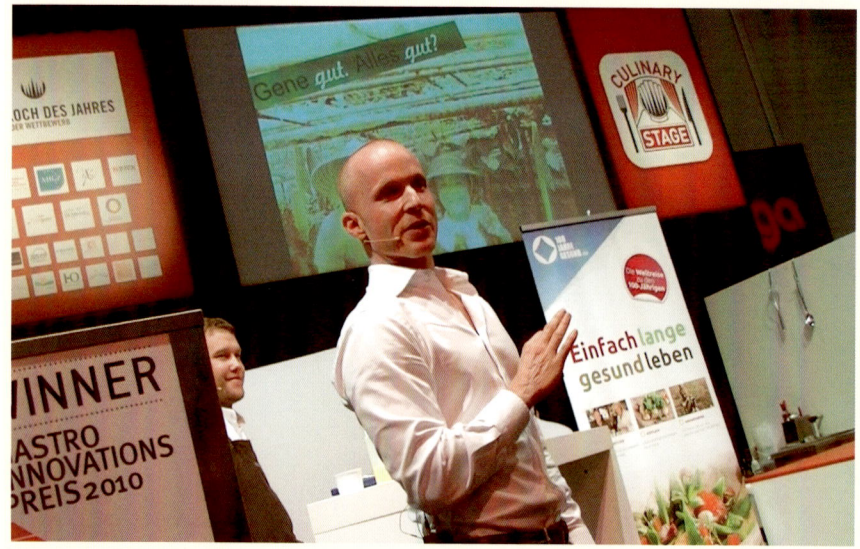

DER GESUNDHEITSPHILOSOPH

«Steinalt & Kerngesund» war erst der Anfang! Für alle, die mehr wissen wollen, gibt es jetzt das Live-Event mit Marcus Lauk. Der Gesundheitsphilosoph bringt Ihnen neue Einsichten für ein langes, gesundes Leben. Mit viel Humor vertieft er die Inhalte seiner Weltreise zu den 100-Jährigen, präsentiert ungezeigtes Bildmaterial und zusätzliche Informationen. Seien Sie dabei – es lohnt sich! Ideal auch als Kick-off zum betrieblichen Gesundheitsmanagement.

Hier informieren:

www.marcus-lauk.de

KERNGESUND TRIFFT LECKER –
Der Event-Vortrag mit Sternekoch

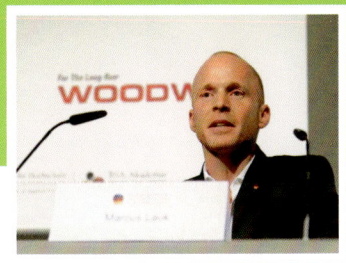

Hier erwartet Sie ein echtes Genießer-Special: Auf Wunsch gibt es den packenden Event-Vortrag von Marcus Lauk auch mit kulinarischer Begleitung: Sternekoch Anton Schmaus verwöhnt Sie mit feiner, exotischer Crossover-Küche aus traditionellen Überlebensmitteln. Ein Vergnügen der Extraklasse!

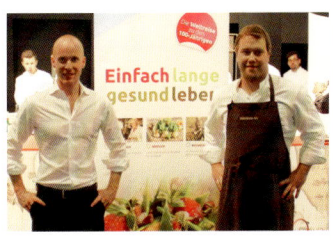

Draksal Fachverlag Shop | Steinalt & Kerngesund | Wir erschaffen Welten

http://www.100-jahre-gesund.de

Friday, November 22

100-Jahre-gesund.de

100 JAHRE GESUND.de

Besuchen Sie unseren Webshop:

www.100-Jahre-gesund.de

Mehr Lebensqualität genießen und bis ins hohe Alter gesund bleiben – erfüllen Sie sich diesen Menschheits-Traum!

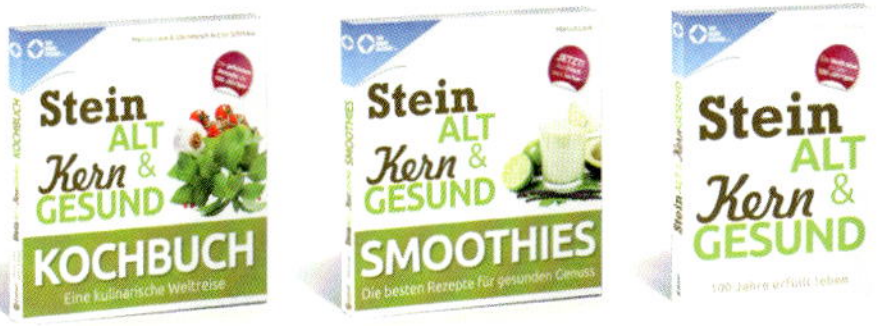

Stein ALT & Kern GESUND KOCHBUCH — Eine kulinarische Weltreise

Stein ALT & Kern GESUND SMOOTHIES — Die besten Rezepte für gesunden Genuss

Stein ALT & Kern GESUND

In unserem Webshop auf **www.100-Jahre-gesund.de** finden Sie exklusive Produkte für ein längeres Leben.

NEU

Noch heute **kostenlos registrieren** und **GRATIS-Rezept** erhalten!

QUELLENVERZEICHNIS

EINFACH REICH AN LEBEN

EINLEITUNG

Anderson, J., Konz, E., Frederich, R. u. a. (2001). Long-term weight-loss maintenance: A meta-analysis of US studies. *American Journal of Clinical Nutrition, 74, 5, 579–584.*

Buettner, D. (2008). *The blue zones. Lessons for living longer from the people who've lived the longest.* Washington D. C.: National Geographic Society.

Campbell, C. T. (2010). *Die «China Study» – und ihre verblüffenden Konsequenzen für die Lebensführung.* Bad Kötzting: Verlag für Ganzheitliche Medizin.

CIA (Central Intelligence Agency) (2013): The world factbook. https://www.cia.gov/library/publications/the-world-factbook/rankorder/2102rank.html (22.11.2013).

Poulain, M., Pes, G. M., Grasland, C. u. a. (2004). Identification of a geographic area characterized by extreme longevity in the Sardinia island: the AKEA study. *Experimental Gerontology, 39, 9, 1423–1429.*

Robbins, J. (2006). *Healthy at 100. How you can – at any age – dramatically increase your life span and your health span.* New York: Ballantine Books.

Rowe, J. W. & Kahn, R. L. (1998). *Successful aging. 1999.* New York: Dell.

Stunkard, A. & McLaren-Hume, M. (1959). The results of treatment for obesity: A review of the literature and report of a series. *Archive of International Medicine, 103, 1, 79–85.*

Willcox, B. J., Willcox, D. C. & Suzuki, M. (2001). *The Okinawa Program. How the world's longest-lived people achieve everlasting health – and how you can too.* New York: Harmony.

IKARIA

Everitt, A. (2006). Dietary approaches that delay age-related diseases. *Clinical Interventions in Aging, 1, 11–31.*

Holloszy, J. & Fontana, L. (2007). Caloric restriction in humans. *Experimental Gerontology, 42, 8, 709–712.*

McCay, C. M. & Crowell, M. F. (1934). Prolonging the life span. *The Scientific Monthly, 39, S. 405–414.*

Pape, D., Schwarz, R., Trunz-Carlisi, E. u. a. (2007). *Schlank im Schlaf. Die revolutionäre Formel. So nutzen Sie Ihre Bio-Uhr zum Abnehmen.* 36. Auflage. München: Gräfe und Unzer.

Sarri, K., Linardakis, M., Bervanaki, F. u. a. (2004). Greek Orthodox fasting rituals: A hidden characteristic of the Mediterranean diet of Crete. *British Journal of Nutrition, 92, 277–284.*

Speakman, J. & Hambly, C. (2007). Starving for life: What animal studies can and cannot tell us about the use of caloric restriction to prolong human lifespan. *The Journal of Nutrition. Symposium: Caloric Restriction and Delayed Biological Aging in Humans, 1078–1084.*

LOMA LINDA

Gonder, U. & Worm, N. (2010). *Mehr Fett! Warum wir mehr Fett brauchen, um gesund und schlank zu sein.* München: Systemed.

Strunz, U. & Jopp, A. (2004): *Fit mit Fett.* München: Heyne.

Max Rubner-Institut (Hrg.) (2008). *Nationale Verzehrsstudie II. Ergebnisbericht, Teil 2.* Karlsruhe: Bundesforschungsinstitut für Ernährung und Lebensmittel.

Mann, G. V., Spoerry, A., Gary, M. u. a. (1972). Atherosclerosis in the Masai. *American Journal Of Epidemiology, 95, 1, 26–37.*

Lee, J. W., Morton, K. R., Walters, J. u. a. (2009). Cohort profile: The biopsychological religion and health study (BRHS). *International Journal of Epidemiology, 38, 1470–1478.*

Singh, P. N., Sabaté, J., Fraser, G. E. (2003). Does low meat consumption increase life expectancy in humans? *The American Journal of Clinical Nutrition, 78, Supplement, 526–532.*

Fraser, G. E. & Shavlik, D. J. (2001). Ten years of life. Is it a matter of choice? *Archives of Internal Medicine, 161, 1645–1652.*

SARDINIEN

Gould, K. S. (2004). Nature's Swiss Army Knife: The Diverse Protective Roles of Anthocyanins in Leaves. *Journal of Biomedicine and Biotechnology, 5, 314–320.*

Valenzano, D. R., Terzibasi, E., Genade, T. u. a. (2006). Resveratrol Prolongs Lifespan and Retards the Onset of Age-Related Markers in a Short-Lived Vertebrate. *Current Biology, 16, 3, 296–300.*

OKINAWA

Sone, T., Nakaya, N., Ohmori, K. u. a. (2008). Sense of life worth living (ikigai) and mortality in Japan: Ohsaki Study. *Psychosomatic Medicine, 70, 6, 709–715.*

Shirai, K., Iso, H., Fukuda, H. u. a. (2006). Factors associated with «kigai» among members of a public temporary employment agency for seniors (Silver Human Resources Centre) in Japan; gender differences. *Health Qual Life Outcomes, 4, 12.*

Willcox, B. J., Willcox, D. C. & Suzuki, M. (2004). *The Okinawa Diet Plan. Get leaner, live longer, and never feel hungry.* New York: Three Rivers Press.

DIE GESUNDHEITS-KARTE

EINLEITUNG

Antonovsky, A. (1997). *Salutogenese. Zur Entmystifizierung der Gesundheit.* Tübingen: Dgvt.

Brenner, P. J. (2012). Wer ist eigentlich gesund? *Universitas, 788, 2, 4–19.*

Ferriss, T. (2011). *Der 4 Stunden Körper. Fitter – Gesünder – Attraktiver. Mit minimalem Aufwand ein Maximum erreichen.* München: Riemann.

ERNÄHRUNG

Bell, E. & Rolls, B. (2001). Energy density of foods affects energy intake across multiple levels of fat content in lean and obese women. *American Journal of Clinical Nutrition, 73, 6, 1010–1018.*

Buitrago-Lopez, A., Sanderson, J., Johnson, L. u. a. (2011). Chocolate consumption and cardiometabolic disorders: Systematic review and meta-analysis. *British Medical Journal, 343. BMJ 2011;343:d4488*

Crozier, S., Preston, A., Hurst, J. u. a. (2011). Cacao seeds are a «Super Fruit»: A comparative analysis of various fruit powders and products. *Chemistry Central Journal, 5, 5. doi:10.1186/1752-153X-5-5.*

Pilon, B. (2007–2009). *Eat Stop Eat. The radical new approach to nutrition that can burn fat, improve your health and might just save your life.* PDF-E-Book. Strength Works.

Pollan, M. (2009). *Lebensmittel. Eine Verteidigung gegen die industrielle Nahrung und den Diätenwahn.* München: Goldmann.

Schlettwein-Gsell, D., Decarli, B., Cruz, J. A. u. a. (1999). Nährstoffaufnahme bei gesunden Betagten aufgrund von Resultaten der SENECA Studie «Nutrition and the elderly in Europe». *Zeitschrift für Gerontologie und Geriatrie, 32, 1, 1–6.*

BEWEGUNG

Paffenbarger, R., Wing, A. & Hyde, R. (1978). Physical activity as an index of heart attack risk in college alumni. *American Journal of Epidemiology, 108, 3, 161–175.*

PSYCHE

Csikszentmihalyi, M. (2008). *Flow. Das Geheimnis des Glücks.* Stuttgart: Klett-Cotta.

Gilovich, T. & Husted Medvec, V. (1995). The experience of regret: What, when, and why. *Psychological Review, 102, 2, 379–395.*

Klerman, G. & Weissman, M. (1989). Increasing rates of depression. *The Journal of the American Medical Association, 261, 15, 2229–2235.*

Schmidt, G. (2004). *Liebesaffären zwischen Problem und Lösung. Hypnosystemisches Arbeiten in schwierigen Kontexten.* Heidelberg: Carl-Auer-Systeme Verlag.

Schmidt, G. (2011). *Von Stress und Burn-out zur optimalen Lebensbalance.* CD. Müllheim/Baden: Jokers.

Seligman, M. (2012). *Flourish – Wie Menschen aufblühen. Die Positive Psychologie des gelingenden Lebens.* München: Kösel-Verlag.

UMFELD

Holt-Lunstad, J., Smith, T. B., Layton, J. B. (2010). Social relationships and mortality risk: A meta-analytic review. *PLOS Medicine, 7, 7. doi: 10.1371/journal.pmed.1000316.*

Klein, T., Löwel, H., Schneider, S. u. a. (2002). Soziale Beziehungen, Stress und Mortalität. *Zeitschrift für Gerontologie und Geriatrie, 5, 441–449.*

DER LANGLEBIGKEITS-KOMPASS

Bandura, A. (1977). Self-efficacy: Toward a unifying theory of behavioral change. *Psychological Review, 84, 191–215.*

Prochaska, J. & DiClemente, C. (1984): *The transtheoretical approach: Crossing the traditional boundaries of therapy.* Melbourne, Florida: Krieger Publishing Company.

Ware, Bronnie (2013): *5 Dinge, die Sterbende am meisten bereuen: Einsichten, die Ihr Leben verändern werden.* München: Arkana.

REGISTER

IMPRESSUM

Bibliografische Information der Deutschen Nationalbibliothek

Die Deutsche Nationalbibliothek verzeichnet diese Publikation in der Deutschen Nationalbibliografie. Detaillierte bibliografische Daten sind im Internet abrufbar: http://d-nb.info/1034519778

Lauk, Marcus (2014): *Steinalt und Kerngesund. 100 Jahre erfüllt leben.* Leipzig: Draksal Fachverlag. ISBN 978-3-86243-106-9

Gesamtherstellung
Draksal Fachverlag
Postfach 10 04 51
D-04004 Leipzig
Deutschland
www.draksal-verlag.de

Projektleitung, Redaktion & Lektorat
Carina Heinrich

Satz & Grafik
Katja Krüger, Laura Klinke

Umschlaggestaltung
Katja Krüger

Bildnachweis

aufstiegskongress.de: 218

Sarah Berg: 5, 8–9, 26, 106–107, 115, 118, 127, 131, 143, 166, 180, 194, 197, 217, 219, Umschlagrückseite, Gesundheits-Karte (Seite 111, Umschlaginnenseite)

Fotolia: 45 (Walnuss Herz © susannwe), 46 (Branch with olives and a bottle of olive oil © ValentynVolkov), 60–61 (Orgosolo Murales Sardegna © Pixelshop), 67 (Orgosolo Murales Sardegna © Pixelshop), 68 (Sardinia, Italy: mural painting «murales» in Orgosolo © nextyle), 75 (Vineyard at sunset in autumn harvest © Csaba Peterdi), 90 (Karate hands © Gajus), 123 (Zucchini © Buriy), 133 (Elephant Close Up © donvanstaden), 141 (healthy juice © Dessie), 146 (chocolate © Rozmarina), 172 (Sunrise running woman © Warren Goldswain), 176 (Trainer helping a woman work out with dumbbells © Edyta Pawlowska), 202–203 (Image of

compass in businessman hand © strixcode), Umschlaginnenseite / Werbung Smoothie-Buch (Berry smoothie © og-vision), Kochbuch-Cover (basil and fresh vegetables © Natalia Klenova)

Jürgen Holz (Foodfotografie): 3, 4, 120, 147–148, 151, 152, 155, 156, 159, 160, 163, 164, Umschlagrückseite, Gesundheits-Karte (Seite 111, Umschlaginnenseite)

iStockphoto: 2 (dories in line and water © nsjulio), 3 (Healthy elderly © kazoka30), 5 (Buddha relaxing © Tomboy2290), 11 (farmer hands holding a plantlet © suger-lay), 18 (Italian farmhouse feelings © photovideostock), 36–37 (Palm tree at sunset on Beverly Hills, California © franckreporter), 47 (oil drop © Okea), 55 (Linseed Split © AlasdairJames), 65 (Bosa © tamara_kulikova), 69 (Old Italian man walking © Stormcab), 78 (Three Generation Family Celebration © archives), 81–82 (Healthy elderly © kazoka30), 87 (Urban Hell fire bear character concrete © simonox), 88–89 (Home Facade Kyoto Japan © ssiltane), 95 (Unhealthy Homemade Barbecue Bacon Cheeseburger © bhofack2), 102 (Tending © urbancow), 112 (Rabokki (Tteokbokki) © Oko_SwanOmurphy), Bilder im Ernährungs-Rad (Seite 123, Umschlaginnenseite): *Fresh Vegetables, Fruits and other foodstuffs © Irochka_T, chill fresh meat © dinopix, Splashing red wine in a glass © karandaev, Dry beans © Elenathewise, Tea cup © slidezero_com, Fresh mackerel fishes © PicturePartners, tofu © margouillatphotos, Dairy produce © angorius, Herbs in a Basket © firina, Sweet Potato © egal, raw meet © stanislaff, Wheat Collection © Acik,* 125 (bio fresh fruits and vegetables © mchudo), 135 (Sunset over wheat field © elenavolkova), 137 (Woman Gardner Taking Care Of Plants © RoBeDeRo), 138 (Fresh herbs at a farmers market © RachelDewis), 169 (man cycling in toronto © THEPALMER), 170 (burning match © craftvision), 175 (Woman Runner Yoga Stretching Manhattan Skyline Sunrise New York City © dmbaker), 179 (man doing suspension trainer sling sport © kzenon), 183 (Buddha statue © Beboy_ltd), 184 (Rose for the Dawn © Flash HQ), 207 (Vintage compass with clipping path © Nastco), 209 (train line crossing

© mikulas1), 210 (Violin Detail © sidneybernstein), 214 (Crops growing under a blue sky © Remigiusz_Szczerbak), 215 (tree © tzooka), 219 (man doing suspension trainer sling sport © kzenon), Umschlagrückseite (Healthy elderly © kazoka30), Smoothie-Buch-Cover (Avocado smoothie on white © IngaNielsen)

Laion.de: 7

Marcus Lauk: 14-15, 17, 21, 25, 31, 33, 35, 40, 43, 48, 51, 56, 59, 63, 72, 76, 80, 93, 96, 97, 99, 105, 108, 109, 128–129, 145, 187, 190, 193, 199

Privat: 53

Sebastian Wessels: 218

Die Inhalte in diesem Buch sind sorgfältig recherchiert und entsprechen dem aktuellen Stand. Dennoch erfolgen alle Angaben ohne Gewähr. Eine Haftung des Autors oder des Verlages für eventuelle Nachteile oder Schäden, die sich aus in diesem Buch gemachten Empfehlungen ergeben, ist ausgeschlossen.

© 2014 Draksal Fachverlag GmbH
Alle Rechte vorbehalten

1.–20. Tausend 2014
Gedruckt in Deutschland

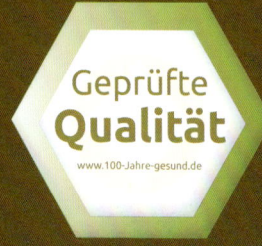

Geprüfte
Qualität
www.100-Jahre-gesund.de